陕西省高职高专技能型人才培养创新实训教材

病原生物与免疫学 实验与学习指导

主　编　刘　鹏　王纯伦

副主编　晏继红　周润生

编　者　（按姓氏笔画排序）

王纯伦（安康职业技术学院）

王翠花（汉中职业技术学院）

刘　鹏（商洛职业技术学院）

张　甲（商洛职业技术学院）

周亚妮（商洛职业技术学院）

周润生（渭南职业技术学院）

晏继红（汉中职业技术学院）

韩晓云（商洛职业技术学院）

U0282263

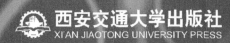

西安交通大学出版社
XI'AN JIAOTONG UNIVERSITY PRESS

图书在版编目(CIP)数据

病原生物与免疫学实验与学习指导/刘鹏,王纯伦主编. —西安:西安交通
大学出版社,2017.1(2021.1 重印)
陕西省高职高专技能型人才培养创新实训教材
ISBN 978 - 7 - 5605 - 9163 - 6

Ⅰ.①病… Ⅱ.①刘… ②王… Ⅲ.①病原微生物-实验-高等职业教育-教学
参考资料 ②医学-免疫学-实验-高等职业教育-教学参考资料 Ⅳ.①R37 - 33
②R392 - 33

中国版本图书馆 CIP 数据核字(2016)第 280981 号

书　　名	病原生物与免疫学实验与学习指导
主　　编	刘　鹏　王纯伦
责任编辑	王银存　张永利

出版发行　西安交通大学出版社
　　　　　(西安市兴庆南路 1 号　邮政编码 710048)
网　　址　http://www.xjtupress.com
电　　话　(029)82668357　82667874(发行中心)
　　　　　(029)82668315(总编办)
传　　真　(029)82668280
印　　刷　西安日报社印务中心

开　　本　787mm×1092mm　1/16　印张 18　字数　437 千字
版次印次　2017 年 1 月第 1 版　2021 年 1 月第 4 次印刷
书　　号　ISBN 978 - 7 - 5605 - 9163 - 6
定　　价　36.00 元

读者购书、书店添货,如发现印装质量问题,请与本社发行中心联系、调换。
订购热线:(029)82665248　(029)82665249
投稿热线:(029)82668803　(029)82668804
读者信箱:med_xjup@163.com

陕西省高职高专技能型人才培养创新实训教材 建设与编审委员会

前　言

　　病原生物与免疫学是一门重要的医学基础课和主干课程。为了更好地适应医学高职高专教育事业的发展，满足教学需要，培养学生的实际操作能力，我们组织编写了这本适用于医学高职高专教育的《病原生物与免疫学实验与学习指导》教材。

　　全书共分为两篇。上篇为实验部分，包括医学免疫学、病原微生物学和人体寄生虫学三部分共 17 个实验。其中，医学免疫学实验 5 个，病原微生物学实验 10 个，人体寄生虫学实验 2 个。实验内容的编写坚持实用性原则、先进性原则及系统性原则。实验内容的选择上结合近几年省内高职高专院校的实际情况，增加一些近几年新开展的实验，内容编排上通过从实验目的、实验原理、实验用品、实验步骤、实验结果、注意事项及临床意义等方面进行讲述，有利于学生系统、全面掌握实验，培养学生的实际操作能力，为学生步入临床打下坚实的基础。

　　下篇为学习指导与习题，共分为四章，每章节均设置了知识要点和测试题。知识要点强调了本章节的重点内容，力求重点突出，言简意赅；测试题通过名词解释、填空题、选择题及问答题来巩固所学知识，亦可引导学生检测学习效果。书后附有参考答案，以便学生掌握答题技巧及复习相关知识。附录部分介绍了染色液配制、常用培养基的制备、试剂及溶液配制及实验报告等。

　　本教材由商洛职业技术学院、汉中职业技术学院、安康职业技术学院及渭南职业技术学院长期从事理论及实验教学，具有丰富实验教学经验的教师合作编写完成。教材适用于高职高专医学类各专业，建议教学时数为 24 课时，各院校可根据实际情况予以取舍。在教材编写过程中，各位编者本着对学生高度负责的态度，认真地编写每一章内容，付出了辛勤的劳动，在此致以诚挚的谢意！

　　由于编者水平有限，书中难免有不足之处，恳请专家、同行及广大师生提出宝贵意见，以便再版时修订完善。

刘　鹏

2016 年 10 月

目　　录

上篇　实验指导

病原生物与免疫学实验目的与要求 ·· （ 2 ）

病原生物与免疫学实验室规则 ·· （ 3 ）

病原生物与免疫学实验室的意外处理 ·· （ 4 ）

第一部分　医学免疫学实验 ·· （ 5 ）

实验一　免疫器官和细胞形态学观察 ·· （ 5 ）

实验二　凝集反应 ·· （ 11 ）

实验三　沉淀反应 ·· （ 14 ）

实验四　免疫标记技术 ·· （ 19 ）

实验五　超敏反应及常用生物制品介绍 ·· （ 26 ）

第二部分　病原微生物学实验 ·· （ 29 ）

实验六　细菌的形态结构观察 ·· （ 29 ）

实验七　革兰染色法 ·· （ 34 ）

实验八　培养基的制备及细菌的分离培养 ·· （ 37 ）

实验九　细菌的生长现象及代谢产物检查 ·· （ 43 ）

实验十　细菌的分布与消毒灭菌 ·· （ 50 ）

实验十一　抗菌药物敏感性试验 ·· （ 55 ）

实验十二　病原性球菌 ·· （ 58 ）

实验十三　肠道杆菌 ·· （ 62 ）

实验十四　分枝杆菌 ·· （ 66 ）

实验十五　病毒及其他微生物 ·· （ 69 ）

第三部分　人体寄生虫学实验 ·· （ 75 ）

实验十六　医学蠕虫 ·· （ 75 ）

实验十七　医学原虫和医学节肢动物 ·· （ 84 ）

下篇　学习指导与习题

第一章　医学免疫学 ·· （ 92 ）

第一节　免疫学概论 ·· （ 92 ）

第二节　抗原 ·· （ 93 ）

第三节　免疫球蛋白与抗体 ·· （ 97 ）

第四节　补体系统 ·· （102）

第五节 免疫系统 …………………………………………………………………（106）

第六节 免疫应答 …………………………………………………………………（111）

第七节 超敏反应 …………………………………………………………………（115）

第八节 免疫学应用 ………………………………………………………………（120）

第二章 病原微生物总论 ………………………………………………………………（123）

第一节 病原生物绪论、细菌的生物学性状 ……………………………………（123）

第二节 病毒的基本性状 …………………………………………………………（131）

第三节 真菌的生物学性状 ………………………………………………………（134）

第四节 病原生物的感染与免疫 …………………………………………………（136）

第五节 消毒灭菌与生物安全 ……………………………………………………（143）

第六节 病原生物感染的检查方法与防治原则 …………………………………（146）

第三章 病原微生物各论 ………………………………………………………………（149）

第一节 呼吸道感染病原微生物 …………………………………………………（149）

第二节 消化道感染病原微生物 …………………………………………………（157）

第三节 血源感染病原微生物 ……………………………………………………（163）

第四节 皮肤、性接触感染病原微生物 …………………………………………（166）

第五节 创伤感染病原微生物 ……………………………………………………（174）

第六节 动物源性、节肢动物媒介感染病原微生物 ……………………………（179）

第四章 人体寄生虫学 …………………………………………………………………（184）

第一节 人体寄生虫学总论 ………………………………………………………（184）

第二节 吸虫纲 ……………………………………………………………………（186）

第三节 绦虫纲 ……………………………………………………………………（189）

第四节 线虫纲 ……………………………………………………………………（191）

第五节 医学原虫 …………………………………………………………………（196）

第六节 医学节肢动物 ……………………………………………………………（200）

模拟试卷 …………………………………………………………………………………（203）

试卷（一） ………………………………………………………………………（203）

试卷（二） ………………………………………………………………………（213）

参考答案 …………………………………………………………………………………（224）

参考文献 …………………………………………………………………………………（251）

附录 ………………………………………………………………………………………（252）

附录一 染色液配制及染色法 ……………………………………………………（252）

附录二 常用细菌培养基的制备 …………………………………………………（254）

附录三 试剂及溶液配制 …………………………………………………………（258）

附录四 实验报告 …………………………………………………………………（260）

上 篇
实 验 指 导

病原生物与免疫学实验目的与要求

　　病原生物与免疫学实验是病原生物与免疫学的重要组成部分，是病原生物与免疫学教学过程中的重要环节之一，是理论与实验研究的技术基础。通过实验，加深、巩固对理论内容的理解与记忆；学习、掌握有关医学微生物学的基本操作技术，树立无菌观念；更重要的是通过实验培养学生实事求是的科学态度和独立分析问题与解决问题的能力，为对有关疾病的诊断与防治，对医学微生物学的科学研究奠定基础。实验形式分教师示教和学生操作两种，前者主要验证理论，后者可从不同角度进行基本技术训练和反复练习，掌握基本技能。为了提高实验课效果，保证实验课质量，要求学生做到：

　　1. 实验前必须做好预习，以了解实验的内容、目的、理论依据、操作方法及注意事项，避免或减少错误的发生。

　　2. 实验过程中坚持严肃性、严格性与严密性，对操作的实验要在全面理解的基础上，按步骤依次进行操作，并进行积极思考；对示教内容要仔细观察并与有关理论密切联系。

　　3. 如实记录，分析结果，得出结论。如结果与理论不符，应尽量分析，探讨原因以培养训练自己的思维能力，最后写出实验报告。

病原生物与免疫学实验室规则

实验是验证理论，对学生进行基本技能训练和培养科学研究能力的手段，为保证实验效果，同时避免病原微生物的实验室内传染，保障实验操作者的安全，特制定如下规则：

1. 学生在实验课前，应认真预习所要进行实验的内容，明确实验目的，了解实验原理，熟悉所要使用的仪器、药品的性质及操作程序，如有疑问，应事先请教指导教师。

2. 尽量不带个人生活、学习用品入实验室，必须要带的物品如书本、文具应放在远离实验操作的指定位置。

3. 进入实验室应穿白大衣，离开时将白大衣脱下并反折叠带走，在实验室内应保持安静，遵守秩序，不得大声喧哗，随便走动或拆卸仪器、搬弄标本。

4. 实验室内禁止吸烟、进食及饮水，严禁用嘴湿润标签，尽量不要用手触摸头面部及身体其他暴露部位。

5. 如遇不慎而打破菌种管或使有菌材料污染皮肤、衣物、桌面等情况，应及时报告指导教师，切勿隐瞒或自行处理。

6. 实验中所被污染过的器材、物品及其他盛过有菌物的容器应用完后立即投入已准备的消毒剂（如来苏尔）中，不可随意乱放。

7. 注意观察分析实验结果，独立思考解决实验中所遇到的问题，要严格按操作程序进行实验。

8. 要爱护公共财物，节约水电及试剂材料，不得将实验物品私自带出实验室。如遇仪器、用品损坏，应报告指导教师并按规定予以赔偿。

9. 实验结束后，应清理实验用品，实验废弃物（包括实验动物尸体）应收入或倒入指定的地方和容器内。每个同学均应服从卫生值日安排，认真负责地做好清洁卫生。

10. 离开实验室前，应用84消毒液将双手浸泡5~10分钟，然后用清水洗净。最后离开的同学应注意关水、关电、关窗、关门。

病原生物与免疫学实验室的意外处理

1. 皮肤破伤：包括皮肤的破损、针刺和切割伤，应尽可能挤出损伤处的血液，除尽异物，用肥皂和清水冲洗伤口或污染的皮肤；如果黏膜破损，应用生理盐水（或清水）反复冲洗。伤口应用消毒液（如 75% 乙醇、0.2% 次氯酸钠、0.2% ~ 0.5% 过氧乙酸、0.5% 碘伏等）浸泡或涂抹消毒，并包扎伤口。

2. 烧伤：涂以湿润烧伤膏等烧伤治疗剂。

3. 化学药品腐蚀伤：若为强酸，先用大量清水冲洗，再以 5% 碳酸氢钠或 5% 氢氧化钠溶液中和；强碱腐蚀则先以大量清水冲洗后，再以 5% 醋酸或 5% 硼酸洗涤中和。

4. 眼睛溅入液体：立即用生理盐水连续冲洗至少 10 分钟。必须迅速，避免揉擦眼睛。

5. 衣物污染：①尽快脱掉实验服以防止感染物污染皮肤并进一步扩散。洗手并更换实验服。②将已污染的实验服放入高压灭菌器。③清理发生污染的地方及放置实验服的地方。④如果个人衣物被污染，应立即将污染处浸入消毒剂，并更换干净的衣物或一次性衣物。

6. 吸入病原菌菌液：应立即吐入容器内消毒，并用 1:1000 高锰酸钾溶液漱口；可根据菌种不同，服用抗菌药物予以预防。

7. 菌液流洒桌面，应倾倒适量 84 消毒液或 0.1% 新洁尔灭于污染面，让其浸泡半小时后抹去；若手上沾有活菌，亦应浸泡于上述消毒液 10 分钟后，再以肥皂及水洗刷。

8. 被溅的地面用经消毒剂浸泡的吸水物质覆盖，消毒剂起作用 10 ~ 15 分钟后，用消毒剂冲洗清理该地方，并以可行的方法移走吸水性物质。

9. 严防火灾：如发生火灾应沉着处理，切勿慌张。立即关闭电源，如系乙醇、二甲苯、乙醚等起火，切忌用水，应迅速用沾水的布类和沙土覆盖扑火。

10. 感染动物逃跑，应立即抓回，并对污染区进行处理。

（刘　鹏）

第一部分　医学免疫学实验

实验一　免疫器官和细胞形态学观察

免疫器官按其发生和功能不同，分为中枢免疫器官和外周免疫器官。中枢免疫器官包括胸腺和骨髓，是免疫细胞发生、分化和成熟的场所。外周免疫器官包括淋巴结、脾和黏膜相关淋巴组织等，是成熟淋巴细胞（T 细胞、B 细胞）定居、增殖及接受抗原刺激发生适应性免疫应答的部位。免疫细胞包括淋巴细胞、单核 - 巨噬细胞、树突状细胞、粒细胞、肥大细胞等。其中 T 细胞和 B 细胞被称为免疫活性细胞。本实验重点介绍免疫器官观察、吞噬细胞的吞噬现象观察、E 花环形成试验、淋巴细胞转化试验。

实验目的

1. 学会观察吞噬细胞的吞噬现象。

2. 学会观察 E 花环形成试验结果，熟悉 E 花环形成试验的步骤及临床意义，了解 E 花环形成试验的原理。

3. 学会观察淋巴细胞转化试验结果，熟悉淋巴细胞转化试验的步骤及临床意义，了解淋巴细胞转化试验的原理。

4. 了解小鼠胸腺及脾脏位置及形态。

实验内容

一、免疫器官的观察

【实验原理】

小鼠是啮齿目中体形较小的动物，淋巴系统很发达，包括胸腺、脾脏、淋巴管、外周淋巴结及肠道派氏集合淋巴结。小鼠的胸腺和脾是研究 T 细胞和 B 细胞特性与功能最主要的材料来源。观察其组织结构、细胞数目及活性等，可进一步了解该机体的免疫状况。本实验通过解剖小鼠，观察胸腺、脾脏等免疫器官的形态和位置。

【实验用品】

1. 昆明种小白鼠。

2. 浓度 3% 的来苏尔水溶液。

3. 眼科镊，眼科剪，小鼠解剖台等。

【实验方法】

1. 小鼠脱臼处死，投入盛有3%来苏尔水的缸内，浸泡5分钟。取出小鼠，仰卧位置于小鼠解剖台上，使动物腹部朝上。

2. 以镊子提起耻骨处皮肤，用剪刀沿正中线直剪开至下颌部，然后钝性分离皮肤，再把皮肤向四肢剪开。

3. 注意观察腹壁，用剪刀沿正中线自阴部至膈肌为止剪开，观察脾脏的位置及大小。观察后将脾脏完整取出，剪去脂肪及筋膜组织，吸干，称重，按下列公式计算脾脏指数：脾脏指数（SI）= 脾脏重量（mg）/小鼠个体重量（g）。

4. 切开膈肌，剪断胸骨及两侧肋软骨，翻起胸骨，观察胸腺，胸腺位于小鼠胸骨后，心脏前上方，内有许多大淋巴细胞（即前胸腺细胞）及特定的上皮网状细胞（分泌胸腺激素）。观察后将胸腺完整取出，吸干，称重，按下列公式计算胸腺指数：胸腺指数（TI）= 胸腺重量（mg）/小鼠个体重量（g）。

5. 解剖结束后，按实验室要求处理动物。

【注意事项】

1. 操作应轻柔仔细，剥离胸腺时要特别小心，以保证两叶完整性。

2. 计算胸腺及脾脏指数时，尽量将胸腺及脾脏完整取出，并去掉其他组织，以利于准确计算。

【临床意义】

胸腺和脾脏指数是每10g体重脏器的重量（mg），其高低取决于其中淋巴细胞增殖的程度，可初步估计免疫功能的强弱，对于判断免疫功能的强弱具有一定的临床意义。

二、吞噬细胞的吞噬现象观察

【实验原理】

体内具有吞噬功能的细胞群按其形态的大小分两类：一类为大吞噬细胞，即组织中的巨噬细胞和血液中的单核细胞。它们对异物有吞噬和消化的功能，在机体非特异性免疫、特异性免疫和免疫调节中有重要的作用，因此，通过测定吞噬细胞的吞噬作用可判断机体的免疫力。另一类为小吞噬细胞，即血液中的中性粒细胞。中性粒细胞的功能包括黏附、移动、吞噬杀菌等，是机体天然免疫力的重要组成部分。

【实验用品】

1. 中性粒细胞吞噬葡萄球菌标本片。

2. 巨噬细胞吞噬鸡红细胞标本片。

3. 其他：香柏油、显微镜、擦镜纸、二甲苯。

【实验方法】

1. 中性粒细胞吞噬葡萄球菌镜下观察：油镜下寻找中性粒细胞，观察胞浆中有无吞噬的细菌。镜下可见染成紫色的细胞核及被吞噬的细菌,细胞质则为淡红色。

2. 巨噬细胞吞噬鸡红细胞镜下观察:在油镜下,鸡红细胞为淡红色、椭圆形、有核的细胞。而体积较大、圆形或不规则的细胞,其表面有许多似毛刺状的小突起(伪足),细胞质中有数量不等的蓝色颗粒(为吞入的含台盘蓝淀粉形成的吞噬泡)即为巨噬细胞。可见有的鸡红细胞(一至多个)紧贴附于巨噬细胞的表面;有的巨噬细胞已将一至数个红细胞部分吞入;有的巨噬细胞已吞入一个或几个红细胞在胞质中刚刚形成椭圆形的吞噬泡。

【结果判定】

1. 中性粒细胞吞噬百分率:即 100 个中性粒细胞中吞噬有细菌的细胞数。中性粒细胞吞噬指数 = 100 个中性粒细胞中所吞噬的细菌总数/100。

2. 巨噬细胞吞噬百分率:即 100 个巨噬细胞中吞噬有鸡红细胞的细胞数,吞噬百分率正常值为 60% 左右。巨噬细胞吞噬指数 = 100 个巨噬细胞中所吞噬的鸡红细胞总数/100。

【注意事项】

镜下鸡红细胞呈橄榄球形,有清楚的细胞核,亦呈橄榄球形,染色后清晰可见,注意与小白鼠的红细胞相区别。

【临床意义】

1. 吞噬百分率及吞噬指数对于临床诊断一些恶性肿瘤及免疫缺陷病有一定价值。

2. 可作为肿瘤放疗、化疗、免疫治疗疗效观察的参考指标。

3. 吞噬指数的动态观测对于判断肿瘤复发转移有一定价值。

三、E 花环形成试验

【实验原理】

正常人的 T 淋巴细胞表面具有能与绵羊红细胞(SRBC)表面糖肽相结合的受体(E 受体),即 CD2 分子。CD2 分子是 T 细胞特有的表面标志。在体外一定条件下,T 细胞能直接与 SRBC 结合,形成玫瑰花样细胞团,形如花瓣,故称 E 花环形成试验。根据此原理设计的 E 花环形成试验,主要用于了解机体细胞免疫功能。广泛应用于肿瘤免疫、移植免疫及免疫性疾病的研究,为某些疾病诊断和防治提供免疫学方面的重要参考。

【实验用品】

1. 肝素抗凝血 2ml。

2. 聚蔗糖 – 泛影葡胺分层液。

3. pH7.2 ~ 7.4 Hank's 液。

4. 瑞氏染色液。

5. 0.8% 戊二醛溶液(用 Hank's 液将戊二醛配成 0.8%,然后用 1mol/L NaOH 将 pH 调至 7.2 ~ 7.4)。

6. 吸收灭活的小牛血清（小牛血清经 56℃ 30 分钟灭活后，取 1 体积压积 SR-BC，加 2 体积灭活小牛血清，混匀后置 37℃ 30 分钟，离心沉淀红细胞，吸取上清，放 4℃ 冰箱保存备用）。

7. 1% SRBC 悬液（无菌脱纤维的绵羊静脉血 100ml 加 Alsever 保存液 50ml，置 4℃ 冰箱保存，一般不宜超过 2 周。用前以 Hank's 液洗 3 次，1500r/min 10 分钟，弃上清，将压积红细胞用 Hank's 液配成 1% SRBC 悬液，细胞浓度约为 8×10^7/ml）。

【实验方法】

1. 在试管中先加入 4ml 淋巴细胞分层液；取 2ml 肝素抗凝血，用 Hank's 液等倍稀释后，缓慢沿试管壁加入试管内，使加入的血液与淋巴细胞分层液形成明显界面。

2. 水平离心 2000r/min 20 分钟。

3. 用吸管小心吸取中层白色雾状的淋巴细胞层的细胞（图 1 - 1），用 Hank's 液洗三遍。

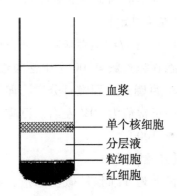

血浆
单个核细胞
分层液
粒细胞
红细胞

图 1 - 1 离心法分离单个核细胞示意图

4. 取单个核细胞悬液 0.1ml，加等量血细胞稀释液，混匀，按常规方法计数四大格细胞数。细胞浓度（细胞数/ml）=（四大格细胞数/4）$\times 10^4 \times$ 稀释倍数。用 Hank's 液配成 10^7/ml 细胞悬液。

5. 取 0.1ml 淋巴细胞悬液，加入 0.1ml 1% SRBC 及 0.05ml 灭活小牛血清，混匀。

6. 37℃ 静置 5 分钟，500r/min 低速离心 5 分钟后，放入冰箱，2 小时或过夜。

7. 取出试管，吸弃上清液，加 0.8% 戊二醛溶液 1 滴，轻轻旋转混匀，置 4℃ 冰箱固定 15 分钟。

8. 取出后，轻轻旋转试管，使沉淀细胞重新悬浮；取 1 滴涂片，自然干燥后，瑞氏染色，高倍下观察。

【结果判断】

凡能结合 3 个 SRBC 者即为 E 花环阳性细胞。计数 200 个淋巴细胞，算出花环形成细胞百分率。

【注意事项】

1. SRBC 最好是新鲜的，一般采血后保存在 Alsever 保存液中，2 周内可以用，超过 2 周 SRBC 与淋巴细胞的结合能力下降。

2. 从采血到测定，不得超过 4 小时，若用分离的淋巴细胞，放置时间也不得超过 4 小时，否则 SRBC 受体会自行脱落。

3. 计数前应将沉于管底的细胞予以重悬，但只宜轻缓旋转试管，使细胞团块松开即可，不能过猛或强力吹打，否则花环会消失或减少。

4. 要求全部试验在室温（16℃～23℃）中进行。

【临床意义】

1. 该试验可用于先天性细胞免疫缺陷病的检测。

2. 肿瘤患者疗效观察及预后判断。

3. 评价迟发型超敏反应、某些感染和组织器官移植，了解机体细胞免疫状态。

四、淋巴细胞转化试验

【实验原理】

体外培养的淋巴细胞在植物血凝素（pHA）、刀蛋白 A（ConA）等非特异性有丝分裂原的刺激下，可转化为淋巴母细胞，称为淋巴细胞转化试验。pHA 是最常用的物质，根据 pHA 刺激 T 细胞分裂的程度，可以间接估计 T 细胞识别特异性抗原的增殖反应程度，从而反应人体细胞免疫水平。

【实验用品】

1. pHA 溶液（50～200μg/ml）、1640 完全培养液。

2. 离心机、CO_2 培养箱、显微镜等。

【实验方法】

1. 采用全血微量法时，取肝素抗凝血 0.2ml，注入含 0.2ml pHA 的 3ml 1640 完全培养液中。若采用淋巴细胞分离法，则使每管培养的淋巴细胞数为 $3 \times 10^6/ml$ 的细胞悬液。同时设正常对照。

2. 转化培养。37℃培养 72 小时，每天摇匀 1 次。

3. 将细胞悬液经离心后，取沉淀细胞制成推片。姬姆萨染色，油镜观察计数。

【结果判断】

根据细胞大小、核和胞浆特征等进行判别。常见的细胞类型有：淋巴母细胞（转化型）、成熟淋巴细胞（未转化型）、过渡型淋巴细胞（表 1－1）。

表 1－1　淋巴细胞转化前后形态特征比较

项目	未转化型	转化型	过渡型
大小（μm）	7～10	20～35	12～16
核与胞浆比例	大	小	稍大
核位置	几乎占全部胞浆	中央或稍偏	偏一侧
核仁	少或无	一个或数个	有或无
染色体	致密	疏松，有分裂象	疏松
核周围透明区	不明显	明显	有
胞浆内空泡	不明显	明显	有或无
胞浆或碱性	不明显	明显	有

计数时，上述 3 种均可作为转化细胞。一般计数 200 个淋巴细胞，转化率按公式计算：

$$转化率 = \frac{转化的淋巴细胞数}{转化的淋巴细胞数 + 未转化的淋巴细胞数} \times 100\%$$

淋巴细胞转化率正常值为 60% ~ 80%，50% 以下为降低。

【注意事项】

1. 本实验要求严格无菌操作，否则会影响实验结果。

2. pHA 的加入量要适当，过多或过少都会影响转化率。一般需根据不同的厂家、批号及实践经验定量。

【临床意义】

1. 淋巴细胞转化试验是检测细胞免疫功能的常用方法之一，细胞免疫缺陷或功能低下者，其转化率均低于正常人。

2. 估计疾病的疗效和预后：恶性肿瘤或慢性白色念珠菌病，经转移因子或免疫增强剂治疗后，其转化率可由治疗前的低值转变为正常，反之则预后不良。

思考题

1. E 花环形成试验的原理是什么？

2. E 花环形成试验的临床意义是什么？

3. 淋巴细胞转化试验的原理是什么？

4. 镜下鉴别淋巴母细胞、过渡型淋巴细胞及淋巴细胞的要点是什么？

（刘　鹏）

实验二 凝集反应

凝集反应是细菌、细胞等颗粒性抗原或表面包被抗原的颗粒性物质与相应的抗体在电解质存在的条件下结合，出现肉眼可见的凝集团块，称为凝集反应。凝集反应可分为直接凝集反应和间接凝集反应。由于凝集反应具有灵敏度高、操作简单等特点，是免疫学检验常用技术之一。常用于细菌的鉴定、抗原的检测、抗体的检测和疾病诊断。本实验重点介绍临床常用的直接凝集反应和间接凝集反应。

实验目的

1. 掌握玻片法直接凝集反应的原理、操作方法以及临床意义。
2. 掌握类风湿因子的检测的原理、操作、注意事项以及临床意义。

实验内容

一、直接凝集反应

直接凝集反应是颗粒性抗原与相应抗体直接结合，形成肉眼可见的凝集块状，称为直接凝集反应。直接凝集反应可以分为玻片法和试管法。玻片法为定性试验，具有操作简单、快速，常用于菌种鉴定和 ABO 血型鉴定等。试管法为半定量试验，常用于检测抗体的效价。例如临床诊断伤寒及副伤寒所用的肥达反应。

（一）玻片法直接凝集反应（细菌鉴定）

【实验原理】

玻片凝集反应是将已知的抗体直接与未知的颗粒性抗原物质（如细菌、立克次体、钩端螺旋体等）混合，在有适当电解质存在的条件下，如两者对应便发生特异性结合而形成肉眼可见的凝集物，即为阳性；如两者不对应便无凝集物出现，即为阴性。此法属定性试验，主要用于检测抗原，如 ABO 血型鉴定、细菌鉴定和分型等。本实验主要介绍应用玻片法凝集反应鉴定菌种。

【实验用品】

1. 伤寒沙门菌诊断血清（有商品供应）。
2. 伤寒沙门菌菌种、大肠埃希菌菌种。
3. 生理盐水、载玻片、吸管、接种环、酒精灯等。

【实验方法】

1. 取载玻片一张（平置实验台上），用特种铅笔或记号笔划分为 3 格，并标明 1、2、3。

2. 取巴氏吸管一支，套上乳胶皮头后，吸取 1 : 10 稀释的伤寒杆菌诊断血清 1～2 滴滴于第 1、2 格内，另取巴氏吸管一支，吸取生理盐水 1～2 滴滴于第 3 格内。

3. 将接种环在酒精灯火焰上烧灼灭菌，冷却后取少许伤寒杆菌培养物与第 1、3 格内的诊断血清、生理盐水混合并涂抹成均匀悬液。然后用同样方法取少许大肠杆菌培养物与第 2 格内的诊断血清混合并涂抹成均匀悬液。静置数分钟后观察结果。

【结果判定】

如上述混合悬液由均匀混浊状变为澄清透明，并出现大小不等的乳白色凝集块者即为阳性（＋）；如混合物仍呈均匀混浊状则为阴性（－）。如肉眼观察不够清楚，可将玻片置于显微镜下用低倍镜观察（图 2 - 1）。

【注意事项】

1. 伤寒沙门菌为肠道致病菌，在实验中务必严格无菌操作，遵守实验规则，用后的载玻片应立即投入指定的容器中，接种环必须做灭菌处理。

2. 取细菌培养物时，不宜过多，与抗血清混合涂抹时，必须将细菌涂散，涂均匀，但不宜涂得太宽，以免很快干涸而影响结果观察。

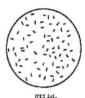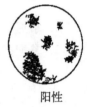

阴性　　　　　阳性

图 2 - 1　玻片凝集反应示意图

【临床意义】

可用于伤寒沙门菌感染的定性诊断。

（二）试管法直接凝集反应（肥达反应）

肥达反应相关内容详见实验十三。

二、间接凝集反应

间接凝集反应是将可溶性抗原或抗体先吸附在某些颗粒载体上，形成致敏颗粒，然后再与相应抗体或抗原进行反应，产生的凝集现象称为间接凝集反应。间接凝集反应分正向间接凝集反应和反向间接凝集反应。正向间接凝集反应又称间接凝集反应，是将已知抗原吸附在载体上，用于检测未知抗体。反向间接凝集反应是将已知抗体吸附在载体上，用于检测未知抗原。间接凝集反应比直接凝集反应敏感，且不需特殊仪器，因此临床应用广泛。本次实验主要介绍采用间接凝集反应检测类风湿因子。

【实验原理】

类风湿因子（RF）是一种发生于类风湿患者血清中的抗人变性 IgG 抗体（以 IgM 为主），此种抗体可与 IgG 的 Fc 段特异性结合。将变性的 IgG 致敏的胶乳颗粒，与患者血清中的 RF 相遇时，即可发生凝集现象（图 2 - 2）。

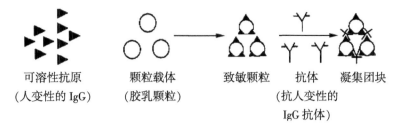

可溶性抗原　　　颗粒载体　　　致敏颗粒　　　抗体　　　凝集团块
（人变性的 IgG）　　（胶乳颗粒）　　　　　　　　　（抗人变性的
　　　　　　　　　　　　　　　　　　　　　　　　　　IgG 抗体）

图 2 - 2　类风湿因子检测原理示意图

【实验用品】

1. 类风湿胶乳试剂盒（有商品供应）。

2. 生理盐水、吸管、试管等。

【实验方法】

1. 用生理盐水将待测血清稀释 1∶20。

2. 用吸管吸取 1∶20 待测患者血清一滴于载玻片上，然后加一滴类风湿胶乳诊断试剂。

3. 持玻片轻轻晃动使之充分混匀。3～5 分钟内出现均匀的乳白色凝集颗粒者为阳性，无凝集者为阴性。

【注意事项】

应在 5 分钟内观察结果。因放置过久可出现假阳性。

【临床意义】

主要用于类风湿疾病的辅助诊断。

 思考题

1. 玻片法直接凝集反应的原理、实验方法及结果判定是什么？

2. 类风湿因子检测的原理是什么？

3. 类风湿因子检测的实验方法及临床意义是什么？

（刘　鹏）

实验三　沉淀反应

沉淀反应是指可溶性抗原与相应的抗体在溶液或凝胶中接触可形成肉眼可见的抗原与抗体复合物沉淀，称为沉淀反应。可溶性抗原如血清、毒素、细菌浸出液等与相应抗体结合，当两者比例合适，并有适量电解质存在时，形成肉眼可见的沉淀物或沉淀线，称为沉淀反应。可溶性抗原亦称沉淀原，抗体亦称为沉淀素。沉淀反应是临床上最常用、最基本的方法之一。它的种类较多，可分为单向琼脂扩散试验、双向琼脂扩散试验、免疫电泳试验及免疫比浊法等。本实验重点介绍单向琼脂扩散试验、双向琼脂扩散试验及对流免疫电泳试验。

实验目的

1. 掌握单向琼脂扩散的原理、实验方法、结果分析及临床意义。
2. 掌握双向琼脂扩散的原理、实验方法、结果分析及临床意义。
3. 熟悉对流免疫电泳试验的原理、实验方法。

实验内容

一、单向琼脂扩散试验

【实验原理】

单向琼脂扩散试验是定量试验，通常以已知抗体测定未知抗原。试验中首先将一定的抗血清（抗体）混合于琼脂内，制成含抗体的琼脂板，再于琼脂板上打孔，将一定量的抗原加入孔中，抗原向孔四周扩散，与相应抗体结合，在抗原抗体比例合适处形成白色沉淀环，沉淀环的直径大小与抗原的浓度成正比。以不同浓度的标准抗原与固定浓度的抗血清反应测得沉淀环的直径作为纵坐标，以抗原浓度为横坐标，绘制标准曲线，量取待检抗原的沉淀环直径，即可从标准曲线中求得其含量。该实验主要用于检测标本中的各种 Ig 含量和血清中补体成分的含量。

【实验用品】

1. 材料试剂：1.5% 盐水琼脂、人 IgG、IgA、IgM 抗血清、标准参考血清、待测血清。

2. 器材：恒温水浴箱、温箱、三角烧杯、吸管、琼脂板（塑料）、微量加样器、打孔器（直径 3mm）、坐标纸、标尺、铅笔、聚苯乙烯塑料条、注射器及针头等。

【实验方法】

1. 参考血清的稀释：取冻干 Ig 参考血清一支，加入 0.5ml 蒸馏水溶解，用

0.01mol/L pH7.2～7.4 PBS 倍比稀释成 1:10～1:160 五种浓度。

2. 免疫琼脂板制备：将适宜浓度的人 Ig 抗血清与预先融化好的 1.5% 琼脂在 56℃水浴中混匀，每板内灌注 3.3ml，制成琼脂板（IgG、IgA、IgM），并做好标记。然后用 3mm 的打孔器在琼脂板上打孔，孔距 1～1.5cm。孔内琼脂用注射器针头挑出（图 3-1）。

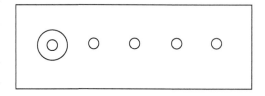

图 3-1　单向琼脂扩散试验打孔示意图

3. 加样：用微量移液器取 10μl 各种不同浓度的参考血清准确加入免疫板的孔内，每一浓度均加两个孔，然后用上述加样方法，取 10μl 适宜稀释度的待测血清，加入免疫反应板的孔内。

4. 反应：将加样的琼脂板置水平湿盘内，于 37℃温箱反应 24～48 小时后，取出反应板，用标尺测其沉淀环直径并记录。

5. 标准曲线的绘制：以各浓度标准抗原的沉淀环直径为纵坐标，相应孔中抗原 Ig 浓度含量为横坐标，在坐标纸上绘制标准曲线（图 3-2）。

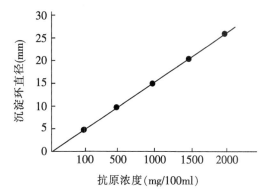

图 3-2　单向琼脂扩散试验的标准曲线图

6. 待测标本 Ig（IgG、IgA、IgM）含量的计算：以待测标本的沉淀环直径查标准曲线，将查得的 Ig 含量乘其稀释倍数，即得该标本的 Ig 含量。

【结果判定】

测量沉淀环直径，根据沉淀环直径查标准曲线，将查得的 Ig 含量乘其稀释倍数，即得该标本的 Ig 含量。

【注意事项】

1. 加抗体时，温度要控制好，不能超过 56℃，以免抗体失活。

2. 测量沉淀环直径应准确，如稍有误差，最终 Ig 含量的计算的误差将更大。

【临床意义】

单向琼脂扩散试验为定量试验，该实验主要用于检测标本中的各种 Ig 含量和血清中补体成分的含量。

二、双向琼脂扩散试验

【实验原理】

双向琼脂扩散试验为定性试验。将可溶性抗原与相应抗体分别加入琼脂板上相对应的孔内，两者相互扩散，在比例适宜处形成沉淀线。如抗原与抗体无关则不形成沉淀线。此实验用来检测抗原或抗体的纯度，亦可用已知的抗原（抗体）来测未知的抗体（抗原）。临床上常用于检测甲胎蛋白（AFP），作为原发性肝癌等的辅助诊断。

【实验用品】

1. 材料试剂：1%盐水琼脂、脐带血清、AFP免疫血清、待测血清。

2. 器材：恒温水浴箱、温箱、三角烧杯、吸管、琼脂板（塑料）、微量加样器、打孔器（直径3mm）、坐标纸、标尺、铅笔、聚苯乙烯塑料条、注射器及针头等。

【实验方法】

1. 琼脂反应板的制备：取融化好的1%盐水琼脂3.3ml，置琼脂板内，待冷即制成琼脂反应板。

2. 打孔：用打孔器在琼脂板上打孔，孔距6mm，呈梅花形排列，即中间一孔，周围六孔，将孔内琼脂用注射器针头挑出（图3-3）。

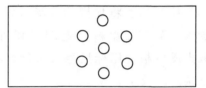

3. 加样：用微量移液器取10μl AFP免疫血清准确加入中央孔内，上下孔各加10μl脐带血清作为阳性对照。其余孔加等量的待测血清。

图3-3 双向琼脂扩散试验打孔示意图

4. 反应：将加好样的琼脂板置水平湿盘内，于37℃温箱反应24小时。

【结果判定】

待测标本如出现沉淀线，且与阳性对照的沉淀线吻合，则为阳性反应。如无沉淀线出现或是与阳性对照沉淀线交叉的沉淀线则为阴性（图3-4）。

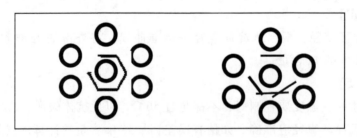

图3-4 双向扩散结果示意图

【注意事项】

1. 加样时，注意不要将琼脂划破，以免影响沉淀线的形状。

2. 反应时间要适宜。时间过长，沉淀线可解离至假阴性；时间过短，则沉淀线不出现。

3. 加样时，抗体、阳性血清及待测标本应各用一支加样器，以免混淆，影响实验结果。

【临床意义】

双向琼脂扩散试验为定性试验，可以用已知抗体检测未知抗原，也可用已知抗原检测位置抗体。临床上常用于检测甲胎蛋白（AFP），作为原发性肝癌等的辅助诊断。

三、对流免疫电泳

【实验原理】

对流免疫电泳（CIEP）是建立在免疫沉淀反应的基础上，通以电流，使蛋白质抗原、抗体在电场中做定向加速度免疫双扩散，从而加速沉淀的形成。在 pH8.6 的缓冲液中，大部分蛋白质抗原成分常带较强的负电荷，在电场中向正极移动；而作为抗体的 IgG，等电点偏高（约为 pH6 ~ 7），在 pH8.6 时带负电荷较少，再加上分子量较大，移动速度慢，所以它本身向正极移动缓慢甚至不移动，这样它就会在凝胶的电渗作用下，随水流向负极，电渗引向负极移动的液流速度超过了 IgG 向正极的移动，因此抗体移向负极，在抗原抗体最适比处形成沉淀线，从沉淀线相对于两孔的位置还可大致判断抗原抗体的比例关系（图 3 – 5）。

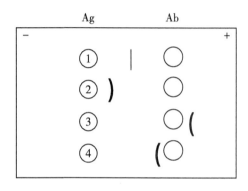

图 3 – 5　对流免疫电泳示意图
①Ag 为阳性；②Ag 为弱阳性；③Ag 为强阳性；④Ag 为强阳性

【实验用品】

1. 人血清、抗人血清、0.05mol/L pH 8.6 巴比妥缓冲液、1.5% 离子琼脂、0.05% 氨基黑 10B。

2. 电泳槽、电泳仪、玻片、吸管、打孔器、毛细滴管等。

【实验方法】

1. 制备琼脂板：以吸管取琼脂 4ml 趁热倒在载玻片上，琼脂凝固后即成离子琼脂板，然后按图 3 – 5 打孔，用注射器针头挑出孔内凝胶，再用热融琼脂封闭孔底，然后将琼脂板置于电泳槽中，槽两侧搭用纱布或滤纸作盐桥。

2. 加样：将待测抗原样品 10μl 加在阴极侧孔内，加样量与琼脂面平。

3. 电泳：电势梯度 4V/cm 长（恒压）或者电流 3 ~ 4mA/cm 宽（恒流），电泳 0.5 ~ 1 小时。

【结果判定】

电泳毕，关闭电源，取出琼脂板。在黑色背景上方，透过散射光线，首先观察阳性对照组、阴性对照组的白色沉淀线是否出现；再看试验孔，如孔间未出现这样的沉淀线，则该待检血清为阴性血清。

【注意事项】

1. 抗原抗体的浓度比例要合适，才会形成较明显的白色沉淀线。

2. 要设立特异性对照孔，以排除假阳性反应。

【临床意义】

对流免疫电泳属于半定量试验，根据沉淀线的形状、位置，可初步判断抗体的滴度及扩散速度。

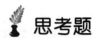 思考题

1. 单向琼脂扩散试验的实验方法是什么？

2. 单向琼脂扩散试验的临床意义是什么？

3. 双向琼脂扩散试验操作的注意事项是什么？

4. 对流免疫电泳的原理是什么？

5. 对流免疫电泳的结果怎么判定？

（刘　鹏）

实验四　免疫标记技术

免疫标记技术是用易于识别，易于检测的标记物如胶体金、放射性同位素、荧光素、酶、发光剂等标记已知的抗原或抗体进行的抗原抗体反应，用以检测体内超微量的抗体或抗原。免疫标记技术保持了抗原抗体反应高度的特异性。标记的抗体或抗原与待测的相应抗原或抗体反应后，可以不必测定抗原抗体复合物本身，而测定易于识别和检测的抗原抗体复合物中的标记物。通过标记物的放大作用，极大地提高了抗原抗体反应的敏感性。目前免疫标记技术已成为临床免疫学检验的主要技术。随着检测仪器及检测试剂的开发，在临床疾病诊断、治疗及预后的判断起到越来越重要的作用。临床常用的免疫标记技术有：酶联免疫吸附试验、免疫荧光技术、放射免疫测定、斑点免疫渗滤技术及斑点免疫层析技术等。本实验重点介绍临床最常用的免疫荧光试验、酶联免疫吸附试验及斑点免疫层析试验。

实验目的

1. 熟悉荧光显微镜的使用及抗核抗体检测的步骤，了解免疫荧光技术的原理及抗核抗体检测的临床意义。

2. 掌握双抗体夹心法检测 HBsAg 的步骤及临床意义，了解酶联免疫吸附试验的原理。

3. 掌握应用斑点免疫层析试验检测早孕的方法及注意事项，了解斑点免疫层析试验的原理及早孕检测的临床意义。

实验内容

一、免疫荧光技术

免疫荧光技术是将抗原抗体反应的特异性与荧光素显微示踪的精确性相结合。以荧光素标记已知的抗体（或抗原），但不影响其免疫学特性。然后将荧光素标记抗体作为标准试剂，用于检测和鉴定未知的抗原。在荧光显微镜下，可以直接观察呈现特异荧光的抗原抗体复合物及其存在部位。在实际工作中，由于用荧光素标记抗体检查抗原的方法较为常用，所以一般通称为荧光抗体技术。目前用于标记抗体的荧光素主要有异硫氰酸荧光黄（FITC）、四乙基罗丹明及四甲基异硫氰酸罗丹明。方法可分为直接法和间接法。直接法是将荧光标记抗体直接加入样本，经抗原抗体反应，在荧光显微镜下观察，出现荧光的部位即表示存在相应抗原（图 4 - 1）。间接法是先使一抗与标本中抗原结合，再加入针对一抗的荧光素标记二抗，在荧光显微镜下观察，出现荧光的部位表示存在相应抗原（图 4 - 2）。本次实验主要介绍采用免疫荧光间接法检测抗核抗体（ANA）。

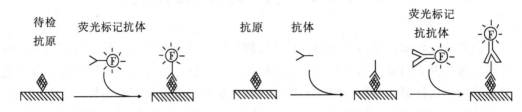

图 4 - 1　免疫荧光直接法原理示意图　　　图 4 - 2　免疫荧光间接法原理示意图

【实验原理】

以小鼠肝细胞或某些培养细胞（如 Hep - 2）作抗原片，将患者血清加到抗原片上。如果血清中含有 ANA（一抗），就会与细胞核成分特异性结合。加入荧光素标记的抗人 IgG 抗体（二抗）又可与 ANA 结合，在荧光显微镜下可见细胞核部位呈现特异性黄绿色荧光。

【实验用品】

1. 抗原片（有成品出售）。

2. 异硫氰酸荧光素（FITC）标记的抗人 IgG 抗体（FITC - 抗人 IgG 抗体）（有商品供应），临用时按效价稀释。

3. 浓度为 0.01mol/L pH7.2 PBS。

4. 缓冲甘油：取甘油 9 份加 PBS 1 份。

5. 待测血清、阳性和阴性对照血清，临床标本筛选获得。

6. 器材：荧光显微镜、水浴箱、有盖湿盒、染色缸、吸管、试管等。

【实验方法】

1. 准备：检查加样板，生物载片恢复室温，标记。

2. 稀释：PBS - Tween 缓冲液稀释血清，设阴阳性对照。

3. 加样：加样板放于泡沫塑料板上，加 25μl 稀释后血清，至加样板的每一反应区，避免气泡。加完所有标本后开始温育。

4. 温育：将生物薄片盖于加样板的凹槽里，反应开始，室温温育 30 分钟。

5. 冲洗：用烧杯盛 PBS - Tween 缓冲液流水冲洗生物薄片，然后立即将其浸入盛有 PBS - Tween 缓冲液的小杯中至少 1 分钟。不必混摇。

6. 加样：滴加 20μl 荧光素标记的抗人球蛋白（结合物）至一洁净加样板的反应区，完全加完方可继续温育。荧光素标记的抗人球蛋白用前需混匀并以 PBS - Tween 缓冲液稀释。

7. 冲洗：用烧杯盛 PBS - Tween 缓冲液流水冲洗生物薄片，然后立即将其浸入盛有 PBS - Tween 缓冲液的小杯中至少 1 分钟。不必混摇。

8. 封片：将盖片直接放于泡沫塑料板凹槽中，滴加甘油 PBS 至盖片，每反应区约 10μl。从 PBS - Tween 缓冲液中取出 1 张生物薄片，用纸擦干背面和四边。还要擦拭反应区间隙。将生物薄片面朝下放在已准备好的盖玻片上,立即查看并调整使盖片嵌入载片的凹槽中。然后继续下 1 张。

【结果判定】

1. 细胞核发黄绿色荧光为阳性染色细胞,不发荧光为阴性。抗原片中出现阳性染色细胞为 ANA 阳性,否则为阴性。阳性待检血清可做进一步稀释后测定效价。

2. 根据细胞核着染色荧光的图像,可区分为:①均质型,细胞核呈均匀一致的荧光;②周边型(核膜型),细胞核周围呈现荧光;③斑点型(颗粒型),细胞核内呈现斑点状荧光;④核仁型,核仁部分呈现荧光;⑤混合型,两种以上核染色;⑥应用细胞片做抗原片可检出着点型(ACA)。

【注意事项】

1. PBS – Tween 缓冲液在 4℃ 下可存放两周。

2. 根据每次实验的标本量决定需要稀释的 FITC 标记的抗人球蛋白的量,稀释后可在 4℃ 下存放 1 周。

3. 血清或 FITC 标记的抗人 Ig 应滴加至加样板上,不能直接滴到载片上。

4. 载片盖到加样板上后,确保反应区与液滴完全接触后,才开始记时温育。

5. 冲洗载片时水流要缓慢,以免冲洗掉基质。载片上的反应区应保持湿润,不要将载片风干。

6. 封片时不可用力挤压盖玻片,以免损坏基质。可左右挪动盖玻片以使其正确嵌入载片凹槽里。

7. 封片介质含有荧光稳定剂,应保存在 2℃ ~ 8℃。封好的载片可于 4℃ 长期保存。

【临床意义】

1. 抗核抗体是系统性红斑狼疮(SLE)的重要抗体,阳性率为 40% ~ 60%。主要见于 SLE 活动期或 SLE 合并肾炎的患者。

2. 抗核抗体的动态观测对于 SLE 活动、观察疗效、判断疾病预后有重要意义。

二、酶联免疫吸附试验

◎**课堂互动**◎

患者,男,25 岁。因"厌油、乏力、尿黄 1 周"就诊。既往体健,无肝炎病史。无饮酒史。其母为乙肝病毒携带者。

查体:体温 37℃,皮肤巩膜中度黄染,无肝掌,蜘蛛痣。心肺(-)。肝肋下 3cm,剑下 3cm,质软。脾肋下未及。肝区轻度叩击痛(+),双下肢无水肿。

试问:

1. 该患者可能患何病?

2. 诊断该病的最可靠的实验室检查是什么?

酶联免疫吸附试验（ELISA）是免疫酶技术的一种，酶联免疫吸附试验是将抗体（抗原）包被在固相表面后，按不同的步骤加入待测抗原（抗体）和酶标抗体（抗原），充分反应后用洗涤的方法，使固相上形成的抗原抗体复合物与其他物质分离，洗去游离的酶标抗体（抗原），最后加入底物，根据酶对底物催化的显色反应程度，而对标本中的抗原（抗体）进行定性或定量。

ELISA 有间接法（测抗体）、双抗体夹心法（测大分子抗原）及竞争法（测小分子抗原）三种，以前二法较为常用。本次实验主要介绍采用双抗体夹心法检测HBsAg。

【实验原理】

酶联免疫吸附试验是已知抗体测定未知抗原的一种方法。将纯化的抗体 HBsAb 结合到固相载体上，加待检血清（欲测抗原），共同孵育后，如待测血清中含有 HBsAg，即与固相载体上的 HBsAb 结合。再加酶标记 HBsAb，使之与被固相抗体结合的待检抗原抗体起反应，最后结合在免疫复合物上的酶遇到相应底物时，使其氧化，从而产生颜色，颜色的深浅与待检血清中抗原量成正比（图 4 - 3）。

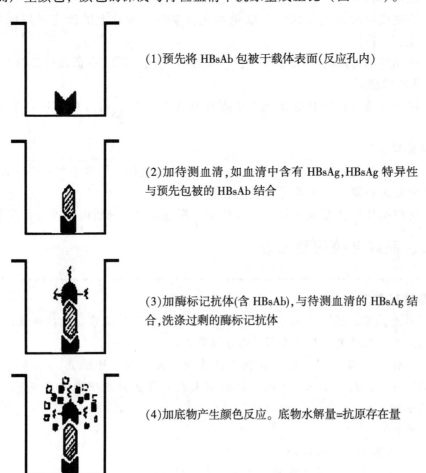

(1)预先将 HBsAb 包被于载体表面(反应孔内)

(2)加待测血清,如血清中含有 HBsAg,HBsAg 特异性与预先包被的 HBsAb 结合

(3)加酶标记抗体(含 HBsAb),与待测血清的 HBsAg 结合,洗涤过剩的酶标记抗体

(4)加底物产生颜色反应。底物水解量=抗原存在量

图 4 - 3　测定 HBsAg 的双抗体夹心法原理

【实验用品】

1. 酶标仪。

2. 水浴箱。

3. 乙型肝炎 HBsAg 诊断试剂盒，本试剂盒含：包被抗－HBs 反应孔 1 板、酶结合物（酶标记 HBsAb）1 瓶、HBsAg 阳性对照 1 瓶、HBsAg 阴性对照 1 瓶、洗涤液（用前每瓶做 1:20 稀释）1 瓶、显色剂（TMB）A 1 瓶、显色剂（TMB）B 1 瓶、终止液 1 瓶。

4. 微量加液器（50μl，100μl）。

5. 微量振荡器。

【实验方法】

1. 加样：每组 5 孔，其中待检 2 孔，空白对照 1 孔，阴、阳性对照各 1 孔。分别加阴、阳性对照 1 滴（50μl）和 50μl 待测样本于相应孔内。

2. 加酶结合物：除空白对照孔外，每孔加 1 滴酶标溶液，混匀后封板，置 37℃ 水浴箱温育 30 分钟。

3. 洗涤：用洗涤液（按说明配制）注满各孔，静置 5 秒，甩去洗涤液，重复 5 次，最后一次在吸水纸上拍干。

4. 显色：每孔加底物液 A、B 各 1 滴（50μl），轻拍混匀，置 37℃ 水浴 15 分钟，肉眼观察。

5. 终止：每孔加终止液 1 滴（50μl），轻拍混匀。

6. 测定：用酶标仪（450nm）测定各孔吸光度 OD 值（先用空白孔校零），待检孔 OD 值/阴性对照孔 OD 值≥2.1 者判为 HBsAg 阳性，<2.1 者判为阴性。

【结果判定】

1. 肉眼观察：空白对照与阴性对照孔为无色或接近无色。阳性对照孔呈橘黄色。待检样孔呈橘黄色反应即为阳性。

2. 酶联检测仪读取的 OD 值，可直接作为 ELISA 结果报告。

【注意事项】

1. 封闭时注意将封闭液加满各反应孔，并去除各孔中可能产生的贴孔壁气泡。

2. 加洗涤液时，每孔加满，但不要溢出。

3. 每次洗涤液在孔中的停留时间不应少于 1 分钟。

4. 洗涤后板要甩干，不要残留液体。

【临床意义】

1. HBsAg 检测属于乙肝抗原抗体检测（俗称乙肝二对半检测）的重要一项，对于乙型肝炎的确诊有重要的价值。

> ◎巧记忆◎
>
> 乙肝 HBsAg 检测操作口诀：
>
> 乙肝检测要记牢，
>
> 一加血清二加酶。
>
> 三是洗涤四显色，
>
> 最后加入终止液。

2. 乙肝抗原抗体检测的动态观测对于乙肝患者观察疗效、判断疾病预后有重要意义。

三、斑点免疫层析试验

◎**课堂互动**◎

患者，女，因停经 1 个月，伴恶心，呕吐 1 周而就诊。

该患者，停经 30 天余。自感恶心，晨起呕吐以及食纳欠佳 1 周。停经后无腹痛，大小便正常。

既往体健，平时月经周期 29～30 天，量中，规律，无痛经。结婚 8 个月，无避孕。

查体：体温 36.5℃，脉搏 78 次/分，呼吸 20 次/分，血压 110/70mmHg。心肺查体无异常，腹部查体无异常。妇科检查未做。

问题：

1. 该患者最有可能的诊断是什么？

2. 进一步确诊最简单的实验室检查是什么？

3. 上述实验室检查的操作及注意事项是什么？

斑点免疫层析试验（DICA）又称免疫层析试验，简称"一步金法"。试验所用试剂全部为干试剂，多个试剂被结合在一约 6mm×70mm 的塑料板条上，试纸两端附有吸水材料，成为单一试剂条。本次实验主要介绍斑点免疫层析试验测定尿 HCG。

【实验原理】

抗 HCG 免疫金复合物干片粘贴在近下端 C 处，抗 HCG 单克隆抗体和抗小鼠 IgG 抗体分别固化于醋酸纤维素膜的检测区 T 处和对照区 R 处。当试纸条下端 B 处浸入液体标本中，下端吸水材料即吸取液体，液体向上端移动，流经干片 C 处时，使免疫金复合物复溶，并带动其向膜条渗移。若标本中有 HCG，可与 C 处抗 HCG 免疫金复合物结合。此抗原抗体复合物流至测试区时即被固相抗体所获，在 T 处显出红色反应线条。过剩的免疫金复合物继续前行，至质控参照区 R 处与固相抗小鼠 IgG 结合（免疫金复合物中的单克隆抗体为小鼠 IgG），而呈现出红色质控线条。反之，阴性标本则无反应线条，而仅显示质控线条（图 4-4）。

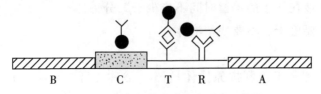

图 4-4 斑点免疫层析试验原理示意图

【实验用品】

1. 标本：待测尿液。

2. 早孕诊断试纸，有商品供应。

3. 尿液收集杯等。

【实验方法】

将试纸下端标志部插入尿液中 10 秒左右，取出后放平，置室温下 3 分钟，目测观察结果。

【结果判定】

若检测区及对照区均出现紫红色线为 HCG 阳性，即已怀孕，若只有对照区出现紫红色线为 HCG 阴性，即未孕（图 4 – 5）。

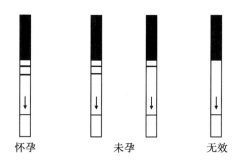

图 4 – 5 早孕诊断试纸结果判定示意图

【临床意义】

1. 由于该实验具有操作简单、快速的优点，是临床诊断早期妊娠的常用方法。

2. 对于妊娠相关疾病、滋养细胞肿瘤等疾病的诊断、鉴别和病情观察等有一定价值。

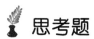 思考题

1. 免疫荧光间接法测抗核抗体的实验方法是什么？

2. 抗核抗体检测的临床意义是什么？

3. 酶联免疫吸附试验（测 HBsAg）的原理是什么？

4. 酶联免疫吸附试验（测 HBsAg）的实验方法是什么？

5. 酶联免疫吸附试验（测 HBsAg）操作注意事项有哪些？

6. 斑点免疫层析试验测 HCG 的注意事项有哪些？

7. 斑点免疫层析试验测 HCG 的临床意义是什么？

（刘　鹏）

实验五　超敏反应及常用生物制品介绍

超敏反应是指机体初次接受某些特定抗原物质刺激后，再次接受相同抗原刺激时，发生的一种以机体生理功能紊乱为主的特异性免疫应答。超敏反应分四型，以Ⅰ型超敏反应临床最为常见。

免疫学防治主要包括免疫学预防和免疫学治疗。常用生物制品分为预防接种制品、治疗制品及诊断用制品三类。

本实验重点介绍豚鼠过敏反应及常用生物制品，以加深对超敏反应及免疫学防治相关知识的理解。

实验目的

1. 掌握豚鼠过敏反应的发生过程和机制。
2. 了解常用生物制品的种类和用途。

实验内容

一、豚鼠过敏反应

【实验原理】

豚鼠过敏反应为Ⅰ型超敏反应，其先以变应原刺激豚鼠，使之产生特异性 IgE，IgE 吸附于肥大细胞和嗜碱性粒细胞表面，当再次接触相同的变应原时，该变应原与吸附在细胞表面的 IgE 特异结合，导致细胞脱颗粒而释放出组织胺等活性物质，产生过敏性休克。

【实验用品】

1. 材料、试剂：1:2 稀释的马血清、1:2 稀释的鸡血清、健康豚鼠（体重 290g 左右）、植物血凝素（pHA）、2% 碘酒、75% 乙醇、生理盐水。

2. 器具：注射器、乙醇棉球、无菌棉签、解剖手术刀、剪、镊。

【实验方法】

1. 致敏：取甲、乙两只豚鼠，用碘酒和乙醇消毒注射部位，分别于两豚鼠皮下或腹腔注射马血清 0.1ml。

2. 发敏：经过 2~3 周后，将两豚鼠耳静脉处消毒，于豚鼠甲（实验鼠）耳静脉注射 1:2 稀释的马血清 1ml，于豚鼠乙（对照鼠）耳静脉注射 1:2 稀释的鸡血清 1ml。

3. 观察：注射后，1~5 分钟观察动物的状态（图 5-1）。

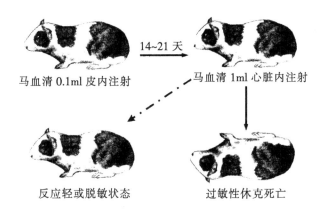

马血清 0.1ml 皮内注射　　14~21 天　　马血清 1ml 心脏内注射

反应轻或脱敏状态　　　　　　过敏性休克死亡

图 5-1　豚鼠过敏反应示意图

【结果判定】

1. 豚鼠甲注射马血清后立即出现不安、竖毛抓鼻、喷嚏，继而出现大小便失禁、痉挛性跳跃、呼吸困难等严重过敏性休克症状，甚至窒息死亡。豚鼠乙无异常表现，活动正常。

2. 将两豚鼠解剖观察，可见豚鼠甲嘴唇发绀，心脏仍在跳动，但肺脏体积比豚鼠乙明显增大，表面苍白，边缘钝圆，呈现明显的肺气肿。豚鼠乙肺脏无异常改变。

【注意事项】

1. 致敏途径可采用腹腔或皮下注射，注射 2~3 周后，动物即可达到高敏状态。

2. 发敏途径应采用静脉或心内注射，使抗原物质快速进入血流，引起明显的过敏反应。

二、常用生物制品介绍

生物制品指用于人工免疫的抗原、免疫血清、免疫细胞和免疫分子制剂，以及诊断用的生物制剂，统称生物制品。包括预防接种制品、治疗制品及诊断用制品。

1. 常用的预防接种制品有以下几种。

（1）疫苗类：①活疫苗。卡介苗、脊髓灰质炎疫苗、麻疹疫苗等。②死疫苗。伤寒疫苗、霍乱疫苗、狂犬疫苗、流行性脑脊髓膜炎疫苗、乙型脑炎疫苗等。③新型疫苗。亚单位疫苗（流感疫苗）、基因工程疫苗（乙肝疫苗）等。

（2）类毒素类：白喉类毒素、破伤风类毒素等。

（3）混合制品类：百白破三联疫苗。

2. 常用的治疗制品有以下几种。①抗毒素：破伤风抗毒素（TAT）、白喉抗毒素。②其他血清：丙种球蛋白、胎盘球蛋白、乙肝免疫球蛋白等。③免疫细胞或免疫分子制剂：转移因子、胸腺肽、白细胞介素、干扰素等。

3. 常用的诊断用制品有以下几种。①结核菌素、精致结合蛋白衍生物（PPD）。②诊断菌液：伤寒"O"、"H"菌液。③诊断血清：伤寒"O"、"H"诊断血清，甲胎蛋白诊断血清，志贺菌诊断血清等。

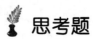 思考题

1. 豚鼠过敏反应的发生过程和机制是什么？
2. 常用生物制品的分类及用途是什么？

（刘　鹏）

第二部分　病原微生物学实验

实验六　细菌的形态结构观察

对细菌形态结构的观察可分为不染色标本检查法、染色标本检查法。细菌未染色时无色透明，在显微镜下主要靠细菌的折射率与周围环境不同来进行观察，一般用于观察细菌的动力及运动情况；将标本用适当染料染色后，较不染色标本更能显示细菌的形态、大小与构造，还可借各种细菌染色结果的不同来鉴别细菌。在对细菌的形态结构进行观察时，经常会用到显微镜的油镜头。本实验重点介绍显微镜油镜的使用及保护、细菌的基本形态及特殊结构观察、细菌的动力试验。

实验目的

1. 掌握显微镜油镜的使用及保护方法。
2. 掌握细菌的基本形态及特殊结构的镜下特点。
3. 熟悉细菌动力试验的操作步骤，掌握其原理及临床意义。

实验内容

一、显微镜油镜的使用及保护

由于细菌体积微小，故在细菌的形态学研究中，经常需要借助显微镜，才能比较清楚地进行观察。在显微镜的使用过程中，因为油镜有其独特的优势而被广泛使用，因此有必要熟练掌握油镜的使用及保护方法。

【实验原理】

油镜的透镜很小，光线通过玻片与油镜头之间的空气时，因介质密度不同，发生折射或全反射，使射入透镜的光线减少，物像显现不清。若在油镜与载玻片之间加入和玻璃折射率（n = 1.52）相近的松柏油（n = 1.515），则使进入透镜的光线增多，视野亮度增强，使物像明亮清晰（图 6 - 1）。

【实验用品】

1. 菌种：大肠埃希菌或金黄色葡萄

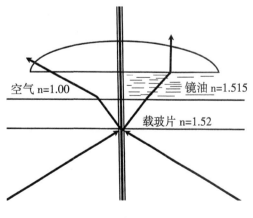

空气 n=1.00　　镜油 n=1.515

载玻片 n=1.52

图 6 - 1　油镜的使用原理

球菌。

2. 器材：显微镜、镜油、玻片、菌种、接种环、酒精灯、擦镜纸、二甲苯等。

【操作步骤】

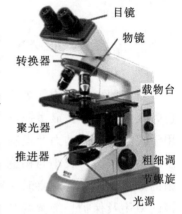

图 6-2 显微镜示意图

1. 识别油镜头：物镜的放大率可由其外形辨认，镜头长度越大，镜片直径越小，放大倍数越大；反之，放大倍数越小。油镜头长度大于低、高倍镜，镜头下缘一般刻有一圈黑线、白线或蓝线，并刻有 100× 或 oil 等字样（图 6-2）。

2. 采光：采用天然光为光源时，宜用平面反光镜；若用人工灯光源时，则用凹面镜。首先打开光圈，转动反光镜，使光线集中于集光器。可根据需要，上下移动集光器和缩放光圈，以获得最佳光度。一般用低倍镜或高倍镜观察物像或用油镜检查不染色标本时，需下降集光器并适当地缩小光圈，使光度减弱；若用油镜检查染色标本时，光度宜强，应将显微镜亮度开关调至最亮，光圈完全打开，集光器上升至与载物台相平。

3. 调焦：①滴油。将标本片放置载物台上，用标本夹固定，将欲检部分移至物镜下。先用低倍镜找出标本的位置，然后提高镜筒，在标本的待检部位滴镜油一滴，再换油镜观察。②浸镜头。转动粗调节器使载物台徐徐上升（或使镜筒渐渐下降），直至油镜头浸没至油中。此过程中，眼睛应从侧面观察（镜头浸入油中时，有光线的跳跃），以免压碎标本片和损坏镜头。③调焦距。双眼移至目镜，一面从目镜观察，一面反方向缓慢地转动粗调节器（下降载物台，或上升镜筒），当出现模糊物像时，换用细调节器，转动至物像清晰为止。

4. 维护：①观察完毕，应先提高镜筒，并将油镜头扭向一侧，再取下标本片。油镜头使用后，应立即用擦镜纸擦净镜头上的油。若镜油黏稠干结于镜头上，可用擦镜纸蘸少许二甲苯擦拭镜头，并随即用干的镜纸擦去残存的二甲苯，以免二甲苯渗入，溶解用以黏固透镜的胶质物，造成镜片移位或脱落。②显微镜用毕，将物镜转成"八"字形，载物台降至低点，下降集光器，关上光圈，套上保护罩，放回原处或箱内。

【注意事项】

1. 使用显微镜油镜时，必须将显微镜平稳地放在实验台上，保持载物台呈水平状态，以免使载物台倾斜，松柏油流溢，影响观察，污染台面。

2. 显微镜是精密仪器，使用时要注意爱护，切勿随意拆卸和碰撞。

3. 强酸、强碱、氯仿、乙醇、乙醚等都能去漆或损坏机件，均需注意不使其接触显微镜。

4. 细调节器是显微镜最精细、最脆弱的机械部分，每旋转一周使镜筒上升或下降 0.1mm，只能往返回转，即向一个方向转动数周，遇阻力时，应反方向转动。

5. 显微镜使用过程中，如发现问题应及时向老师报告并进行登记，以便检修。

【临床意义】

显微镜油镜的使用，是对细菌进行形态学检查的重要手段；通过显微镜油镜，可以更加清晰地观察到细菌的形态、大小与结构。

二、细菌的基本形态及特殊结构观察

细菌按其外形分为球菌、杆菌和螺形菌，不同的细菌又可表现出不同的排列方式；细菌的特殊结构仅为某些细菌所特有，且其形成受一定条件限制，它们的存在赋予细菌一定的功能。欲检细菌所具有的特殊结构，也为对该细菌的鉴定提供了一定的参考依据。

【实验原理】

通过观察示教玻片，使学生对常见细菌的基本形态、排列方式及其特殊结构的特点形成感性认识，便于理解和记忆。

【实验用品】

1. 细菌的基本形态观察：①球菌示教片。葡萄球菌、链球菌、肺炎球菌和脑膜炎双球菌。②杆菌示教片。大肠杆菌、变形杆菌。③螺形菌示教片。霍乱弧菌、水弧菌。④显微镜、镜油、擦镜纸。

2. 细菌的特殊结构观察：①伤寒杆菌标本片（示鞭毛）。②肺炎双球菌标本片（示荚膜）。③破伤风杆菌标本片（示芽胞）。

【操作步骤】

1. 使用油镜观察上述标本片，认识细菌的三种基本形态。

2. 使用油镜观察细菌的鞭毛、荚膜和芽胞的标本片。

【结果判定】

1. 将观察到的细菌形状、排列方式等特点并将观察结果记录于表 6-1。

表 6-1 细菌的形态、排列方式

	葡萄球菌	链球菌	肺炎球菌	大肠杆菌	变形杆菌	霍乱弧菌
细菌形态						
细菌排列方式						

2. 将观察到的细菌特殊结构的形态特点记录于表 6-2。

表 6-2 细菌的特殊结构及特点

	伤寒杆菌	肺炎链球菌	破伤风杆菌
特殊结构			
特点			

【注意事项】

1. 观察细菌形态时，要同时注意观察细菌的排列方式。

2. 观察细菌特殊结构时，要注意鞭毛形态、数量及其位置；注意荚膜的厚薄及其与菌体的关系；注意芽胞在菌体上的位置和大小。

【临床意义】

细菌的基本形态、排列方式及其特殊结构的特点，在细菌鉴别方面提供了一定的参考依据。

三、细菌的动力试验

细菌是否具有鞭毛是细菌分类鉴定的重要特征之一。采用鞭毛染色法虽能观察到鞭毛的形态、位置和数目，但此法既费时又麻烦。如果仅需了解某菌是否有鞭毛，可采用悬滴法或水封片法（即压滴法）直接在光学显微镜下检查活细菌是否具有运动能力，以此来判断细菌是否有鞭毛。悬滴法就是将菌液滴加在洁净的盖玻片中央，在其周边涂上凡士林，然后将它倒盖在有凹槽的载玻片中央，即可放置在普通光学显微镜下观察。压滴法是将菌液滴在普通的载玻片上，然后盖上盖玻片，置显微镜下观察。

【实验原理】

有些细菌具有鞭毛，鞭毛是细菌的运动器官，能使细菌在液体中从一个部位移动到另一个部位，因此也称该细菌具有运动的能力。无鞭毛的细菌不具有真正运动的能力，在液体环境中只是受到液体分子的冲击，发生位置变更不大的颤动（布朗运动）。

【实验用品】

1. 细菌：变形杆菌、葡萄球菌 8～12 小时肉汤培养物。

2. 凹玻片、盖玻片、凡士林等。

【操作步骤】

1. 悬滴法：包括以下 5 个步骤。

（1）取凹玻片一张，于凹窝周围涂少许凡士林。

（2）用接种环蘸取变形杆菌或葡萄球菌 8～12 小时培养物，置于盖玻片中央。

（3）反转凹玻片，使凹窝对准盖玻片中央，盖于其上，轻压后，迅速翻转玻片，使盖破片面向上（图 6-3）。

（4）标本片置于显微镜载物台上，先用弱光线，低倍镜找物像，再改换高倍镜观察，密切注意，勿压破盖玻片。因凹玻片较厚，油焦距很短，一般不用油镜观察。

（5）镜检观察：先用低倍镜找到欲观察的目标区域，再稍微移动凹玻片即可找到菌

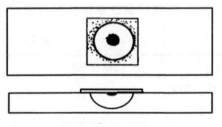

图 6-3　动力试验（悬滴法）示意图

滴的边缘，然后将菌液移到视野中央换高倍镜观察。由于菌体是透明的，镜检时可适当缩小光圈或降低集光器以增大反差，便于观察。细菌在镜下为灰色半透明体，镜检时要仔细辨别是细菌的运动还是分子运动（即布朗运动），前者在视野下可见细菌自一处游动至他处，而后者仅在原处左右摆动。有鞭毛的细菌呈现真运动，就像在明亮的海洋中深入浅出游来动去。细菌的运动速度依菌种不同而异，应仔细观察。

2. 压滴法：包括以下 3 个步骤。

（1）用接种环取菌液（或将少许固体培养物混悬于一滴生理盐水中）2～3 环，置于载玻片中央。

（2）用镊子夹好盖玻片，覆盖于菌液上。在放置时，先使盖玻片一边接触菌液，缓缓放下，以不产生气泡为佳。

（3）先以低倍镜找好位置，再以高倍镜或油镜观察。

【结果判定】

有鞭毛的变形杆菌可看到活跃的运动，而无鞭毛的金黄色葡萄球菌不运动。

【注意事项】

1. 检查细菌运动的载玻片和盖玻片都要洁净无油，否则将影响细菌的运动。

2. 制水封片时菌液不可加得太多，过多的菌液会在盖玻片下流动，因而在视野内只见大量的细菌朝一个方向运动，从而影响了对细菌正常运动的观察。

3. 有鞭毛的细菌在幼龄时具有较强的运动力，衰老的细菌鞭毛易脱落，故观察时宜选用幼龄菌体。

【临床意义】

细菌的动力是有鞭毛细菌的特征，因此观察细菌有无动力（即有无鞭毛）是鉴别细菌的依据之一。大多数球菌不生鞭毛，杆菌中有的有鞭毛有的无鞭毛，弧菌和螺菌几乎都有鞭毛。

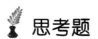 思考题

1. 如何判断显微镜油镜的放大倍数？

2. 荚膜和芽胞的形成条件各有何特点？

3. 悬滴法可否用油镜观察？

（晏继红）

实验七　革兰染色法

细菌的染色方法很多，可分为单染、复染及各种特殊染色法。其中革兰染色法作为一种鉴别染色法，使用最为广泛。革兰染色法由丹麦医生 Christian Gram 于 1884 年创建，利用这种方法可将细菌分为革兰阳性菌和革兰阴性菌两大类。这不仅有助于鉴别细菌，指导临床选择用药，而且能了解细菌的致病性，因此革兰染色法在细菌检验中是最为重要、必须掌握的染色方法。

实验目的

1. 掌握细菌涂片标本的制作及革兰染色法。
2. 掌握革兰染色的原理及意义。

实验内容

【实验原理】

革兰染色法的原理有多种解释。

1. 革兰阳性菌细胞壁结构比革兰阴性菌致密，肽聚糖层厚，脂类含量低，乙醇不易透入，故菌体内龙胆紫－碘复合物不易被乙醇脱色。

2. 革兰阳性菌含有大量核糖核酸镁盐，可与龙胆紫和碘牢固结合成大分子复合物，不易脱出，而革兰阴性菌中核糖核酸镁盐含量较少，故易被乙醇脱色。

3. 革兰阳性菌等电点（pH2～3）比革兰阴性菌（pH4～5）为低，在同样 pH 值的染色环境中，革兰阳性菌所带负电荷比革兰阴性菌多，故与带正电荷的龙胆紫染料结合较为牢固，不易脱色。

在上述各因素中，以细菌细胞壁的结构差异最为重要。例如，当革兰阳性菌细胞壁缺损时，其染色性即由革兰阳性转为革兰阴性。

【实验用品】

1. 菌种：葡萄球菌及大肠杆菌培养物。

2. 革兰染液：包括以下染液。

第 1 染液：龙胆紫染液。

第 2 染液：卢戈碘液。

第 3 染液：95% 乙醇（酒精）。

第 4 染液：稀释苯酚（石炭酸）复红染液。

3. 其他：载玻片、接种环、酒精灯、无菌生理盐水等。

【操作步骤】

1. 涂片：①取洁净载玻片 1 张，在玻片一端做好标记后置实验台上。②用接种环灭菌，取 1～2 环生理盐水放于玻片剩余区域的中央。③将接种环灭菌且试温后，按无菌操作法从平板培养物上蘸取葡萄球菌或大肠杆菌菌苔少许，混于生理盐水中，轻轻研匀，涂成 1cm² 左右的均匀薄膜。

2. 干燥：涂片最好在室温自然干燥，如需加速干燥，也可将涂布面向上，小心地放置离火焰 20cm 处，远离火焰上方略微加温促其干燥（切勿加热过度，以防将标本烧枯）。

3. 固定：标本干燥后，常用火焰加热法固定。在火焰的最热部分让玻片有菌膜的面向上，通过酒精灯火焰 3 次（2～3 秒）。在此过程中，可用玻片反面接触手背皮肤，以不烫为度，待冷却后染色。

4. 染色：①初染。在已固定的涂片上滴加 1～2 滴龙胆紫染液，染 1 分钟后，用水缓缓冲洗，并轻轻倾去玻片上的积水（图 7－1）。②媒染。滴加碘液 1～2 滴，染 1 分钟，细流水冲洗。③脱色。滴加 95% 乙醇数滴于玻片上，轻轻摇动玻片 30 秒，使均匀脱色，立即用水冲洗（若涂膜较厚，可适当延长脱色时间）。④复染。滴加稀释石炭酸复红染液 1～2 滴，染色 30 秒，细流水冲洗后用吸水纸吸干。

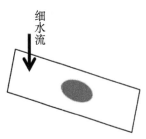

细水流

图 7－1　水洗示意图

5. 镜检：先用低倍镜找视野，在用高倍镜头观察，然后再用显微镜油镜观察。绘出镜下细菌形态，描述菌体颜色。

【结果判定】

呈紫色的为革兰阳性菌，呈红色的为革兰阴性菌。

> 染色顺序及染色时间口诀：
> 紫碘酒红　　一一半半

【注意事项】

1. 若结晶紫染色时间过短，因着色不牢固，本来为革兰阳性者可呈阴性；若结晶紫染色时间过长，亦可使革兰阴性菌变成阳性。

2. 碘液是媒染剂，若作用时间不够或因碘液贮存过久，碘已挥发，起不到媒染作用时，本来是革兰阳性菌也可因被褪色而成阴性。

3. 如乙醇脱色不彻底，本来为革兰阴性菌也可呈阳性；反之，如脱色时间过长，也可使革兰阳性菌变成阴性菌。

4. 若稀释复红染色时间过长，可使革兰阳性菌染成紫红色，不易辨别阳性或阴性。

5. 初学者最易因取菌多，涂片太厚，脱色不够时，可将革兰阴性菌染成紫色，误认为是革兰阳性菌。

【临床意义】

1. 鉴别细菌：明确感染性疾病的病原学诊断。

2. 选择用药：为临床上选用适当的药物提供参考。

3. 分析病情：革兰阳性菌、革兰阴性菌的致病机制各有特点，对病原菌进行革兰染色后可以帮助临床分析病情的发展与转归。

附：与医学有关的常见细菌的革兰染色性

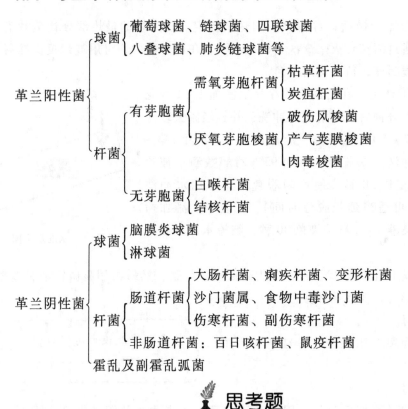

革兰阳性菌
- 球菌：葡萄球菌、链球菌、四联球菌、八叠球菌、肺炎链球菌等
- 杆菌
  - 有芽胞菌
    - 需氧芽胞杆菌：枯草杆菌、炭疽杆菌
    - 厌氧芽胞梭菌：破伤风梭菌、产气荚膜梭菌、肉毒梭菌
  - 无芽胞菌：白喉杆菌、结核杆菌

革兰阴性菌
- 球菌：脑膜炎球菌、淋球菌
- 杆菌
  - 肠道杆菌：大肠杆菌、痢疾杆菌、变形杆菌、沙门菌属、食物中毒沙门菌、伤寒杆菌、副伤寒杆菌
  - 非肠道杆菌：百日咳杆菌、鼠疫杆菌
- 霍乱及副霍乱弧菌

思考题

1. 革兰染色有何实际意义？

2. 革兰染色时若脱色时间过长，会出现什么后果？

3. 在制作标本片时，若菌膜过厚会对染色结果有什么影响？

（晏继红）

实验八　培养基的制备及细菌的分离培养

细菌可用人工方法进行培养，前提是要根据细菌生长繁殖的条件，为其配制合适的培养基。培养基根据用途分为：基础培养基、营养培养基、选择培养基、鉴别培养基和厌氧培养基；根据其物理性状分为：固体培养基、半固体培养基和液体培养基。固体培养基又可分为平板、斜面两类，其中在平板培养基上的划线接种，可以使细菌在平板上分散生长，从而获得纯培养菌落，达到分离培养的目的。

实验目的

1. 掌握常用培养基的种类、制备过程和用途。
2. 掌握细菌的分离培养方法。

实验内容

一、培养基的制备

培养基是用人工方法配制的适合细菌生长繁殖的营养物制品。培养基根据用途分为基础培养基、营养培养基、选择培养基、鉴别培养基和厌氧培养基；根据其物理性状分为固体培养基、半固体培养基和液体培养基。

制备培养基的一般原则有：

1. 足够和适当的营养成分。籍以满足细菌生长繁殖的要求，获得典型细菌培养物，达到研究细菌的形态、生化反应、抗原结构及致病力等方面的目的。

2. 合适的酸碱度。培养基的酸碱度直接影响细菌的生长繁殖。一般细菌最合适的酸碱度为 pH $7.2 \sim 7.6$。测定的方法常用普通比色法或精密 pH 试纸来测定。

3. 绝对无菌。培养基务必进行灭菌处理，由于培养基所含成分不同，灭菌的方法也不同。如普通培养基常用高压蒸汽灭菌法。

【实验原理】

用人工方法将多种营养物质根据细菌生长所需，组合、配制成混合营养基质，用以培养细菌。适宜的培养基应具备：细菌生长所需的营养物质，合适的酸碱度，澄清且无菌。培养基种类多样，应根据欲培养的细菌的种类和实验目的的不同，配制不同种类的培养基。

【实验用品】

1. 试剂：牛肉膏（或牛肉浸膏）、蛋白胨、KH_2PO_3、葡萄糖、乳糖、NaCl、琼脂粉、胰酶、三氯甲烷、5% $NaHCO_3$、1mol/L NaOH、1mol/L HCl、蒸馏水、精密

pH 试纸等。

2. 器材：量筒、试管、吸管、锥形瓶、烧杯、玻棒、硅胶塞、无菌平皿、牛角匙、天平、漏斗、高压蒸汽灭菌器、牛皮纸、脱脂棉、滤纸、棉线、纱布等。

【操作步骤】

1. 培养基制备的基本过程包括调配成分、溶解、校正 pH、滤过澄清、分装、灭菌、质量检查和保存。

（1）调配成分：按培养基配方准确称取各种成分，倒入加有定量蒸馏水的锥形瓶中，充分混合。

（2）溶解：将配好的混合物加热至完全溶解。

（3）pH 校正：因培养基高压灭菌后，pH 会发生 0.1～0.2 变动（若用 NaOH 校正，pH 下降 0.1～0.2），一般将培养基的 pH 调到 7.2～7.6。调节 pH 时逐滴加入 1mol/L NaOH 或 1mol/L HCl，边滴边搅动。

（4）过滤澄清：自配的培养基一般都有一些沉渣或混浊，需要过滤澄清后方可使用，液体或半固体培养基用滤纸过滤，固体培养基用清洁纱布加脱脂棉趁热过滤。

（5）分装：根据需要将培养基分装于不同容量的锥形瓶、试管中。分装的量不宜超过容器的 2/3，以免灭菌时外溢。基础培养基一般分装于容量为 500ml 的锥形瓶中，待灭菌后可倾注平板或配制营养培养基等；琼脂斜面分装量为试管容量的 1/4～1/3，灭菌后须趁热摆成斜面，斜面长度约为试管长度的 2/3；半固体培养基分装量为试管长度的 1/4～1/3，灭菌后直立凝固待用；液体培养基分装于试管中，约占试管长度的 1/3。

（6）灭菌：由耐热物质配制的培养基（如普通琼脂等）常用高压蒸汽灭菌法，条件为 103.43kPa，15～20 分钟。含糖的培养基经 68.95kPa 灭菌 10～15 分钟为宜，以免糖类物质被破坏。

（7）质量控制：培养基制成后需做无菌试验和效果试验。将灭菌后培养基置 35℃温箱孵育 24 小时，无任何细菌生长为合格，同时将已知标准菌种接种于培养基上，检查细菌生长繁殖和生化反应是否与预期结果相符。

（8）保存：每批制备好的培养基要注明名称、日期等，琼脂平板应将底朝上，盖在下，装于保鲜袋内减少水分蒸发。液体培养基应直立放置。培养基应储存在 4℃冰箱内。放置时间不宜超过 1 周，倾注的平板培养基不宜超过 3 天。

2. 常用培养基的配制包括以下几种。

（1）肉汤培养基：将除去结缔组织和脂肪的鲜牛肉 50g 切碎并搅碎，加蒸馏水 100ml，混合，4℃冰箱过夜。次日取出，煮沸 30 分钟，边加热边搅拌。加胰酶 0.5%，用 5% $NaHCO_3$ 调 pH 至 8.4，滴加少量三氯甲烷防腐，42℃水浴箱过夜。次日，用纱布和脱脂棉过滤，补足水分至 100ml，加入 NaCl 0.5g、蛋白胨 1g、K_2HPO_4 0.1g，加热使之完全融化，补足蒸发的水分。再度加热煮沸 10 分钟，过滤后，测定酸碱度并用 NaOH 校正至 pH 7.6。分装于试管或烧瓶内，加塞，121.3℃ 20 分钟灭菌，4℃保存。

（2）普通琼脂培养基：肉汤 1000ml，加入 20g 琼脂，加热融化后调 pH 为 7.6，必要时过滤。趁热分装于试管或锥形瓶内，加棉塞。置高压蒸汽灭菌器内，经 121.3℃ 20 分钟灭菌。取出趁热将试管倾斜一定角度，待琼脂凝固后即成普通琼脂斜面。锥形瓶中琼脂冷却至 50℃ ~60℃时，以无菌操作注入无菌平皿内，凝固后即成普通琼脂平板。

（3）半固体培养基：肉汤 1000ml，加入 5g 琼脂，加热融化，调节 pH 为 7.6，分装于小试管中，每管约 2ml。121.3℃ 20 分钟高压蒸汽灭菌，取出直立，待凝固后即成半固体培养基。

（4）血液和巧克力琼脂培养基：将灭菌后的普通琼脂加热融化，待冷至 50℃ 左右时，以无菌操作加入 5% ~10% 脱纤维羊血，轻轻摇匀（避免产生泡沫），分装于灭菌试管或平皿中，制成血液琼脂斜面或血液琼脂平板。若在琼脂温度 70℃ ~ 80℃时加入血液，80℃水浴摇匀 15 ~20 分钟，倾注平板后即成巧克力平板。

【结果判定】

经无菌试验、效果试验合格的培养基，方能使用。

【注意事项】

1. 培养基调配溶解时，先在锥形瓶中加少量蒸馏水，再加入各种固体成分，以免加热时粘瓶底烧焦。

2. 制备培养基不可用铁、铜等材质的器皿，防止铁、铜离子进入培养基中抑制细菌的生长或影响细菌毒素的产生。

3. 倾注平板时勿将平皿盖全部打开，避免空气中灰尘及细菌落入。倾注平板时注意温度，若温度过高，冷却水就多，容易污染；若温度过低，则倾注的平板表面会高低不平。

【临床意义】

配制出适合目的菌生长的、合格的培养基，才能在细菌培养时得到理想的培养物，从而为进一步的细菌鉴定、研究等奠定基础。

二、细菌的分离培养

细菌在固体培养基、半固体培养基、液体培养基上的接种方法和生长现象各有不同。在固体培养基上的接种方法是划线接种，生长现象是菌落；在半固体培养基上的接种方法是穿刺接种，生长现象可有沿穿刺线生长（无鞭毛的细菌）、扩散生长（有鞭毛的细菌）两种；在液体培养基上的接种方法是研磨接种，生长现象有菌膜、均匀混浊、沉淀生长三种。其中，在固体平板培养基上的划线接种，可以使细菌在平板上分散生长，获得单个纯培养菌落，因此又称为分离培养法。本实验重点介绍平板分离法，同时介绍斜面接种法、穿刺接种法和研磨接种法。

【实验原理】

由于临床标本中往往有多种细菌存在，包括有正常菌群细菌，所以需要通过分离接种技术使混杂的细菌在平板上分散生长，获得单个纯培养菌落，以便进一步进行生化鉴定和抗菌药物敏感试验等。同时观察单个菌落的特点也有助于细菌菌种的鉴定。

【实验用品】

1. 菌种：大肠埃希菌、金黄色葡萄球菌平板培养物。

2. 培养基：普通琼脂平板、琼脂斜面培养基、肉汤培养基、半固体培养基。

3. 其他：接种环、接种针、酒精灯、记号笔等。

【操作步骤】

根据标本性质、培养目的和培养基性质的不同采用不同的接种方法。

1. 平板划线分离法：包括平板连续划线分离法和平板分区划线分离法两种。

（1）平板连续划线分离法：此方法主要用于杂菌不多的标本。①右手持接种环于酒精灯上烧灼，灭菌，待冷却。②取菌种：左手持平皿，用拇指、食指及中指稍微提高平皿盖呈现 30°~45°角，并靠近火焰左前方 5~6cm 处，用接种环取标本少许。③划线：左手持琼脂平板（45°角），用拇指、食指及中指打开平皿盖，使其与皿底间分开 2~3cm 宽的缝隙，右手持已取标本的接种环伸入皿内，先在平板一角反复划 4~5 次涂布原始区，然后从原始区引出，来回做曲线连续划线接种，线与线之间有一定距离，划满平板（图 8-1）。划线时以腕力在平板表面轻轻划线，注意勿将培养基划破。④划线结束，烧灼接种环，盖好平皿，用记号笔在平皿底部注明日期和标本，倒置于 37℃温箱培养。

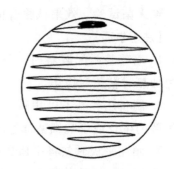

图 8-1　连续划线分离法（左）
及培养后菌落分布

（2）平板分区划线分离法：本方法适用于杂菌量较多的标本。①标记：用笔在不干胶标签纸上写好标记，然后粘贴在接种的平板底部。②接种环灭菌：右手拿接种环，烧灼灭菌接种环。③取菌：先观察拟取菌种平板中的菌落生长情况，再将接种环经试温（在培养基中没有长菌的区域试温：用接种环接触平板，如不融化琼脂，即已冷却），确认冷却后，以无菌操作方法蘸取细菌标本少许。④划第一区：左手持琼脂平板（45°角），用拇指、食指及中指打开平皿盖，使其与皿底间分开 2~3cm 宽的缝隙，右手持已取标本的接种环伸入皿内，先将细菌标本在培养基一角涂成薄膜（原始区），并以此为起点，使接种环与接种平板琼脂面呈 30°~40°角，以腕力在平板琼脂表面进行，连续不重叠划线作为第一区，其范围不超过平板的 1/4。⑤划第二区：灭菌接种环，待冷却后，转动平皿至适合操作的位置（各区之间的交角为 120℃左右，以便充分利用整个平板的琼脂面积），将接种环通过第一区3～4次，以后划线不再相交；连续不重叠划线，作为第二区。⑥同法依次划完第三、四区。注意每区的划线须与上区交叉接触3～4次，每区线间需保持一定距离，线条要密而不重复。第四区划线时切勿接触第一、二区（图8－2）。⑦培养：划线完毕，盖好皿盖，倒置放入37℃恒温培养箱中培养18～24小时。

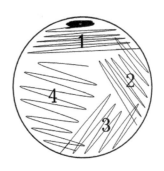

图8-2 平板分区（四区）
划线示意图

2. 斜面接种法：此方法主要用于移种纯菌，使其增殖后用于鉴定或保存菌种。通常是从平板培养物上挑取某一单独菌落，移种至斜面培养基上。

（1）接种环通过火焰灭菌待冷却后挑取菌种。

（2）左手拿取斜面培养基试管，以右手小指和无名指拔取棉塞（先转动棉塞后拔去），夹持于手指间。

（3）立即将管口通过火焰灭菌后将接种环伸入斜面管内，先从斜面底部到顶端拖一条接种线，再自下而上蜿蜒划线涂布，直到斜面顶部（图8－3）。

分区划线接种口诀：
一天二取三接种
旋板再来再接种
每组只交三四次
渐次稀少现纯种

（4）取出接种环烧灼，管口通过火焰灭菌，塞回棉塞。接种环灭菌后放回原处。

（5）管口贴上标签，放置于37℃温箱培养18～24小时，观察结果。

3. 半固体穿刺接种法：用于检查细菌的动力和保存细菌。

（1）右手持接种针，火焰灭菌后，挑取菌种（大肠杆菌或痢疾杆菌）。

（2）左手持半固体培养基试管，右手小拇指和无名指拔取试管棉塞，夹于指间（勿乱放），并将管口通过火焰灭菌，将挑有细菌的接种针伸入试管内，从中央垂直刺入半固体培养基，直至距管底0.5cm处，勿触及管底，然后沿穿刺线退出，管口灭菌后塞上棉塞（图8－4）；接种针灭菌后放回原处。

（3）管口贴上标签，放置于37℃温箱培养18～24小时后，观察结果。

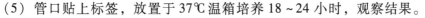

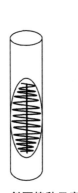

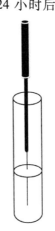

图8-3 斜面接种示意图　　图8-4 半固体接种示意图

4. 液体培养基接种法：主要用于增菌培养及检测细菌的生化反应。

（1）右手持接种环，火焰灭菌冷却后挑取菌种（大肠杆菌、葡萄球菌或枯草杆菌）。

（2）左手拇指、食指、中指托住液体培养基之下端，右手小指和无名指（或手掌）拔取试管塞，将管口移至火焰上旋转烧灼。

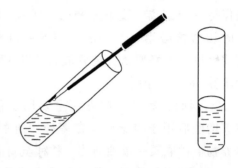

（3）倾斜试管，将蘸菌的接种环移入培养基管中，在液体偏少侧接近液面的管壁上轻轻研磨（图 8-5），蘸取少许液体与之调和，使菌液混合于培养基中。

图 8-5 液体培养基接种示意图

（4）管口通过火焰，塞好试管塞，直立试管。将接种环灭菌后放回原处。

（5）管口贴上标签，经 37℃ 温箱培养 18 ~ 24 小时后，观察生长情况。

【结果判定】

在固体培养基生长出菌落；在半固体培养基上，无鞭毛的细菌沿穿刺线生长，有鞭毛的细菌扩散生长；在液体培养基上，细菌的生长现象或为菌膜，或为均匀混浊，或为沉淀。

【注意事项】

1. 严格无菌操作，防止杂菌污染。

2. 接种时，刚烧灼灭菌的接种环温度高，不能直接挑取菌种，应在培养基中没有长菌的区域试温，确认接种环冷却后，挑取细菌少许，以免烫死细菌。

3. 分区划线时，所划直线应尽量直、密，但不重复，并注意不能划破平板琼脂。

4. 穿刺接种时，注意不能穿至管底，注意沿原路退出。

【临床意义】

分离培养出纯种细菌，为进一步检测细菌生化反应、变异性、制备细菌抗原、进行分子生物学研究等工作奠定基础。

思考题

1. 制备培养基的一般程序是什么？

2. 培养基配制过程中应注意哪些问题？

3. 标本接种时可以采取哪些措施来防止杂菌污染？

4. 平板分区划线接种应注意哪些事项？

（晏继红）

实验九　细菌的生长现象及代谢产物检查

细菌在各种培养基上的生长现象，可以为细菌的鉴定提供必要的参考依据。对细菌分解代谢产物的检查，主要是通过细菌对糖类、蛋白质等物质的分解利用情况，对细菌的生理特性进行检测，从而进一步鉴定细菌的类别。用生物化学方法检测细菌的代谢产物，又称为生化反应，或称生化鉴定。

实验目的

1. 掌握观察菌落的方法。
2. 掌握细菌在液体和半固体培养基的生长现象和意义。
3. 熟悉常用细菌生化试验原理。
4. 熟悉常用细菌生化试验的方法、结果判定及其意义。

实验内容

一、细菌的生长现象

【实验原理】

不同的细菌在固体培养基、半固体培养基、液体培养基中的生长现象各不相同，不同的生长现象反映出细菌在构造、合成代谢等方面的特点。

【实验用品】

1. 菌种：大肠埃希菌、金黄色葡萄球菌、铜绿假单胞菌。
2. 培养基：营养琼脂平板和斜面、血琼脂平板、半固体琼脂培养基、肉汤培养基。
3. 其他：接种环、接种针、酒精灯、记号笔等。

【操作步骤】

1. 接种：包括以下4个步骤。

（1）将金黄色葡萄球菌用分区划线法接种于营养琼脂平板和血琼脂平板。

（2）将铜绿假单胞菌接种于营养琼脂斜面。

（3）将大肠埃希菌接种于半固体琼脂培养基。

（4）将大肠埃希菌接种于肉汤培养基。

2. 培养：将上述接种后的培养基，置于35℃温箱培养18～24小时。

3. 观察：包括以下3个步骤。

（1）细菌在固体培养基中的生长现象：细菌在固体培养基表面生长成菌落和菌

苔。单个细菌在平板培养基上繁殖成 1 个肉眼可见的细菌集团，称为菌落，菌落融合成片为菌苔。观察菌落，应重点注意以下特征。①大小：以直径（mm）表示。1mm 左右为小菌落，2～3mm 为中等菌落，3mm 以上为大菌落。②形状：圆形、卵圆形及不规则形。③边缘：整齐或不整齐、锯齿状、毛发状等。④表面：光滑、湿润、皱纹、干燥等。⑤隆起度：扁平、凸起、中心凹陷等。⑥透明度：透明、不透明、半透明。⑦颜色：无色、白色、黄色、绿色等。⑧溶血性：产生溶血毒素的细菌，可以使血平板培养基中的红细胞破坏溶解。可分为完全溶血、草绿色溶血及不溶血。

（2）细菌在半固体培养基中的生长现象：细菌在半固体培养基中生长时，无鞭毛的细菌，沿着穿刺线生长；有鞭毛的细菌除沿穿刺线生长外，还可看到从穿刺线向外扩散生长的趋势。

（3）细菌在液体培养基中的生长现象：细菌在液体培养基中生长以后，不同的菌种可出现菌膜、均匀混浊、沉淀三种不同的生长现象。

【结果判定】

金黄色葡萄球菌在固体培养基上的生长现象为金黄色菌落，在血平板上有溶血现象；铜绿假单胞菌在固体斜面培养基上的生长现象为绿色菌落；大肠埃希菌在半固体培养基中有扩散生长现象，在液体培养基中呈均匀混浊生长。

【注意事项】

观察生长现象时，还要注意是否有特殊气味。

【临床意义】

由于细菌的生长现象反映了细菌在构造、合成代谢等方面的特点，因此为鉴别细菌提供了参考依据。

二、细菌的代谢产物检查

细菌所具有的酶系统各不相同，对营养物质的利用能力各异，因此在代谢过程中所产生的代谢产物也不同。应用生物化学方法检测细菌的代谢产物，进而鉴别细菌的试验统称为细菌生化反应。本实验主要学习临床工作中常见的几种生化试验：单糖发酵试验、IMViC 试验（靛基质试验、甲基红试验、VP 试验、枸橼酸盐利用试验）、硫化氢试验。

（一）单糖发酵试验

【实验原理】

不同的细菌分解利用糖的能力有很大差异。能利用糖者，分解糖类物质后，有的既产酸又产气，有的只产酸不产气。因此，在培养基中加入单糖和指示剂，可以判断细菌分解糖后是否产酸；在单糖发酵管中倒置一小试管，可以观察细菌分解糖是否产气。

【实验用品】

1. 菌种：大肠埃希菌、伤寒沙门菌 18 ～ 24 小时斜面培养物。

2. 培养基：葡萄糖、乳糖发酵管（内置小倒管）。

3. 其他：酒精灯、接种针、接种环、记号笔、培养箱等。

【操作步骤】

1. 将大肠杆菌、伤寒杆菌按照液体接种方法（研磨接种）分别接种于葡萄糖及乳糖发酵管内；若为半固体培养基，则用穿刺针接种。对照管不接种细菌。

2. 置 35℃ 孵箱培养 18 ～ 24 小时。

3. 观察培养基的颜色变化、倒置小管内有无气泡产生等（图 9 - 1）。

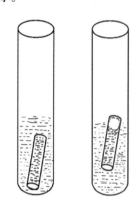

图 9 - 1　糖发酵示意图

【结果判定】

观察结果时，先确定有无细菌生长，有细菌生长则液体培养基变混浊，再确定细菌对糖类分解的结果。

1. 不分解糖：接种管与对照管颜色一致，指示剂不变色，表明该菌不利用该糖，用 "－" 表示。

2. 分解糖产酸：培养基呈黄色，液体培养基的倒置管内无气泡；半固体培养基内未见气泡或琼脂断裂，用 "＋" 表示。

3. 分解糖产酸产气：培养基呈黄色，液体培养基的倒置管内出现气泡；半固体培养基内出现气泡或琼脂断裂，以 "⊕" 表示。本实验结果见表 9 - 1。

表 9 - 1　大肠埃希菌及伤寒沙门菌单糖发酵试验结果

菌种	葡萄糖	乳糖
大肠埃希菌	⊕	⊕
伤寒沙门菌	＋	－

【注意事项】

接种细菌前糖发酵管的小倒置管内应无气泡存在，否则不能使用。

【临床意义】

此试验反映出大肠埃希菌有甲酸脱氢酶，而伤寒沙门菌缺乏此酶。本方法可用于多种细菌的鉴别。

（二）靛基质（Indol）试验

【实验原理】

某些细菌如大肠杆菌、变形杆菌等具有色氨酸酶，能分解蛋白胨水培养基中的色氨酸，产生靛基质（无色吲哚），再与靛基质试剂（对二甲基氨基苯甲醛）反应，形成红色化合物（玫瑰吲哚），即为阳性反应。

【实验用品】

1. 菌种：大肠杆菌、伤寒杆菌 18～24 小时琼脂斜面培养物。

2. 培养基：蛋白胨水培养基。

3. 试剂：靛基质试剂（对二甲基氨基苯甲醛）。

【操作步骤】

1. 分别将大肠杆菌、伤寒杆菌接种于两支蛋白胨水培养基中。

2. 置 35℃培养 18～24 小时后，每管沿管壁各加靛基质试剂 0.5～1ml 于培养液面上，待 1～2 分钟后观察结果。在交界面出现玫瑰红色环即为吲哚试验阳性，无红色环即为阴性。

【结果判定】

大肠杆菌：＋；伤寒杆菌：－。

【注意事项】

靛基质试剂具有较强的腐蚀性，切勿滴至皮肤、衣服及其他物品上。

【临床意义】

主要用于肠杆菌科细菌的鉴别。

（三）甲基红（M）试验

【实验原理】

某些细菌如大肠埃希菌分解葡萄糖产生丙酮酸，继而分解为甲酸、乙酸、乳酸等，使培养基 pH 值降至 4.5 以下，加入甲基红指示剂呈红色，此为阳性反应；另一些细菌如产气杆菌分解葡萄糖后，产酸量少或产生的酸进一步转化为醇、醛、气体和水等，则培养基的酸碱度仍在 pH 5.4 以上，加入甲基红指示剂呈现黄色，为阴性反应。

【实验用品】

1. 菌种：大肠杆菌，产气杆菌 18～24 小时琼脂斜面培养物。

2. 培养基：葡萄糖蛋白胨水培养基。

3. 试剂：甲基红试剂。

【操作步骤】

1. 分别将大肠杆菌、产气杆菌接种于两支葡萄糖蛋白胨水培养基中。

2. 置 35℃培养 18～24 小时取出，分别滴加甲基红试剂 2～3 滴，轻轻摇动试管，观察结果。

【结果判定】

大肠杆菌：＋；产气杆菌：－。

【注意事项】

加入指示剂后，培养物颜色应出现明显变化，方可判断实验结果。

【临床意义】

一般用于肠杆菌科各菌属的鉴别。

（四）V－P（Voges－Proskauer）试验

【实验原理】

有些细菌如产气杆菌，分解葡萄糖产生丙酮酸，丙酮酸脱羧，生成乙酰甲基甲醇，继而在碱性环境中生成二乙酰。二乙酰与培养基内的精氨酸所含胍基发生反应，生成红色化合物，即为 V－P 试验阳性。若培养基中胍基含量较少，可加入少量含胍基的化合物如肌酸或肌酐等，以加速其反应。

【实验用品】

1. 菌种：大肠杆菌、产气杆菌 18～24 小时琼脂斜面培养物。

2. 培养基：葡萄糖蛋白胨水培养基。

3. 试剂：V－P 试剂、甲液（5% α－奈酚乙醇溶液）、乙液（40% 氢氧化钾溶液）。

【操作步骤】

1. 分别接种大肠杆菌、产气杆菌于两支葡萄糖蛋白胨水培养基中。

2. 置 37℃培养 24～48 小时后，取出分别加入 V－P 甲液 0.5ml 和乙液 0.2ml，充分摇动试管，室温下静置试管 10 分钟。

3. 观察结果：培养液变为红色为阳性，不变色为阴性。

【结果判定】

大肠杆菌：－；产气杆菌：＋。

【注意事项】

若无红色出现，可置 35℃温箱孵育 4 小时。仍无红色出现者，最终判断为阴性。

【临床意义】

一般用于肠杆菌科各菌属的鉴别。

（五）枸橼酸盐利用试验

【实验原理】

枸橼酸盐培养基是综合性培养基，其中枸橼酸钠为唯一碳源，磷酸二氢铵为唯一氮源。一些细菌能利用磷酸二氢铵作为氮源，但不一定能分解枸橼酸盐取得碳源，因此可根据能否利用枸橼酸盐来鉴别细菌。如产气杆菌可利用枸橼盐作为碳源，细菌生长繁殖，形成菌苔，分解枸橼酸盐生成碱性碳酸盐，使培养基变为碱性，进而使指示剂（1% 溴麝香草酚蓝）由绿色变为深蓝色，为枸橼酸盐利用试验阳性；而大肠杆菌则不能分解枸橼酸盐，得不到碳源，不能生长，无菌苔形成，培养基颜色不发生变化（仍为绿色），为枸橼酸盐利用试验阴性。

【实验用品】

1. 菌种：大肠杆菌、产气杆菌 18～24 小时琼脂斜面培养物。

2. 培养基：枸橼酸盐琼脂斜面。

【操作步骤】

1. 分别将大肠杆菌、产气杆菌接种于两支枸橼酸盐斜面培养基。

2. 置 35℃ 恒温培养 24 ~ 48 小时后观察结果。

【结果判定】

产气杆菌： + （有菌苔生长，培养基变为深蓝色）。

大肠杆菌： − （无菌苔生长，培养基不变色，仍为绿色）。

【注意事项】

由于一些菌种的枸橼酸盐利用试验颜色变化不明显，因此观察结果时，可以用一支未接种管作为阴性对照观察颜色变化。

【临床意义】

主要用于肠道杆菌的鉴别，产气肠杆菌、沙门菌属、克雷伯菌属为阳性，大肠埃希菌属、志贺菌属、爱德华菌属为阴性。

（六）硫化氢（H_2S）产生试验

【实验原理】

某些细菌能分解培养基中的含硫氨基酸（如胱氨酸、半胱氨酸），生成硫化氢。硫化氢遇到培养基中的铅盐（醋酸铅）或铁盐（硫酸亚铁），则形成黑褐色硫化铅或硫化亚铁沉淀物。培养基内含有还原剂硫代硫酸钠，使形成的硫化氢不再氧化。

【实验用品】

1. 菌种：大肠杆菌、伤寒杆菌 18 ~ 24 小时琼脂斜面培养物。

2. 培养基：醋酸铅培养基。

【操作步骤】

1. 分别以半固体穿刺接种法将大肠杆菌、伤寒杆菌穿刺接种于两支醋酸铅培养基内。

2. 置 35℃ 培养 18 ~ 24 小时。

3. 观察结果：取出后对光观察，若沿穿刺线有黑褐色沉淀物，即表示该菌能产生硫化氢（H_2S），否则反之。

【结果判定】

大肠杆菌： − （无黑色沉淀线生成）。

伤寒杆菌： + （有黑色沉淀线生成）。

【注意事项】

穿刺接种时应注意穿刺的深度。观察时宜对光，仔细观察穿刺线颜色的变化。

【临床意义】

常用于肠道杆菌科属间的鉴别，沙门菌属（甲型副伤寒沙门菌除外）、爱德华菌属、亚利桑那菌属、枸橼酸杆菌属和变形杆菌属等多为阳性，其他菌属为阴性。

思考题

1. 固体培养基上细菌生长现象的观察主要有哪些方面？

2. 金黄色葡萄球菌的菌落为何呈金黄色，铜绿假单胞菌的菌落为何为绿色？

3. 大肠埃希菌在半固体培养基上为何有扩散生长现象？

4. 用同一种细菌做甲基红试验与 V–P 试验的结果为何相反？

（晏继红）

实验十 细菌的分布与消毒灭菌

细菌种类繁多，形态各异，适应环境能力极强。细菌广泛分布于自然界中，包括在水、土壤、空气以及人的皮肤、黏膜等处都广泛存在。因此了解细菌的分布对于医疗实践中树立正确无菌观念有着重要的意义。

消毒灭菌的方法有物理法和化学法，其中物理法包括热力、紫外线、电离辐射、滤过除菌等。掌握常用消毒灭菌的方法，对于医学实践具有重要的意义。

实验目的

1. 掌握细菌在自然界和正常人体的分布，树立牢固的无菌观念。
2. 掌握常用的消毒灭菌方法、药物敏感试验及意义。
3. 熟悉常用消毒灭菌器和滤菌器的构造及原理。

实验内容

一、细菌的分布

【实验原理】

空气中的微生物是微生物实验室、生物制品及发酵工业污染的重要来源，也是食品变质的原因之一。当空气中的微生物借重力落在适合于它们生长的固体培养基表面时，在适宜条件下培养，每一个单个的菌体或孢子就会形成一个肉眼可见的孤立的菌群——菌落。土壤、水和正常人体的皮肤以及与外界相通的腔道中也存在不同的微生物，取样后在适宜条件下培养，就会出现菌落或菌苔。通过观察菌落的特征（大小、形态、颜色、边缘等）便可大致鉴别空气、水中、土壤、人体的体表等处存在的微生物种类和数量。

【实验用品】

1. 培养基：普通琼脂平板、血琼脂平板、液体培养基。
2. 菌种：大肠埃希菌、葡萄球菌、枯草芽胞杆菌 18～24 小时培养物。
3. 器材：恒温箱、紫外线灯、高压蒸汽灭菌器、干烤箱、无菌棉签、接种环、记号笔或蜡笔、吸管、试管、无菌镊子等。
4. 试剂：碘伏、75% 乙醇。

【实验方法】

1. 空气中细菌的检查（沉降法）：①取样。取普通琼脂平板三个，将盖打开，分别放在无菌操作室、实验室、走廊或教室等处，放置 15～30 分钟后，盖上平皿盖，做好标记。②培养。置 37℃ 温箱培养 18~24 小时。③实验结果观察。三个普通琼脂平板培养基上有数量不等的菌落生长。比较菌落数量的差异，并分析原因。

2. 水中细菌的检查：①取样。用无菌吸管吸取自来水及污水各 1ml，放入两个无菌试管中。②稀释。用无菌生理盐水将污水稀释成 3 个稀释度：1:10，1:100，1:1000。③接种。吸取自来水和不同稀释度污水各 0.1ml，分别接种一个普通琼脂平板，用灭菌的接种环平涂开后，盖上皿盖，做好标记。④培养。置于 35℃ 温箱培养 18~24 小时。⑤实验结果观察。四个普通琼脂平板表面均出现菌落。污水稀释度越高平板上的菌落越少，较易计数。观察菌落生长情况，并计数出 1ml 原浓度污水中的细菌数。

3. 土壤中细菌的检查：存在于土壤中的细菌包括需氧菌、厌氧菌等，厌氧菌需在厌氧培养基中或在无氧的环境中才能生长。此处仅介绍土壤中需氧菌的检测。①取样：地面下 10cm 深处的泥土 1g，置于 10ml 无菌生理盐水中，振荡混匀后，静置 10 分钟。②接种：用无菌吸管吸取上述液体 1ml 加入液体培养基中，混匀；另取一支未接种标本的液体培养基作对照。③培养：两管一起置于 35℃ 温箱培养 18~24 小时。④结果观察：对照管澄清；试验管混浊，液面可出现菌膜。

4. 咽喉部细菌的检查：①咽喉拭子法。取无菌棉拭子一支，两位同学相互于咽喉部涂抹采集标本，将棉拭子标本以无菌操作涂于血琼脂平板一边缘，再用灭菌接种环将涂了标本的地方划线分离。做好标记，置 37℃ 温箱培养 18~24 小时后，观察结果。②咳碟法。取血琼脂平板一个，操作者将平板打开，距口 10cm 处，用力咳嗽数次，将平皿盖盖好，置 37℃ 温箱培养 18~24 小时后观察结果。血琼脂平板表面有大小和形态不同的单个菌落出现，有的菌落周围有草绿色半透明溶血环，镜检多为革兰阳性球菌；亦可能有革兰阴性球菌、短杆菌等。

5. 人体体表及各种物品表面的细菌检查：取普通琼脂平板一个，在平板底面用记号笔或蜡笔将平板分成若干等份，于每份培养基表面分别用手指、衣物、书本、笔等轻轻涂抹（不要擦破培养基）。也可用无菌生理盐水擦洗衣物等，用无菌棉拭子涂于培养基表面，盖上皿盖，分别标记清楚。置 37℃ 温箱培养 18~24 小时观察结果。观察各种物品中细菌的数量及类别，并分析其意义。

二、常用的消毒灭菌方法

（一）煮沸消毒试验

【实验原理】

高温灭菌是最可靠且被普遍应用的灭菌方法。主要机制是使菌体蛋白质变性或凝固，也可能与细菌 DNA 断裂、细胞膜功能受损及菌体内电解质浓缩有关。有芽胞的细菌较无芽胞的细菌对热力的抵抗力要强大，因此，煮沸消毒 5~10 分钟只能杀死细菌的繁殖体而不能杀死芽胞。

【实验用品】

1. 菌种：大肠埃希菌、枯草杆菌 18 ~ 24 小时培养物。

2. 培养基：液体培养基。

3. 器材：酒精灯、接种环、水浴锅、培养箱等。

【实验方法】

1. 编号：取四支肉汤培养基，编号为 1、2、3、4 号。

2. 接种细菌：1、2 号管种大肠埃希菌，3 号管接种枯草杆菌，4 号管不接种细菌作对照。

3. 煮沸：将 2、3 号管放水浴锅中煮沸 5 ~ 10 分钟，然后将四支肉汤管置 37℃温箱孵育 18 ~ 24 小时后观察结果。

【实验结果】

2、4 号试管无细菌生长；1、3 号试管有细菌生长。

（二）紫外线杀菌试验

【实验原理】

波长为 240 ~ 280nm 的紫外线具有杀菌作用。其中以 265 ~ 266nm 杀菌力最强。紫外线照射，可使细菌同一条 DNA 链上相邻的胸腺嘧啶通过共价键形成二聚体，改变 DNA 的分子结构，导致细菌的死亡或变异。紫外线穿透力弱，只能用于空气或物体表面的消毒。

【实验用品】

1. 菌种：大肠埃希菌 18 ~ 24 小时培养物。

2. 培养基：普通琼脂平板。

3. 器材：紫外线灯、镊子、酒精灯、接种环、无菌黑纸片、培养箱等。

【实验方法】

1. 接种细菌：取普通琼脂平板一个，用接种环密集划线接种葡萄球菌或大肠埃希菌。

2. 放置黑纸片：用无菌镊夹一张黑纸（可剪成不同形状）贴于平板中央。

3. 紫外线照射：打开平皿盖，置于紫外线灯下 20 ~ 30cm 处照射 30 分钟，用镊子取出黑纸片（丢于消毒液中或烧掉，勿乱丢），盖好皿盖，放 37℃温箱孵育 18 ~ 24 小时后观察结果。

【结果判定】

纸片遮盖的部位，有菌苔生长；紫外线直接照射部位，无细菌生长或仅有少量细菌生长。

（三）皮肤消毒试验

【实验原理】

乙醇作用于细菌，可使细菌菌体蛋白变性凝固，但其仅能杀死细菌的繁殖体；

碘酒可破坏病原体的细胞膜结构及蛋白质分子，并可杀死芽胞，其杀菌效果优于乙醇，但是因为其强大的氧化能力，也可能造成皮肤组织的烧伤，所以要用75%乙醇脱碘；碘伏具有广谱杀菌作用，可杀灭细菌繁殖体、真菌、原虫和部分病毒。碘伏起杀菌作用的主要是碘元素本身，它可卤化菌体蛋白，使酶失去活性，导致病原生物死亡。碘伏对皮肤、黏膜等组织基本无刺激性，不需要脱碘。与乙醇、碘酒相比，引起的刺激疼痛较轻微，易于被患者接受，而且用途广泛、效果确切，基本上替代了乙醇、碘酒、紫药水等皮肤黏膜消毒剂。

【实验用品】

1. 培养基：普通琼脂平板。

2. 消毒剂：2%碘酒、75%乙醇、碘伏。

3. 器材：镊子、培养箱等。

【实验方法】

1. 分组：每两位同学取一个普通琼脂平板，用记号笔在平板底部划分为五格，注上1、2、3、4、5。

2. 消毒前后手指细菌检查：两人用手指分别在培养基第1、2格上涂抹，然后用2%碘酒、乙醇或碘伏消毒手指后分别在第3、4格培养基表面涂抹，留第5格作对照，盖好平板，做好标记。

3. 培养：置37℃温箱培养18～24小时后观察结果。

【结果判定】

第1、2格培养基表面可见许多细菌菌落或菌苔；第3、4格培养基表面的细菌菌落或菌苔明显减少；第5格培养基表面无细菌生长。

【注意事项】

手指涂抹时，勿弄破培养基表面，涂抹面积占每一区的90%。

三、常用消毒灭菌器使用方法

（一）干烤箱（干热灭菌器）

干烤箱是用两层金属板制成的箱子，中间充以石棉，箱底有热源（电炉），并附有温度计和自动调节器。灭菌时，加热箱内空气，靠热空气灭菌。加热至160℃～170℃，保持2小时。待温度下降至80℃以下时再开箱门取物，防止玻璃器材因骤冷而破裂。常用于陶瓷、玻璃等耐热器具的灭菌，如细菌培养用的试管、平皿、吸管等。

（二）高压蒸汽灭菌器

高压蒸汽灭菌器是一个能密闭的耐高压的双层金属圆筒，一般附有加水、储水、排水、加热、排气阀门、安全阀门、压力和温度计等装置。小型的手提式高压蒸汽灭菌器，结构更为简单，使用方便（图10-1）。

1. 高压蒸汽灭菌器的使用方法：①加水。先向筒内加水。②放物。把要灭菌的物品加入筒内。③密封。把筒盖拧紧关严。④加热。打开排气阀门开始加热，水沸腾后，排气阀门开始排出气体，待筒内冷空气全部排出，持续排水蒸气时，关上排气阀门。此时筒内压力逐渐上升。待压力上升至103.4kPa，安全阀第一声排气，开始计时，灭菌20～30分钟。⑤取物。灭菌20～30分钟后，关闭热源，自然放凉，待压力表下至"0"时，方可开盖取物。

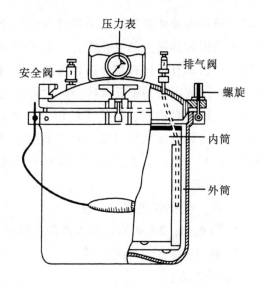

图 10 - 1　手提式高压蒸汽灭菌器示意图

2. 注意事项：①加水不宜过多过少，与内层金属圈相平。②放消毒物品不宜过多过挤。③密封时应同时对称拧紧两侧的旋钮。④加热时应先打开排气阀门，排完冷空气，再关上排气阀。⑤如果急需消毒物品时，应间断打开放气阀，待压力表下至"0.05"时，方可安全取出消毒物品。

3. 用途：使用高压蒸汽灭菌器进行物品的灭菌，是最有效而又迅速的方法。常用于耐高热、耐高压的普通培养基、药品、手术器械、外科敷料等器材的灭菌。

（三）滤器

滤器是一种带有滤孔装置的器具，通过物理阻留的方法可将液体或空气中的细菌去除。主要用于不耐高温的血清、抗毒素、抗生素、药液等的除菌。其除菌的效能与滤菌器滤孔的大小、滤器电荷等因素有关。

常用的滤器有蔡氏、玻璃、薄膜滤菌器、高效颗粒空气滤菌器四种。现代医院的手术室、烧伤病房、无菌制剂室等已逐步采用高效颗粒空气滤菌器去除空气中直径小于0.3μm的微粒，从而保持室内的无菌环境。

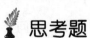 思考题

1. 简述紫外线杀菌机制、特性及临床应用。
2. 简述高压蒸汽灭菌器的用途、使用步骤及注意事项。

（韩晓云）

实验十一 抗菌药物敏感性试验

抗菌药物敏感试验简称药敏试验（AST），是指在体外测定药物抑菌或杀菌能力的试验。即检测细菌对抗菌药物的敏感性或耐药性。

敏感（S）：表示测试菌可被测定药物使用推荐剂量治疗时在感染部位可达到的抗菌药物浓度所抑制。

耐药：表示测试菌不能被常规剂量抗菌药物可能达到的药物浓度所抑制，在治疗研究中显示抗菌药物对测试菌的临床疗效不可靠。

中介：细菌对常规用药体液或组织中的药物浓度的反应率低于敏感株，使用高于正常给药量有疗效。

最低抑菌浓度（MIC）：能够抑制被测菌生长的最低药物浓度。

实验目的

1. 预测抗菌治疗的效果。

2. 指导抗生素的临床应用。

3. 评价新药：评价新药的抗菌谱和抗菌活性。

4. 监测耐药性，分析耐药菌变迁，掌握耐药菌感染的流行病学，控制和预防耐药菌感染的发生和流行。

5. 鉴定细菌：利用细菌耐药谱的分析进行某些菌种的鉴定。

实验内容

一、纸片扩散法

纸片扩散法又称 K-B 划线法，操作简便，选药灵活，成本低廉，被 WHO 推荐为定性药敏试验的基本方法，是目前应用最广泛的药敏试验方法。

【实验原理】

将含有定量抗菌药物的纸片贴在已接种测试菌的琼脂平板上，纸片中所含的药物吸收琼脂中水分溶解后不断向纸片周围扩散，形成递减的梯度浓度。在纸片周围抑菌浓度范围内测试菌的生长被抑制，从而形成无菌生长的透明圈即抑菌圈。抑菌圈的大小反映测试菌对测定药物的敏感程度，并与该药对测试菌的最低抑菌浓度（MIC）呈负相关关系，即抑菌圈越大，MIC 越小。

【实验用品】

1. 菌种：①标准对照菌。金黄色葡萄球菌 ATCC 25923、大肠埃希菌 ATCC 25922。②临床分离待检菌。金黄色葡萄球菌、大肠埃希菌。

2. 培养基：水解酪蛋白琼脂（M－H 琼脂）。

3. 试剂：无菌生理盐水、0.5 麦氏标准比浊管、抗菌药物纸片。

4. 器材：接种环、酒精灯、培养箱、无菌棉拭子、镊子、直尺或游标卡尺等。

【操作步骤】

1. 菌液制备：一般采用比浊法调控菌悬液浓度。可以选用以下几种方法。①生长法：从琼脂平板挑取纯培养菌落 4～5 个，接种 M－H 肉汤培养基，35℃培养至浊度达到或超过 0.5 麦氏单位，取出用盐水或肉汤调节菌液浓度至 0.5 麦氏单位，含菌量约为 1.5×10^8 cfu/ml。②直接调制法：用接种环挑取菌落，在无菌生理盐水或肉汤中充分混匀，将悬液浓度校正至 0.5 麦氏单位。校正后的菌液应在 15 分钟内接种完毕。

2. 接种：用无菌棉拭子蘸取菌液，在试管内壁旋转挤去多余菌液，在 M－H 琼脂表面均匀涂抹接种 3 次，每次旋转平板 60°，最后沿平板内缘涂抹一周。置室温干燥 3～5 分钟。

3. 贴放药敏纸片：用纸片分配器或无菌镊子取药敏纸片，贴于平板表面，并用镊尖轻压纸片，使其贴平。各纸片的中心距离不小于 24mm，纸片距平板内缘应大于 15mm，90mm 直径的平板适宜贴 6 张药敏纸片。各抗菌药物的选择参照表 11－1。

表 11－1　药敏纸片的选择

待测菌	抗菌药物
金黄色葡萄球菌 ATCC 25923	P、VA、FOX、DA、CIP、GN、SXT
大肠埃希菌 ATCC 25922	AMP、CZ、GN、SAM、CRO、CIP、IMP

注：庆大霉素（GN）、青霉素（P）、头孢西丁（FOX）、氨苄西林/舒巴坦（SAM）、头孢唑林（CZ）、头孢曲松（CRO）、亚胺培南（IMP）、环丙沙星（CIP）、万古霉素（VA）、克林霉素（DA）、复方新诺明（SXT）、氨苄西林（AMP）

4. 培养：将贴好纸片的平板置 35℃孵育箱（苛养菌药敏平板应放置于 5%～10% 的 CO_2 24～48 小时），孵育 16～18 小时（厌氧菌厌氧环境 48 小时）后读取结果。葡萄球菌和肠球菌对甲氧西林和万古霉素的药敏试验应孵育 24 小时。平板最好是单独平放，最多不超过两个叠放，使平板受热均匀。

【结果判定】

用游标卡尺量取抑菌圈直径。根据美国临床实验室标准化研究所（CLSI）标准，做出"敏感"，"耐药"和"中介"的判断（表 11－2）。

表 11 - 2 纸片法药敏试验抑菌圈直径与结果解释的标准

抗菌药物	纸片含药量（μg）	抑菌圈直径（mm）		
		耐药	中介	敏感
庆大霉素	10	≤12	13～14	≥15
青霉素	10	≤28	—	≥29
头孢西丁*	1	≤21	—	≥22
氨苄西林	10	≤13	14～16	≥17
头孢唑林	30	≤14	15～17	≥18
头孢曲松	30	≤13	14～20	≥21
氨苄西林/舒巴坦	10	≤11	12～14	≥15
亚胺培南	10	≤13	14～15	≥16
环丙沙星	5	≤15	16～20	≥21
万古霉素	30	—	—	≥15
克林霉素	2	≤14	15～20	≥21
复方新诺明	1.25/23.75	≤10	11～15	≥16

注：＊为金黄色葡萄球菌结果判定标准

【注意事项】

1. 每次实验时，均应采用质控菌株进行质量控制。

2. 培养基：pH、琼脂的厚度、表面湿度、硬度等都可以影响到药物的扩散，每批 MH 平板检测合格后方可使用。

3. 药敏纸片：纸片质量是影响药敏试验结果的主要因素。纸片含药量要标准，置低温干燥保存。

4. 菌液浓度：相对固定，若浓度过高，会使抑菌环缩小；反之，抑菌环变大。

5. 培养条件、温度和时间应严格控制。

6. 抑菌环测量工具的精度及测量方法：一般用精度为 0.1mm 的游标卡尺，测量范围以抑菌环边缘肉眼见不到细菌明显生长为限。

【临床意义】

筛选敏感抗菌药物及监测耐药菌株，为临床抗菌药物治疗提供依据。

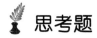 思考题

1. 作为临床医生，合理选用抗生素的最主要依据是什么？

2. 通过查相关资料总结革兰阳性菌和革兰阴性菌对哪些抗生素敏感。

（王纯伦）

实验十二　病原性球菌

◎**课堂互动**◎

　　将一脓汁标本接种于血琼脂平板，35℃培养18～24小时后，平板上出现中等大小、光滑、湿润、有透明溶血环的菌落，取菌落做革兰染色，镜检发现革兰阳性球菌，呈葡萄串状排列。该细菌在高盐甘露醇平板上可以生长。请分析：

　　1. 可能是什么细菌？

　　2. 要鉴定此细菌还要做哪些生化试验，并写出这些试验的原理。

　　病原性球菌主要引起人类的化脓性感染，故又称化脓性球菌。主要包括葡萄球菌、链球菌、肺炎链球菌、脑膜炎奈瑟菌和淋病奈瑟菌等。临床上，根据这类细菌形态染色特征、培养特性、代谢产物等生物学性状的不同，采用相应的微生物学检验方法进行诊断，亦可通过血清学试验来辅助诊断感染。

实验目的

　　1. 熟悉病原性球菌的形态、染色、菌落及培养物特征。

　　2. 掌握血浆凝固酶试验的原理、操作步骤、结果判定及临床意义。

　　3. 掌握抗"O"试验的原理、操作步骤、结果判定及临床意义。

实验内容

一、常见病原性球菌的形态及培养物观察

【实验原理】

　　不同类型的病原性球菌，其生物学性状各有差异。通过观察形态染色特征、培养特性、检测代谢产物等，来鉴别、鉴定细菌。

【实验用品】

　　1. 菌种：金黄色葡萄球菌、甲型溶血性链球菌、乙型溶血性链球菌、丙型链球菌、肺炎链球菌。

　　2. 培养基：普通琼脂平板、液体培养基、血琼脂平板、巧克力平板。

　　3. 试剂：革兰染液。

　　4. 器材：显微镜、培养箱、接种环、生理盐水、酒精灯、试管、棉拭子、镊

子、吸管、载玻片等。

【操作步骤】

1. 制备葡萄球菌、链球菌、肺炎链球菌、脑膜炎奈瑟菌和淋病奈瑟菌的革兰染色标本片，并进行革兰染色。

2. 在普通光学显微镜油镜下，观察葡萄球菌、链球菌、肺炎链球菌、脑膜炎奈瑟菌和淋病奈瑟菌的革兰染色标本片。

3. 观察葡萄球菌、链球菌和肺炎链球菌在血琼脂平板上的菌落特征。脑膜炎奈瑟菌在巧克力平板上的菌落特征，并比较其特点。

【结果判定】

1. 葡萄球菌：在血琼脂平板上经35℃～37℃，18～24小时培养后，形成直径2～3mm、圆形凸起、表面光滑、湿润、边缘整齐的不透明菌落（表12-1）。

表12-1　三类葡萄球菌菌落特点比较

	金黄色葡萄球菌	表皮葡萄球菌	腐生葡萄球菌
菌落颜色	金黄色	白色	白色或柠檬色
溶血环	透明溶血环	无溶血环	无溶血环

2. 链球菌：在血琼脂平板上经35℃～37℃，18～24小时培养后，形成直径0.1～0.75mm、灰白色、圆形凸起、半透明或不透明的细小菌落（表12-2）。

表12-2　链球菌菌落特点

	甲型溶血性链球菌	乙型溶血性链球菌	丙型链球菌
溶血环	草绿色溶血环	透明溶血环	无溶血环
菌落	灰白色、针尖状	灰白色、小菌落	灰白色、小菌落

3. 肺炎链球菌：在血琼脂平板上经35℃～37℃，18～24小时培养后，形成直径0.5～1mm、灰白色、扁平、半透明的菌落，周围形成草绿色溶血环，与甲型溶血性链球菌类似，培养2～3天后，因菌体发生自溶，菌落中央凹陷，边缘隆起，呈"脐状"。

4. 脑膜炎奈瑟菌：在巧克力琼脂平板上，经35℃～37℃培养24小时，形成直径1～2mm、圆形、光滑隆起、湿润、透明或半途明、蓝灰色菌落。在血琼脂平板上无溶血环。

【注意事项】

脑膜炎奈瑟菌的初次培养，需提供5%～10%的CO_2气体环境。

【临床意义】

病原性球菌的形态及培养物观察是鉴别、鉴定细菌常用的方法，也是诊断病原性球菌感染的重要手段。

二、血浆凝固酶试验

【实验原理】

金黄色葡萄球菌能产生血浆凝固酶，使人或动物的血浆发生凝固（使血浆中的纤维蛋白原转变为不溶性的纤维蛋白）。血浆凝固酶主要有两种：一种是结合凝固酶，结合在细菌细胞壁上，可用玻片法检测；另一种是分泌到菌体外的游离凝固酶，常采用试管法检测。本实验采用玻片法检测血浆凝固酶。

【实验用品】

1. 菌种：金黄色葡萄球菌、表皮葡萄球菌。

2. 材料：接种环、载玻片、血浆、生理盐水。

【操作步骤】

1. 取洁净玻片两张，分别加入生理盐水 1 滴（50μl）。

2. 用接种环分别挑取金黄色葡萄球菌、表皮葡萄球菌菌落在生理盐水中研磨混匀制成细菌悬液。

3. 取血浆各 1 滴（50μl），分别与金黄色葡萄球菌、表皮葡萄球菌细菌悬液混匀。

【结果判定】

2 分钟后观察结果。若有凝块出现，即为阳性；若无凝块出现，则为阴性。

【注意事项】

在制备细菌悬液时，必须充分研磨均匀，否则将影响结果的观察。

【临床意义】

血浆凝固酶试验是鉴定葡萄球菌有无致病性的重要指标。

三、抗"O"试验

乙型溶血性链球菌能产生链球菌溶素"O"（SLO），其免疫原性强，可刺激机体产生抗链球菌溶素"O"的抗体（抗"O"抗体），导致风湿热患者血清中抗"O"抗体显著增高，活动期升高更为显著，一般超过 400U。检测血清中 SLO 抗体的试验称为抗链球菌溶素"O"试验，简称抗"O"试验。本试验分传统试验法和胶乳凝集试验法两种，这里主要介绍胶乳法。

【实验原理】

链球菌溶血素"O"（SLO）和胶乳制成诊断试剂 ASO 胶乳，ASO 胶乳灵敏度调整到 200U/ml，当血清中抗"O"抗体含量达到或超过上述滴度时，就会和致敏胶乳结合，出现凝集现象。

【实验用品】

1. 试剂：抗"O"检测试剂盒。

2. 待检血清、生理盐水。

3. 器材：反应板、吸管、搅拌棒等。

【操作步骤】

1. 先将患者血清56℃ 30分钟灭活补体后，用生理盐水做1∶15稀释。

2. 在反应板三个格内，用毛细滴管各加待检血清、阳性对照血清、阴性对照血清1滴（约50μl）。

3. 将胶乳试剂轻轻摇匀，在每格中分别加入一滴胶乳试剂。

4. 轻轻摇动反应板或用洁净的搅拌棒充分混匀。

5. 2～3分钟后，观察结果。

【结果判定】

阳性对照应出现明显胶乳凝集现象，阴性对照不出现凝集。患者血清出现清晰凝集颗粒为阳性，无凝集为阴性。

【注意事项】

1. 试剂盒应置4℃保存严禁冻结，使用时取出平衡至室温（18℃～25℃）后使用。用前摇匀。

2. 所有试验器材均应洁净干燥。

3. 若阴性对照出现凝集，表示胶乳试剂有质量问题，不能使用。

【临床意义】

用于风湿热、肾小球肾炎等链球菌感染性疾病的辅助诊断。

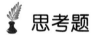 思考题

1. 致病性与非致病性葡萄球菌有哪些区别？

2. 简述链球菌三种不同类型溶血环的形成原因。

3. 抗"O"抗体测定的结果如何解释？

（王纯伦）

实验十三　肠道杆菌

　　肠道杆菌是一大群形态和生物学性状相似的革兰阴性杆菌,广泛分布于自然界、人和动物肠道内。其形态相似,均为中等大小、两端钝圆、无芽胞,大多数有鞭毛和菌毛,但生化反应及抗原构造差异较大,微生物学检验时,先用生化反应做初步鉴定,再通过血清学试验做出最后鉴定。

实验目的

　　1. 熟悉肠道杆菌的形态特征染色、培养特性。
　　2. 掌握临床上重要的肠道杆菌生化反应的原理、操作步骤、结果判定。
　　3. 掌握肥达试验的原理、操作步骤、结果判定及临床意义。

实验内容

一、肠道杆菌的形态及培养物观察

【实验原理】
　　不同种类的肠道杆菌具有不同的酶系统,在代谢过程中对底物的分解能力不相同,在培养基中加入底物及指示剂时,即可观察到肠道杆菌的生长特性。

【实验用品】
　　1. 标本片:大肠埃希菌、痢疾志贺菌、伤寒沙门菌、普通变形杆菌革兰染色标本片。
　　2. 菌种:大肠埃希菌、痢疾志贺菌、伤寒沙门菌、普通变形杆菌。
　　3. 培养基:普通琼脂平板、SS 平板。
　　4. 试剂:革兰染液。
　　5. 器材:恒温培养箱、接种环、显微镜、生理盐水、酒精灯、试管、棉拭子、镊子、吸管、载玻片等。

【操作步骤】
　　1. 观察大肠埃希菌、痢疾志贺菌、伤寒沙门菌和普通变形杆菌的革兰染色标本片。
　　2. 观察大肠埃希菌、痢疾志贺菌、伤寒沙门菌在 SS 平板上的生长现象,并比较其特点。

【结果判定】
　　结果判定详见表 13 - 1。

表 13 - 1 三类肠道杆菌在 SS 平板上的生长现象

	大肠埃希菌	痢疾志贺菌	伤寒沙门菌
菌落特点	菌落较大，不透明，呈红色	菌落小，半透明，无色或淡黄色	菌落较小，半透明，无色或淡黄色

【临床意义】

SS 平板是肠道杆菌的选择培养基，常用于沙门菌和某些志贺菌的选择性分离培养，初步鉴定引起消化道感染的病原菌。

二、肠道杆菌的生化反应

细菌的新陈代谢是在酶的催化下进行的，各种肠道杆菌酶系统不同，对营养物质的分解能力亦有差异，代谢产物也不相同。利用生化反应试验的方法，测定不同肠道杆菌的代谢产物，可以鉴别、鉴定细菌。具体实验详见实验九。

三、肥达试验

◎ **课堂互动** ◎

某患者，男，31 岁，以发热 2 周住院。查体：体温 39℃，脉搏 68 次/分，舌苔白腻、色红，胸前皮肤有淡红色皮疹。

实验室检查：白细胞数量减少，肥达反应结果："O" 抗体 1∶160，"H" 抗体 1∶320。

请问：该患者可以初步诊断为什么疾病？依据是什么？

人体感染伤寒或副伤寒后，能产生相应的特异性抗体，利用伤寒、副伤寒沙门菌的特异性抗原来检测患者血清中相应的抗体，用于伤寒、副伤寒的辅助诊断。

【实验原理】

用已知伤寒沙门菌 "O"（菌体）抗原和 "H"（鞭毛）抗原以及甲型（A）、乙型（B）副伤寒沙门菌的 "H" 抗原，与患者血清做试管凝集实验，测定患者血清中相应抗体的含量及增长情况，用于伤寒、副伤寒的辅助诊断或流行病学调查。

【实验用品】

1. 患者血清、伤寒沙门菌 "O" 及 "H" 菌液、甲型副伤寒沙门菌 "H" 菌液（PA）、乙型副伤寒沙门菌 "H" 菌液（PB）、生理盐水。

2. 刻度吸管、小试管、试管架、恒温箱、水浴箱等。

【操作步骤】

1. 取小试管 28 只，置试管架上，共 4 排 7 列，4 排自上而下分别标明 O、H、PA、PB，分别代表 "O" 抗原、"H" 抗原、PA 抗原、PB 抗原（表 13 - 2）。

表 13 - 2　肥达试验方法

	小试管（每管加 0.5ml 稀释血清）						对照管
	1:20	1:40	1:80	1:160	1:320	1:640	生理盐水
"O" 抗原	0.5	0.5	0.5	0.5	0.5	0.5	0.5
"H" 抗原	0.5	0.5	0.5	0.5	0.5	0.5	0.5
PA 抗原	0.5	0.5	0.5	0.5	0.5	0.5	0.5
PB 抗原	0.5	0.5	0.5	0.5	0.5	0.5	0.5
血清最终稀释倍数	1:40	1:80	1:160	1:320	1:640	1:1280	—

2. 取中试管一支，加入患者血清 0.2ml，用 3.8ml 生理盐水做 1:20 稀释，取 2ml 该稀释血清于每排第一管内分别加入 0.5ml。

3. 再取 2ml 生理盐水加入中试管剩余 2ml 的 1:20 稀释的血清内，即为 1:40 稀释血清。取 2ml 该稀释血清于每排第二管内分别加入 0.5ml。

按上述方法将中试管内剩余稀释血清用生理盐水倍比稀释后，再加入下一列小试管中，直至第 6 列。

第 7 列小试管内分别加入 0.5ml 生理盐水作为阴性对照管。

4. 第 1 至第 4 排各管分别加入伤寒沙门菌 "O" 菌液、伤寒沙门菌 "H" 菌液、甲型副伤寒沙门菌 "H" 菌液、乙型副伤寒沙门菌 "H" 菌液各 0.5ml。

5. 将各管振荡混匀后置 37℃ 温箱中过夜或置 56℃ 水浴箱 2 小时后，观察结果。

【结果判定】

1. 观察试管内液体混浊度及管底沉淀物，按表 13 - 3 判断每管结果。

2. 凝集效价的判定：呈 " + + " 阳性反应的最高稀释倍数为该血清的效价。对照管（第 7 管）应为阴性（不凝集），其他试管出现凝集才有意义（表 13 - 3）。

表 13 - 3　试管凝集反应结果的判定

记录符号	上层液体	管底凝集物
+ + + +	完全澄清	凝块多而明显，全部沉于管底
+ + +	微混浊	凝块显著，大部分沉于管底
+ +	稍混浊	凝块较明显，中等沉于管底
+	混浊	凝块不太明显，少许沉于管底
-	混浊	细菌均沉积于管底，呈小圆点状，不见凝块

【注意事项】

1. 本试验可因诊断菌液自凝、电解质浓度或 pH 不适当等原因引起非特异性凝集，出现假阳性结果。

2.“H”抗原的凝集物呈絮状，易观察；“O”抗原凝集物呈颗粒状并铺于管底，不易观察，可轻摇试管，便于观察。

3. 对照管和阴性管中，细菌因重力作用呈圆盘状沉淀于管底中央，轻摇后，沉淀的细菌呈烟雾样飘起，但无凝集物。

【临床意义】

肥达试验主要用于辅助诊断伤寒及副伤寒。临床上应以两次标本（病程早期及中期或恢复期）的血清效价变化，作为新近是否感染该病的指征。一般单份血清凝集效价，伤寒“O”≥1∶80，“H”≥1∶160，PA 和 PB≥1∶80 有诊断价值；若病程中第二次血清效价比第一次升高四倍以上亦有诊断价值。

一般“O”、“H”凝集效价均升高，则伤寒、副伤寒可能性大；“O”不高而“H”高，可能为预防接种的回忆反应；“O”高而“H”不高，则可能为感染早期或与伤寒沙门菌“O”抗原有交叉反应的其他沙门菌感染，可于一周后复查，如“H”升高则可诊断。

思考题

1. 试比较大肠杆菌、伤寒沙门菌、副伤寒沙门菌、痢疾志贺菌各组生化反应的异同。

2. 如何分析本次试验中各组肥达反应的结果？

（王纯伦）

实验十四　分枝杆菌

◎课堂互动◎

患者，男，37岁，于半月前受凉后出现低热，下午明显，体温最高不超过38℃。咳嗽，咳少量白色黏痰，无咯血和胸痛，乏力，有时伴夜间盗汗。既往体健，有肺结核接触史。

查体：体温37.5℃，心腹检查未见异常，可闻及支气管肺泡呼吸音和少量湿啰音。

实验室检查：血常规、尿常规、粪常规均正常；PPD试验强阳性。

胸部X线片：右上肺云絮状阴影，密度不均，边缘不清。

结合以上资料，分析讨论：

1. 该患者可能是什么疾病？应做哪些微生物学检查进一步确诊？
2. 该疾病特异性预防措施有哪些？

分枝杆菌是一类细长或稍弯曲，呈分枝状生长的杆菌。主要有结核分枝杆菌和麻风分枝杆菌两大类。由于细胞壁中含有大量脂质，与染色性、培养、致病性等密切相关。

实验目的

1. 熟悉分枝杆菌的形态、染色、菌落及培养特性。
2. 掌握抗酸染色的原理、操作步骤、结果判定及临床意义。

实验内容

一、分枝杆菌的形态及培养物观察

【实验用品】

1. 标本片：结核分枝杆菌、麻风分枝杆菌抗酸染色标本片。
2. 菌种：结核分枝杆菌、卡介苗（BCG）。
3. 培养基：改良罗氏培养基。

【操作步骤】

1. 在普通光学显微镜油镜下，观察结核分枝杆菌、麻风分枝杆菌抗酸染色标本片。

2. 观察结核分枝杆菌在罗氏培养基上的生长现象。

【结果判定】

结核分枝杆菌在罗氏培养基中，经过 37℃ 培养 4～6 周，可出现乳白色或米黄色颗粒，表面干燥粗糙，边缘不整齐，形似花菜状的菌落。

【注意事项】

分枝杆菌具有较强的感染性，观察及操作过程需做好生物安全防护，防止实验室感染。

二、抗酸染色法

【实验原理】

分枝杆菌细胞壁内含有大量的脂质，一般不易被染料着色，要经过加热和延长染色时间才能促使其着色。分枝杆菌中的分枝菌酸一旦与苯酚复红结合，能抵抗盐酸乙醇脱色，而被染成红色。非抗酸性细菌容易被 3% 的盐酸乙醇脱色，最后被复染液亚甲蓝染成蓝色。

【实验用品】

1. 标本：肺结核患者痰液或用卡介苗（BCG）做成模拟临床标本。

2. 试剂：5% 苯酚复红、3% 盐酸乙醇、亚甲蓝。

3. 器材：显微镜、生物安全柜、接种环、生理盐水、酒精灯、载玻片等。

【操作步骤】

1. 涂片：用接种环挑取 BCG 模拟标本脓性、干酪样痰液标本 0.01ml，均匀涂抹于载玻片上，制成 10mm × 10mm 的薄涂片，自然干燥后，火焰固定。

2. 初染：滴加苯酚复红覆盖整个菌膜，用酒精灯微火加热，当有水蒸气冒出时，可再滴加少许苯酚复红，注意勿煮沸腾或干涸，持续 5 分钟，冷却后用水冲洗。

3. 脱色：用 3% 的盐酸乙醇脱色，直至涂片上无红色染液褪出为止，水洗。

4. 复染：滴加亚甲蓝复染 1 分钟，水洗。

5. 油镜镜检：待标本片干燥后镜检。

◎巧记忆◎

抗酸染色记忆口诀：
苯酚复红盐酸乙醇，
最后复染用亚甲蓝，
苯酚复红热染 5 分，
脱色时间结合标本，
复染亚甲蓝染 1 分。

【结果判定】

抗酸菌呈红色，非抗酸菌及其他细胞呈蓝色。抗酸染色结果按下列方式分级报告，见表 14-1。

表 14 - 1　姜 - 尼抗酸染色镜检结果分级报告标准

报告方式	镜检结果
-	仔细检查 300 个视野未发现抗酸杆菌
±*	300 个视野内发现 1~2 条抗酸菌（痰涂膜镜检 3 遍）
+	100 个视野内发现 1~9 条抗酸菌（痰涂膜镜检 1 遍）
+ +	10 个视野内发现 1~9 条抗酸菌
+ + +	每个视野内发现 1~9 条抗酸菌
+ + + +	每个视野内发现 9 条以上抗酸菌

＊：一般报告实际细菌数量

【注意事项】

1. 结核分枝杆菌具有较强的传染性，为保证生物安全，可用 BCG 模拟临床标本进行实验。

2. 在加热染色时，注意维持冒蒸汽状态，切勿煮沸腾或干涸。

3. 整个染色过程应在生物安全柜中操作，并做好生物安全防护。操作完毕后将容器与废弃物等一并进行高压蒸汽灭菌，操作台面同时以 3% 苯酚或其他消毒液擦拭后，再用紫外线灯照射 30 分钟，防止实验室感染。

【临床意义】

抗酸染色阳性是判断分枝杆菌感染的重要依据。

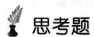 思考题

试述抗酸染色的原理及临床意义。

（王纯伦）

实验十五　病毒及其他微生物

病毒是自然界中，一类体积微小，结构简单，绝大多数能通过细菌滤器，须借助电子显微镜才能观察到的非细胞型微生物。病毒属于严格细胞内寄生的微生物，不能在无生命的培养基中生长增殖，必须进入合适的活细胞中依靠活细胞供给酶系、能量、养料及细胞器其才能增殖。病毒在自然界分布很广，可使人类、动物和植物致病，引起的病症远较细菌引起的为多。病毒对人类危害很大，目前还缺乏特效的抗病毒药物，所以掌握与病毒有关的实验技术，对病毒的诊断和防治均有重要意义。此外，本实验内容还包括病毒外的其他一些常见的微生物。

实验目的

1. 熟悉病毒的包涵体的形态特征。
2. 熟悉其他病原微生物的形态、染色、菌落及培养物特征。
3. 掌握常用病毒培养方法的基本原理和实验方法。
4. 掌握应用 ELISA 法、斑点免疫层析法检测乙型肝炎病毒抗原抗体的原理、实验方法及临床意义。

实验内容

一、病毒包涵体及其他微生物形态观察

【实验用品】

1. 标本片：霍乱弧菌、白喉棒状杆菌、破伤风芽胞梭菌、产气荚膜梭菌、肺炎支原体、钩端螺旋体、梅毒螺旋体、伯氏螺旋体、真菌、狂犬病毒包涵体。

2. 菌种：产气荚膜梭菌、肺炎支原体、新型隐球菌、白色念珠菌、絮状表皮癣菌。

3. 培养基：普通琼脂平板、液体培养基、血平板、高层琼脂培养基、沙保培养基。

4. 器材：温箱、接种环、接种针、生理盐水、酒精灯、试管、棉拭子、镊子、吸管、玻片等。

【实验方法】

1. 观察破伤风芽胞梭菌、产气荚膜梭菌菌体及芽胞形态标本片。

2. 观察破伤风芽胞梭菌、产气荚膜梭菌在高层牛乳琼脂培养基中的生长现象。

3. 观察支原体形态标本片及菌落。

4. 观察钩端螺旋体、梅毒螺旋体、伯氏螺旋体镀银染色形态标本片。

5. 观察真菌形态示教片，注意区别各种孢子、菌丝的不同点和结构特征。

6. 观察新型隐球菌、白色念珠菌和絮状表皮癣菌在沙保培养基上的生长现象及特点。观察狂犬病毒包涵体标本片。

7. 观察狂犬病毒包涵体标本片。

【结果判定】

1. 破伤风芽胞梭菌、产气荚膜梭菌在牛乳培养基中的生长现象见表 15 - 1。

表 15 - 1　两种厌氧菌在牛乳培养基中的生长现象

	破伤风梭菌	产气荚膜梭菌
生长现象	产生少量气体，琼脂中下层有少量气泡	产生大量气体，冲散凝固的琼脂，将琼脂推向试管口

2. 支原体菌落呈圆形，中心有一个致密的中心区，着色深，边缘整齐，色浅淡较透明，形似"油煎蛋"样。

3. 钩端螺旋体、梅毒螺旋体、伯氏螺旋体的形态见表 15 - 2。

表 15 - 2　三种螺旋体的形态比较

	钩端螺旋体	梅毒螺旋体	伯氏螺旋体
特点	螺旋细密规则，一端或两端钩状弯曲，呈"C"或"S"形	螺旋较为细密规则，两端尖	螺旋稀疏不规则，呈波状

4. 新型隐球菌、白色念珠菌和絮状表皮癣菌接种于沙保培养基，于 22℃ ~ 28℃ 下培养，一周后观察菌落特征（表 15 - 3）。

表 15 - 3　三类真菌菌落形态比较

真菌	新型隐球菌	白色念珠菌	絮状表皮癣菌
菌落类型	酵母型菌落	类酵母型菌落	丝状菌落
菌落特点	与细菌菌落相似，圆形、白色、边缘整齐、表面光滑湿润	同酵母型菌落，圆形、较大、白色，但菌落根部有假菌丝长入培养基内	多细胞真菌的菌落形式。有许多疏松的菌丝体构成，菌落呈棉絮状、绒毛状或粉末状，菌落中央有皱折，外围有放射状沟。其正面和背景又可显示各种不同颜色

5. 狂犬病毒包涵体苏木素 - 伊红染色标本片，神经细胞呈蓝色；狂犬病毒包涵体呈红色，一个或数个，圆形或椭圆形，位于神经细胞质内。

【临床意义】

许多病毒感染易感细胞后，在宿主细胞内可形成在光学显微镜可见的包涵体，检查包涵体对病毒性疾病诊断具有一定价值。

二、病毒的培养方法

病毒与细菌不同，其缺乏细胞器及新陈代谢所必需的酶，不能单独进行物质代谢，必须在易感活细胞中寄生，由宿主细胞供给其复制所需的原料、能量与场所才能增殖。临床中常用病毒培养的方法有易感动物培养、鸡胚培养及组织培养三种方法。随着病毒培养技术的改进，动物培养、鸡胚培养已较少使用，目前应用最广的是组织培养法。

【实验原理】

组织培养法是目前培养病毒应用最广的方法，其原理是针对不同病毒对细胞易感性的不同，选择人体或动物组织细胞，如鸡胚、各种动物的肾脏组织、人胎羊膜细胞或流产胎儿组织等作为组织培养的来源，进行病毒培养。组织培养法的主要优点是：实验条件易于控制、便于选择易感细胞、一般无隐性感染、没有免疫抵抗力、成本便宜经济适用。目前，组织培养法广泛应用于病毒的分离、鉴定、感染机制研究、疫苗生产等。组织培养方法很多，其中以单层细胞培养法最为常用，主要有原代和传代细胞培养两种类型，下面以 HeLa 细胞传代培养为例。

【实验用品】

1. 培养基：HeLa 细胞、细胞生长液、细胞维持液。

2. 试剂：2.5g/L 胰酶、Hank's 液、无菌蒸馏水。

3. 器材：培养瓶、无菌吸管、滴管、培养箱、显微镜等。

【实验方法】

1. 选取生长良好的 HeLa 细胞一瓶，轻轻摇动使细胞表面的碎片等浮起，连同生长液一起倒掉，再用 Hank's 液洗涤一次。

2. 在培养瓶无细胞面一侧加入适量的 2.5g/L 胰蛋白酶溶液后，翻转培养瓶，使消化液浸没细胞，37℃下孵育 1 分钟。

3. 再次翻转培养瓶，使细胞在上，胰酶在下，在 37℃ 下继续孵育 5～10 分钟，直至肉眼能看到细胞面出现布纹状网孔为止。

4. 倒掉胰蛋白酶，再加入原生长液量的生长液，用 10ml 吸管吹打分散细胞，制成均匀细胞悬液。

5. 用生长液按原生长液量 2 倍稀释，一瓶细胞培养 2 瓶。

6. 将培养瓶平放于 37℃，5% CO_2 培养箱内培养，分装后 30 分钟细胞便可贴壁，于 48 小时换生长液 1 次，一般 3～4 天可形成单层。形成单层细胞后，换维持液，即可供病毒感染试验用。

三、乙型肝炎病毒抗原抗体检测

乙型肝炎病毒是引起乙型肝炎的病原体。我国为乙肝病毒的高流行区，人群 HBV 携带率近 10%，HBV 感染后，临床可表现为重症肝炎、急性肝炎、慢性肝炎进而演变为肝硬化，还与原发性肝癌有关。乙型肝炎的临床诊断主要通过对乙肝病毒抗原抗体的检查来进行，常用的检查项目有 HBsAg、抗－HBs、HBeAg、抗－HBe 和抗－HBc 五项，简称"两对半"。"两对半"的检查方法主要有 ELISA 法和斑点金免疫层析法两种。ELISA 法是目前使用较多的传统方法，但检测过程需使用复杂仪器设备，并需洗涤、温育、终止等繁琐步骤，且检测速度也较慢。相较 ELISA 法，近年来兴起的斑点金免疫层析法则具有简单、便捷、快速、准确的特点，无需复杂仪器，15 分钟即可肉眼直接读出结果，且其敏感性、特异性与 ELISA 法无明显差异，适用于大规模流行病调查及健康查体工作。

（一）ELISA 法检测乙型肝炎病毒抗原抗体

【实验原理】

酶联免疫吸附试验（ELASA）是一种用酶标记抗原或抗体，在固相反应板上进行抗原－抗体反应的方法。常用于检测体液中的微量抗原和抗体，具有灵敏度高、特异性强、操作简单、容易判断等优点。本实验使用乙型肝炎病毒特异性抗体：抗－HBs、抗－HBe 用作包被和酶标记抗体，通过 ELISA 双抗体夹心法分别检测人血清中 HBsAg、HBeAg；使用用纯化的乙型肝炎病毒抗－HBs、抗－HBe 和抗－HBc 用作包被和酶标记抗体，通过 ELISA 竞争抑制法检测人血清中抗－HBs、抗－HBe 和抗－HBc。操作方法详见实验四。

> ◎ **课堂互动** ◎
>
> 某高校学生，女，19 岁，想参加义务献血。在献血筛查中发现，其血清 HBV 抗原抗体检测结果为：HBsAg（＋）、抗－HBs（－）、HBeAg（－）、抗－HBe（－）、抗－HBc（－）。
>
> 请问：
>
> 该女生是否可以作为献血员？依据是什么？

（二）斑点免疫层析法检测乙型肝炎病毒抗原抗体

【实验原理】

斑点金免疫层析试验是胶体金标记技术与蛋白质层析技术相结合的以微孔滤膜为载体的快速固相膜免疫分析技术。本试验采用胶体金标记免疫层析技术，将 HBsAg、抗－HBs、HBeAg、抗－HBe、抗－HBc 制成胶体金标记免疫层析检测条。样品分别加到检测跳加样孔后，再借助毛细作用移行至层析区、检测区和对照区。胶体金标记颗粒由于抗原抗体反应形成富聚，形成肉眼可见的胶体金颗粒反应带，从而实现对 HBsAg、抗－HBs、HBeAg、抗－HBe、抗－HBc 的检测。

其中 HBsAg、HBeAg 两项检测分别用双抗体夹心法检测。胶体金标记抗－HBs

（或抗 – HBe），并分别与样品中的 HBsAg（或 HBeAg）结合形成复合物，再借助毛细作用复合物沿层析条向前移行，与检测线区预包被的抗 – HBs（或抗 – HBe）形成 "Au—抗 – HBs—HBsAg（或 HBeAg）—抗 – HBs—固相材料" 夹心物而凝聚显色。游离胶体金标记抗 – HBs（或抗 – HBe）则在对照线处与羊抗鼠 IgG 抗体结合而富集显色。阴性标本则仅在对照线处显色。

抗 – HBs 用双抗原夹心法检测。胶体金标记 HBsAg 与样品中的抗 – HBs 结合形成复合物，再借助毛细作用复合物沿层析条向前移行，与检测线区预包被的 HBsAg 形成 "Au—HBsAg 革兰阴性抗 – HBs—HBsAg 革兰阴性—固相材料" 夹心物而凝聚显色。游离胶体金标记 HBsAg 则在对照线处与羊抗 – HBs 结合而富集显色。阴性标本则仅在对照线处显色。

抗 – HBe 用竞争法检测。样品中的抗 – HBe 与胶体金标记 1 号抗 – HBe 竞争性地与 HBeAg 结合，形成复合物，再借助毛细作用沿层析条向前移行，与检测线区预包被的 2 号抗 – HBe 二次竞争结合，这样抗 – HBe 阳性时检测线区不能形成 "Au—抗 – HBe（鼠单抗）—HBeAg 革兰阴性—抗 – HBe—固相材料" 胶体金颗粒凝聚反应物而显色。与 HBeAg 相结合的胶体金标记 1 号抗 – HBe（鼠单抗）复合物于对照线与羊抗鼠 IgG 抗体结合而富集显色。阴性标本则在检测线区及对照线处均显色。

抗 – HBc 用竞争法检测。样品中的抗 – HBc 与胶体金标记抗 – HBc 借助毛细作用沿层析条向前移行，于检测线处竞争性地与 HBcAg 结合，形成复合物，这样抗 – HBc 阳性时检测线处不能形成 "Au—抗 – HBc—HBcAg 革兰阴性—固相材料" 胶体金颗粒凝聚反应物，结果无着色；样品抗 – HBc 阴性时，则形成有色沉淀。与此同时，游离的胶体金标记抗 – HBc 于对照线与羊抗鼠 IgG 抗体结合而富集显色。阴性标本则在检测线处及对照线处均显色。

【实验用品】

1. 标本：待检人血清。

2. 试剂：乙型肝炎病毒二对半胶体金标记诊断测试条。

【实验方法】

1. 沿铝箔袋切口部位撕开包装，取出试纸条。

2. 用取样管吸取待检人血清标本，然后垂直加入 2～3 滴于试纸条箭头所示的加样区中。

3. 15 分钟内观察结果。

【结果判定】

测试条对照线、检测线均出现显色反应为阳性；测试条检测线颜色浅于对照线为弱阳性；测试条对照线出现显色反应、检测线无显色反应为阴性；对照线、检测线均未出现显色反应，说明试验失败或测试条失效（图 15 – 1）。

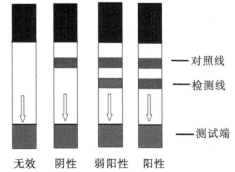

图 15 – 1　斑点金免疫层析试验原理及结果示意图

【注意事项】

1. 本试剂应在 15 分钟内判断结果，在 30 分钟后显示的结果无效。

2. 最好使用新鲜血液，勿使用溶血样本。

3. 过期产品请勿使用。

【临床意义】

HBsAg、HBeAg 是乙型肝炎病毒的结构成分，抗－HBs、抗－HBe、抗－HBc 为人类感染乙型肝炎病毒后所产生的对应抗体。它们均是乙型肝炎病毒感染的标志物，但意义各有不同。HBsAg 为乙型肝炎病毒感染的直接标志物；抗－HBs 见于 HBV 感染或接种乙型肝炎疫苗，自然感染乙型肝炎病毒；抗－HBs 阳转多表示病情趋于稳定和恢复，预后良好；HBeAg 阳性直接表示有病毒复制；抗－HBe 阳转后表示大多数病毒复制停止，但在抗－HBe 阳性慢性活动性肝病中病毒仍有低水平复制；抗－HBc 阳性为乙型肝炎病毒感染的标志物，不论是否有肝病，或病毒是否清除，高滴度抗－HBc 阳性常表示当前或过去有肝损害。HBsAg、抗－HBs、HBeAg、抗－HBe、抗－HBc 五项指标的检测，在诊断乙肝、预测预后、献血员筛查、乙肝的流行病学调查、判断人群对乙型肝炎的免疫水平以及对从事饮食及公共环境卫生行业人员定期进行健康体检等方面起着重要的作用。常见 HBV 抗原抗体检测结果的临床意义见表 15－4。

表 15－4　HBV 抗原抗体检测结果的临床意义

HBsAg	HBeAg	抗－HBs	抗－HBe	抗－HBc	结果分析
+	－	－	－	－	HBV 感染或无症状携带者
+	+	－	－	－	急、慢性乙型肝炎，或无症状携带者
+	+	－	－	+	急、慢性乙型肝炎（传染性强，"大三阳"）
+	－	－	+	+	急性感染趋向恢复（"小三阳"）
－	－	+	+	+／－	既往感染恢复期
－	－	－	－	+	既往感染或"窗口期"
－	－	+	－	－	既往感染或接种过疫苗

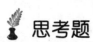 思考题

1. 简述病毒培养的方法有哪些？

2. 简述乙肝两对半检测常见类型及临床意义。

（王翠华）

第三部分　人体寄生虫学实验

实验十六　医学蠕虫

蠕虫是软体的多细胞无脊椎动物，借身体肌肉的伸缩而蠕动。寄生于人体的蠕虫称医学蠕虫，主要包括线虫、吸虫和绦虫等。

实验目的

1. 肉眼能辨认主要医学蠕虫的成虫。

2. 掌握医学蠕虫虫卵的形态特征。

3. 能识别医学蠕虫主要的中间宿主形态，了解医学蠕虫寄生人或动物的病理标本。

4. 初步学会粪便直接涂片法、饱和盐水浮聚法、透明胶纸法、痰液虫卵检查法的基本操作。

5. 了解医学蠕虫与自然环境及人类疾病的关系。

实验内容

一、医学线虫

【实验用品】

各种线虫成虫标本，各种线虫虫卵标本，线虫感染相关病理标本，显微镜，解剖镜，载玻片，滴管，透明胶纸带，竹签，饱和盐水等。

【实验方法】

1. 虫体标本观察：主要有以下 5 种虫体标本。

（1）蛔虫。①雌雄成虫液浸标本：成虫为长圆柱体状，中间稍膨大，两端逐渐变细，新鲜虫体呈淡红色，固定后呈灰白色。体表有横纹和两条侧线。雌虫较大，尾端尖直；雄虫较小，后端向腹部卷曲。②雌雄成虫解剖标本。③蛔虫横切面染色标本。

注意事项有以下几点。①体壁：表皮为角皮层，其下为皮下层和纵肌层，皮下层伸入原体腔内并增厚，背腹及两侧分别形成四条纵索。②肠管：肠壁由单层柱状上皮细胞组成。③原体腔：即体壁和消化道之间的腔隙，腔内充满液体，内部器官，如生殖、消化器官浸浴其中。

（2）蠕形住肠线虫（蛲虫）。雌雄成虫液浸标本：虫体乳白色，为小型线虫，雌、雄虫大小差别明显。雌虫约 10mm，尾端尖直如针状。雄虫细小，仅为雌虫长度的 1/3，尾端向腹面弯曲呈数字 "6" 形。

（3）十二指肠钩口线虫（十二指肠钩虫）与美洲板口线虫（美洲钩虫）。成虫液浸标本：虫体呈乳白色或米黄色，前端向背侧仰屈，雄虫末端膨大形成交合伞。①十二指肠钩虫：长约 10mm，虫体前端与尾端弯曲一致，形成略似 "C" 形。②美洲钩虫：虫体前端向背侧仰屈，尾端向腹面弯曲，呈 "S" 形。③雌雄成虫交配标本。④十二指肠钩虫口囊染色标本：注意口囊腹侧有两对钩齿。⑤美洲钩虫的口囊染色标本：注意口囊腹侧有一对板齿。⑥钩虫雄虫交合伞（玻片标本）：虫体后端扩大形成交合伞。十二指肠钩虫雄虫背肋在远端分 2 支，每支分 3 小支。美洲钩虫雄虫背肋在基础部先分 2 支，每支远端再分 2 支。⑦钩虫丝状蚴（活标本）。

（4）毛首鞭形线虫（鞭虫）。鞭虫成虫液浸标本：虫体后部粗大，前端细长状似马鞭。

（5）丝虫。两种微丝蚴染色玻片标本：镜下观察。注意先用低倍镜找到视野后，再换高倍镜仔细观察；观察体态，头间隙，体核的形态与排列，尾核的有无。

2. 虫卵标本：主要观察以下 4 种虫卵标本。

（1）蛔虫虫卵。①受精蛔虫卵：虫卵短椭圆形，大小为（45～75）μm×（35～50）μm，卵壳很厚而透明，通常表面有一层波浪式的被胆汁染成棕黄色的蛋白质膜，在新鲜粪便中，虫卵内含有一个未分裂的受精卵细胞，与卵壳之间形成半月形间隙（图 16－1）。②未受精蛔虫卵：虫卵呈长椭圆形或不规则形，大小为（88～94）μm×（39～44）μm，卵壳较薄，淡黄色，较受精卵略浅。内含有许多大小不一的屈光颗粒，无空隙（图 16－2）。③感染期蛔虫卵（示教）：卵内含有一条卷曲的幼虫（图 16－3）。

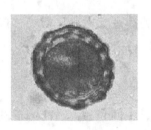 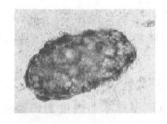 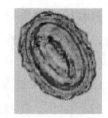

图 16－1　受精蛔虫卵　　　图 16－2　未受精蛔虫卵　　　图 16－3　感染期蛔虫卵

（2）蛲虫虫卵。虫卵豆形或柿核形，两侧不对称，一侧扁平，一侧稍突，大小为（50～60）μm×（20～30）μm，无色透明，卵壳厚，内含一条幼虫（图 16－4）。

（3）十二指肠钩虫与美洲钩虫虫卵。①虫卵椭圆形，两端较圆，大小为（36～40）μm×（56～76）μm，壳很薄，无色透明，内含 2～8 个卵细胞或多细胞期，若患者便秘或粪便放置过久，虫卵细胞可继续分裂为多细胞期，有时可见桑椹甚至含蚴卵。卵壳与细胞间有明显的空隙。十二指肠钩虫与美洲钩虫虫卵极为相似，不易区分（图 16 - 5）。②发育期虫卵：卵内含有 2、4、8 个细胞或桑椹期、含蚴虫卵。

（4）鞭虫虫卵。虫卵较小，（50 ~ 54）μm × （22 ~ 23）μm，纺锤形，黄褐色，卵壳较厚，卵壳两端各有一个透明的塞状突起，从粪便排出的新鲜虫卵内含有一个受精卵细胞（图 16 - 6）。

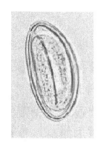
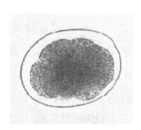
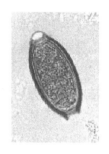

图 16 - 4　蛲虫卵　　　　　图 16 - 5　钩虫卵　　　　　图 16 - 6　鞭虫卵

3. 病理标本：主要观察以下 3 种标本。

（1）蛔虫病理标本：①蛔虫性机械性肠梗阻病理标本。②蛔虫成虫在胆道内的病理标本。

（2）十二指肠钩虫与美洲钩虫病理标本：成虫咬附在肠壁上，注意肠黏膜表面的小溃疡和出血点。

（3）鞭虫成虫咬附在肠壁上的病理标本。

二、医学吸虫

【实验用品】

各种吸虫成虫标本，各种吸虫虫卵标本，吸虫感染相关病理标本，显微镜，解剖镜，载玻片，量杯，滴管，透明胶纸带，竹签，饱和盐水等。

【实验方法】

1. 虫体标本观察：主要有以下 4 种虫体标本。

（1）华支睾吸虫（肝吸虫）。

1）成虫观察液浸标本：注意虫体大小、外观。

2）观察染色标本：先用肉眼进行一般观察，然后在低倍镜下观察下列器官的位置、排列方式和形态特征。①附着器官：口吸盘、腹吸盘，并比较两者的大小。②消化器官：肠支分两支，末端是盲端。③排泄器：排泄囊和排泄孔。④生殖器官：雌雄同体。⑤雄性生殖器官：睾丸的数目、形态、排列方式等。⑥雌性生殖器官：卵巢、受精囊、卵黄腺、梅氏腺、子宫（其内充满虫卵）等。

（2）姜片虫。①姜片成虫液浸标本。②姜片成虫染色标本：注意虫体大小，背腹扁平肥厚，腹吸盘较口吸盘大 4 ~ 5 倍，肌肉相当发达。

（3）肺吸虫。

1）肺吸虫成虫液浸标本。

2）肺吸虫成虫染色标本。①外部形态。②口、腹吸盘。③生殖器官：两个睾丸位于虫体后 1/3，左右并列，卵巢与子宫并列于腹吸盘之后。

（4）日本血吸虫。

1）日本血吸虫成虫活体标本。

2）日本血吸虫成虫雌雄合抱标本。

3）日本血吸虫成虫染色标本。①雄虫：虫体粗短，似镰刀状。虫体最前端为口吸盘，不远的腹面是腹吸盘，突出如杯状，其后虫体两侧向腹面沿中轴卷折，形成抱雌沟。口吸盘中央为口，无咽，下连一较短的食道，肠管分两支，于体后 1/3 处又合二为一，终于盲端腹吸盘后方，睾丸多为 7 个，连输精管通入储精囊。生殖孔开口于腹吸盘的后方。②雌虫：虫体细长，口、腹吸盘等大而不明显，虫体中后处有一椭圆形深色卵巢，后方通出一输卵管，沿虫体一侧折向前方。两肠管在卵巢后合为一支，虫体后端有卵黄腺，卵巢前为子宫，内有 50～300 个虫卵。

2. 虫卵标本：主要观察以下 4 种虫卵标本。

（1）肝吸虫虫卵形态（固定标本）：①从大小、形态、颜色、卵壳结构和内含物等五个方面详细观察。②虫卵很小，平均为 (27～35)μm×(12～20)μm，为人体常见最小的寄生虫卵。形似芝麻状，黄褐色，顶端有突起的卵盖，卵盖和卵壳镶嵌处稍向外突起形成肩峰，另一端有一小疣，卵内有一成熟的毛蚴（图 16-7）。

（2）姜片虫虫卵形态：虫卵椭圆形，淡黄色，大小为 (130～140)μm×(80～85)μm，为人体常见最大的寄生虫卵。卵壳薄而均匀，一端有卵盖，小且不明显，卵内含一个卵细胞和数十个卵黄细胞（图 16-8）。

（3）肺吸虫虫卵形态：虫卵金黄色，呈长椭圆形，形态常变化较大，大小为 (80～118)μm×(48～60)μm。卵壳厚薄不均，卵盖大，常倾斜，卵内含有一个未分裂的受精卵细胞和十多个卵黄细胞（图 16-9）。

（4）日本血吸虫虫卵形态：虫卵呈椭圆形，大小为 89μm×67μm，淡黄色，卵壳薄而均匀，无卵盖，一侧有一小棘。通常从粪便中排出的虫卵，其卵壳周围常有污物黏附。成熟虫卵内含有一梨形的毛蚴（图 16-10）。

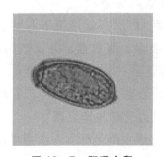

图 16-7　肝吸虫卵

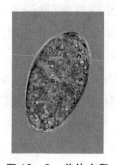

图 16-8　姜片虫卵

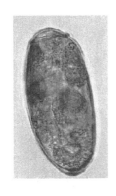

图 16 - 9　肺吸虫卵

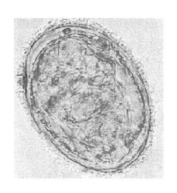

图 16 - 10　血吸虫卵

3. 中间宿主：主要观察以下 4 种标本。

（1）肝吸虫。中间宿主：①第一中间宿主：纹沼螺、长角涵螺。观察尾蚴染色标本。②第二中间宿主：淡水鱼（鲤科鱼）、淡水虾。③囊蚴形态特点：椭圆形，平均大小为 0.138mm × 0.115mm，囊壁两层，内含幼虫，可见口、腹吸盘及含有黑色颗粒的排泄囊。

（2）姜片虫。①中间宿主：扁卷螺。②尾蚴染色标本。③囊蚴染色标本。④媒介：红菱、菱白、荸荠（马蹄）等。注意：红菱上的小点是囊蚴。

（3）肺吸虫。①第一中间宿主：川卷螺

◎ 巧记忆 ◎

虫卵鉴别口诀：

蛔虫受精、未受精卵，

区别由里向外共三点。

内容物、卵形、蛋白膜，

蛲虫卵，形如柿核状。

钩虫卵，卵内绕亮圈，

肺吸虫卵卵盖大又显。

姜片虫卵，它个最大，

最小要数肝吸虫卵。

（示教）。②尾蚴染色标本：尾部短小，呈圆球状。③第二中间宿主：溪蟹、蝲蛄。

（4）日本血吸虫。①毛蚴。②中间宿主：钉螺。③尾蚴。尾蚴染色标本：注意尾部分叉。观察活尾蚴（示教）：静止时尾蚴体部悬挂在水面，活动时体部伸缩，尾干做反复弧形摆动，尾叉做旋桨式转动，使身体向前推进。

4. 病理标本：主要观察以下 4 种标本。

（1）肝吸虫。①成虫在肝胆道内的大体标本。②成虫在肝胆道内的病理组织切片：胆道内可见华支睾吸虫成虫横切面，大量虫卵散布在子宫腔内，胆管上皮细胞增生，呈乳头状突向管腔，胆管周围纤维组织增生，压迫肝实质。

（2）姜片虫成虫寄生肠壁标本。

（3）肺吸虫。①肺吸虫病肺脏病理标本：注意结节状或半球状突出的虫囊。②肺吸虫病肝脏病理标本：注意肝脏表面的窟穴状或隧道状病变。

（4）血吸虫。①血吸虫病肝硬化病理标本：肝表面有许多灰白色芝麻大小散在性分布的结节，切面在静脉周围有灰白色树状纤维索。②血吸虫病肝组织切片。急性虫卵结节：虫卵周围有大量的嗜酸性粒细胞、中性粒细胞浸润及以虫卵为中心向四周发出的放射状嗜酸性细棒状物质沉积。慢性虫卵结节：虫卵已死亡或钙化，虫卵周围可见到上皮样细胞，异物巨细胞聚集和纤维细胞增生等。③血吸虫成虫寄生在肠系膜的病理标本。

三、医学绦虫

【实验用品】

各种绦虫成虫标本，各种绦虫虫卵标本，绦虫感染相关病理标本，显微镜，解剖镜，载玻片，量杯，滴管，透明胶纸带，竹签，饱和盐水等。

【实验方法】

1. 虫体标本观察：主要有以下 4 种虫体标本。

（1）链状带绦虫（猪带绦虫）。

1）成虫：①猪带绦虫成虫液浸标本。②猪带绦虫头节染色标本呈圆球状，具四个吸盘，顶端具顶突，顶突上有两圈小钩。③猪带绦虫成节染色标本。④猪带绦虫成熟节片（玻片标本）。近似方形，内部具雌雄生殖器各一套。卵巢在节后 1/3 的中央，分左、右 2 大叶。卵黄腺位于节片后部中间。子宫沿节片向前延伸，为一盲囊。睾丸 150～200 个。呈滤泡状，散布在节片两侧。⑤猪带绦虫孕节墨汁染色标本（图 16－11）。

2）幼虫：猪囊尾蚴标本（图 16－12）。

（2）肥胖带绦虫（牛带绦虫）。

1）成虫：①牛带绦虫液浸标本，注意虫体外形、长度、头节和链体。②牛带绦虫头节染色标本，近似方形，具四个吸盘，无顶突和小钩。③牛带绦虫孕节墨汁染色标本（图 16－13）。

2）幼虫：牛带囊尾蚴标本（图 16－14）。

注意事项：①两种绦虫成节结构大体相同。每个节片都有雌雄生殖器官，子宫呈管状，无子宫孔，卵巢分两叶，猪带绦虫卵巢另有一中央小叶，缺消化器官。②子宫两侧的分支数是鉴别两种绦虫的重要依据，通常猪带绦虫孕节每侧分支为 7～13 支，牛带绦虫为 15～30 支，枝端再分支。③两种囊尾蚴头节与成虫头节构造相似，注意两种囊尾蚴的镜下鉴别。

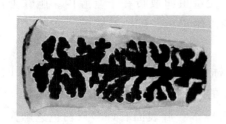

图 16－11　猪带绦虫墨汁注射孕节

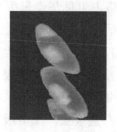

图 16－12　猪囊尾蚴标本

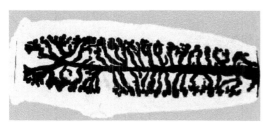

图 16-13 牛带绦虫墨汁注射孕节

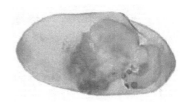

图 16-14 牛带囊尾蚴标本

（3）曼氏迭宫绦虫（成虫）。①成虫液浸标本。②成虫头节染色标本：呈指状，其背腹面各有一条纵行的吸槽。③成节染色标本：成节子宫呈螺旋状盘曲，紧密重叠，似金字塔状。

（4）细粒棘球绦虫（包生绦虫）。①成虫染色标本。②棘球蚴在肝脏内的液浸标本。③原头蚴染色标本：呈椭圆形，具吸盘和细钩。④棘球蚴切片标本：外层是宿主组织的反应物为假囊壁，真囊壁分为内外两层，外层为角皮层，无细胞结构，内层为生发层（胚层），具细胞核和微粒物质，胚层长出原头蚴。

2. 虫卵：主要观察以下几种虫卵标本。

（1）带绦虫虫卵：虫卵呈球形或近球形，直径 31~43μm，卵壳甚薄，内为胚膜。虫卵自孕节散出后，卵壳多已脱落，成为不完整虫卵。通常镜检所见的卵无卵壳，外有很厚胚膜，棕黄色，具放射状条纹，内含有六钩蚴，新鲜卵的六钩蚴可见 6 个小钩。两种带绦虫卵形态相似，镜下不能区分（图 16-15）。

（2）曼氏迭宫绦虫虫卵（示教）：虫卵近椭圆形，两端稍尖，大小为（52~76）μm×（31~44）μm，呈灰褐色，有卵盖，壳较薄，内有一个受精卵细胞和若干卵黄细胞（图 16-16）。

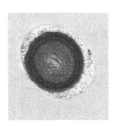

图 16-15 带绦虫虫卵

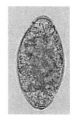

图 16-16 曼氏迭宫绦虫虫卵

3. 中间宿主：主要观察曼氏迭宫绦虫中间宿主及幼虫。

（1）中间宿主：剑水蚤。

（2）裂头蚴：在第二中间宿主蛙肌肉内。裂头蚴长带形，乳白色，约 300mm×0.7mm，头部膨大，末端钝圆，体前端无吸槽，中央有一明显凹陷，是与成虫相似的头节。体不分节，但具有横皱褶。

4. 病理标本：主要观察以下 2 种标本。

（1）猪带绦虫：①猪囊尾蚴在猪心肌内。②猪囊尾蚴在猪脑组织及其他肌肉组织内。

（2）牛带绦虫：牛囊尾蚴寄生在肌肉组织中。

附：虫卵的检查方法

（一）粪便直接涂片法

1. 试剂：生理盐水。

2. 实验方法：①于载玻片中央加生理盐水一滴。②竹签挑取火柴头大小的粪便，在生理盐水内调匀，制成厚薄片（厚度以能透过涂片看清印刷字体为宜）。③盖上盖玻片后在低倍镜下观察。

3. 注意点：①涂片应均匀，不宜过厚。②防止干涸，否则其形态会发生变化。③检查时，按一定顺序观察全片，并注意虫卵与粪便中杂质区别。

（二）透明胶纸检查法

取长约 6cm，宽约 2cm 的透明胶纸，贴于载玻片上，检查时将一端揭起，把黏的一面在肛周皱襞上粘压数次，再把胶纸粘回原玻片上，接着即可在显微镜下检查虫卵。

（三）饱和盐水浮聚法

1. 试剂：饱和盐水（在 1000ml 水中加入 375～400g 食盐，加热溶解，饱和盐水的比重约为 1.20）。

2. 实验方法：①用竹签挑取黄豆大小的粪便，置于盛有少量饱和盐水的漂浮瓶中。②将粪便充分搅匀，再加饱和盐水至满，以不溢出为止。③取洁净载玻片轻轻置于液面上，静置约 15 分钟。④垂直向上提起载玻片，迅速翻转，置镜下观察。

3. 注意点：①粪便必须充分搅匀。②载玻片盖上时，注意不要产生气泡。③静置时间需适宜，不宜超过 20 分钟，否则由于渗透压的改变致虫卵下沉而影响检举率。④翻片速度不宜过快，防止悬液流落而影响结果。

（四）生理盐水棉签拭子法

用生理盐水湿润棉签轻拭肛门周围或皱褶，把棉签放入盛有饱和盐水的西林瓶内荡洗，然后用浮聚法或沉淀法检查虫卵。

（五）痰液虫卵检查法

1. 涂片法：取一洁净载玻片，滴一滴生理盐水，挑取少许痰液，均匀涂在玻片上，加盖玻片，置镜下检查。

2. 虫卵浓集法：收集患者 24 小时的痰液，将痰液倾入量杯内，加入等量的 10% NaOH 溶液，摇匀，静置 6～8 小时，自然沉淀或离心沉淀后，倾去上清液，取沉渣镜检。

思考题

1. 简述猪带绦虫与牛带绦虫形态的主要区别。

2. 为何蛲虫感染多见于群居的儿童？

3. 病案分析题

病案摘要：患者，女，45 岁，主诉：反复咳嗽，气喘 3 个月，加重 7 天。

患者 3 个月前无明显诱因出现阵发性咳嗽，咳白色泡沫痰，伴乏力，发热，腹胀。无胸痛，咯血，潮热，盗汗。自服咳嗽糖浆未见好转。发病以来，睡眠少，食欲可，大、小便正常。患者曾旅游生吃过螃蟹。

既往体健，无药物过敏史。

入院检查：体温 37.9℃，心率 89 次/分，呼吸 22 次/分，血压 105/70mmHg。发育中等，营养欠佳。腹部柔软，肝脾不大。四肢、脊柱及神经系统均正常。

辅助检查：B 超提示腹腔少量积液，腹腔少量积水。胃镜提示：糜烂性胃炎。

思考下列问题：

（1）根据以上病案，请你诊断患者可能患了何种寄生虫病？

（2）试述此类病的预防措施及处理方法有哪些。

（周润生）

实验十七　医学原虫和医学节肢动物

原虫为单细胞真核生物，分布广泛，具有完整的生理功能。其基本结构由细胞膜、细胞质和细胞核三部分组成。依据运动细胞器的有无和类型不同分为阿米巴、鞭毛虫、孢子虫和纤毛虫四大类。

医学节肢动物是指与医学有关的，通过寄生、吸血、蜇刺和毒害、致病及传播病原体等方式危害人类健康的节肢动物。主要特征是身体左右对称，分节，体表由坚韧的外骨骼组成，有成对的分节附肢。分类主要有昆虫纲、蛛形纲、甲壳纲、唇足纲。其中昆虫纲、蛛形纲在医学上更有重要意义。

实验目的

1. 掌握主要医学原虫的形态：溶组织阿米巴原虫的滋养体和包囊的形态特征，间日疟原虫红细胞内期各期及恶性疟原虫环状体和配子体的形态特点。
2. 熟悉阴道毛滴虫的镜下形态特点。
3. 熟悉各类医学节肢动物的形态特征。

实验内容

一、医学原虫

◎课堂互动◎

21岁男性学生，半年前曾去外地度暑假。两个月来间断发热，发热前寒战约半小时，继之高热，持续 2~4 小时，大汗后热退，用各种抗生素治疗无效。1周来患者面色苍白，头晕，乏力，巩膜轻度黄染，脾肋下 3cm，质软。

问题：

1. 该患者最有可能的诊断是什么？
2. 要进一步确诊，应做什么实验室检查？

【实验用品】

医学原虫标本，显微镜，放大镜，解剖镜等。

【实验方法】

1. 溶组织内阿米巴：主要观察以下 4 种标本。

（1）滋养体（油镜）：虫体 20~60μm，内质中食物泡可含有吞入的红细胞，细胞核明显，核仁小，居中，核膜薄且均匀。在核膜与核仁之间有网状的核纤维。

（2）溶组织内阿米巴滋养体（双色染色标本，低倍镜）。

（3）溶组织内阿米巴包囊（铁苏木素染色标本，油镜）：包囊呈圆球形，直径 10～20μm。染成蓝黑色。囊壁厚，不着色，核通常 1～4 个，核仁可见，核膜内缘染色质粒大小相等。成熟包囊具 4 个核，核结构与滋养体相同，糖原泡在染色时被溶解，成为空泡，拟染色体深蓝色，棒状，两端较钝圆。成熟包囊常缺拟染色体（图 17－1）。

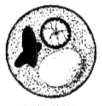 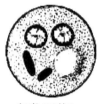 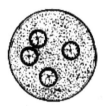

包囊（单核）　　　　包囊（双核）　　　　包囊（四核成熟包囊）

图 17－1　溶组织内阿米巴包囊

（4）溶组织内阿米巴包囊（碘液染色标本）：包囊呈圆形，棕黄色，直径 10～20μm，囊壁不着色，具折光的界限，囊内核通常 1～4 个，可见核仁，核膜内缘染色质粒不够清晰，在单核或双核的包囊中，有时可见糖原泡，拟染色体不清楚（图 17－2）。

2. 结肠内阿米巴：主要观察以下 4 种标本。

（1）结肠内阿米巴包囊（铁苏木素染色标本，油镜）：较大，呈圆形，直径 10～30μm，核 1～8 个，核仁偏位，拟染色体呈稻束状。注意与溶组织内阿米巴包囊的区别（图 17－2，表 17－1）。

（2）结肠内阿米巴包囊（碘液染色标本）。

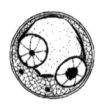 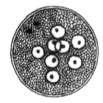

图 17－2　结肠内阿米巴包囊

表 17－1　结肠内阿米巴包囊与溶组织内阿米巴包囊的鉴别

	结肠内阿米巴包囊	溶组织内阿米巴包囊
大小	较大，直径 10～30μm	较小，直径 10～20μm
胞核核	1～8 个核，核仁偏位，核周染粒粗细不均，排列不整齐	1～4 个，核仁居中，核周染粒大小相等，排列整齐
拟染色体	稻束状	棍棒状

（3）肠阿米巴病理标本：肠壁溃疡呈散在性分布，大小不一，病变中央组织缺损，周围组织水肿而隆起，形成火山口样。多个溃疡融合后，使小块肠黏膜组织坏死、脱落，形成浅表溃疡。溃疡口小底大，溃疡之间仍可见到正常组织。

（4）阿米巴肝脓肿病理标本：脓肿多发生在肝右叶，常为单个，脓腔周围组织坏死，使腔壁不整齐，呈棉絮状。

3. 阴道毛滴虫：主要观察以下 2 种标本。

（1）阴道毛滴虫滋养体染色标本：虫体呈梨形或椭圆形，体长可达 30μm。轴柱贯穿虫体并从末端伸出，虫体前 1/3 处可见一个椭圆形胞核，从虫体前缘发出 4 根前鞭毛和 1 根后鞭毛。体外侧前 1/2 处有一波动膜，其外缘与向后延伸的后鞭毛相连。胞质内可见深染、颗粒状的氢化酶体（图 17 - 3）。

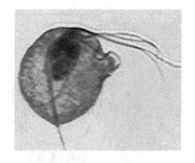

图 17 - 3　阴道毛滴虫滋养体

（2）阴道毛滴虫活滋养体：活滋养体呈无色透明状，有折光性，体态多变，活动力强。

4. 蓝氏贾第鞭毛虫：主要观察以下 2 种标本。

（1）滋养体染色标本：正面观似半个纵切的倒置梨形，侧面观呈瓢状。两侧对称，背面隆起，腹面前半部向内凹陷形成左、右两叶吸盘，每叶吸盘的背侧备有一个圆形的泡状细胞核。一对轴柱纵贯虫体，中部有 2 个半月状中体。鞭毛 4 对，即前侧鞭毛、后侧鞭毛、腹鞭毛和尾鞭毛。

（2）包囊铁苏木素染色：包囊呈卵圆形，囊壁很厚，不着色。囊壁与虫体间常有明显的空隙。成熟包囊两对核偏于一端，核仁清晰，并可见到鞭毛、轴柱及丝状物。

5. 杜氏利什曼原虫：主要观察以下 2 种标本。

（1）无鞭毛体标本片（姬氏染色）：在油镜下，虫体极小，仅红细胞直径 1/2 或 1/3，呈圆形或卵圆形。细胞质呈淡蓝色，核呈紫色或紫红色。核旁有一动基体和基体，细小、杆状，呈深紫色。

（2）杜氏利什曼原虫前鞭毛体（姬氏染色）：高倍镜下可见虫体梭形，前部宽，后部细。虫体中央有一个大而圆的核，前段有动基体和基体，均染成紫红色，虫体胞质染成淡蓝色。由基体发出一根鞭毛，游离于虫体外。

6. 疟原虫：主要观察红细胞内期疟原虫标本。

（1）间日疟原虫（薄血片，姬氏染色）：注意将有血膜的一面朝上，先低倍镜观察，在红细胞分布均匀部位加镜油一滴，后用油镜观察。不要把血膜上血小板或杂质误认成疟原虫。红细胞染成红褐色，疟原虫细胞质染成天蓝色，核红色或紫红色。

1）环状体：纤细环状，直径约占红细胞的 1/3。染色后胞质呈蓝色，有一深红色的核，中间为空泡，形似红宝石戒指。被寄生的红细胞没有明显改变（图 17 - 4）。

2）滋养体：核略增大，形态视发育时间和活动情况而多变，可见伪足，胞质内有黄棕色烟丝状疟色素，被寄生的红细胞略胀大，染色变淡，并出现淡红色的薛氏点（图 17 - 5）。

3）裂殖体：核分裂及疟色素增加是本期特征。早期裂殖体只见核分裂而无胞质分裂。成熟裂殖体含 12 ~ 24 个椭圆形裂殖子，排列不规则，疟色素集中在中央。虫体占满胀大的红细胞（图 17 - 6）。

4）配子体：是疟原虫有性生殖的开始，被寄生的红细胞显著胀大。①雄配子体：圆形，略大于正常红细胞，胞质色蓝略带红，核疏松，淡红色，位于中央，疟色素分散（图 17 - 7）。②雌配子体：圆形，占满胀大的红细胞，胞质蓝色，核结实，较小，深红色，偏于一侧，疟色素分散（图 17 - 8）。

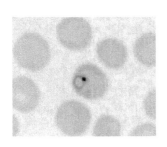 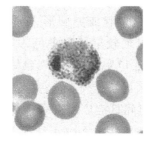 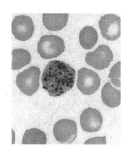

图 17 - 4　间日疟原虫环状体　　图 17 - 5　间日疟原虫滋养体　　图 17 - 6　间日疟原虫裂殖体

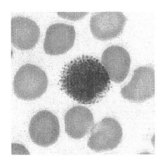 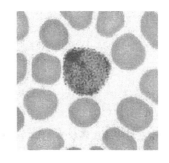

图 17 - 7　间日疟原虫雄配子体　　　　图 17 - 8　间日疟原虫雌配子体

（2）恶性疟原虫：①环状体（需与间日疟原虫比较）。被寄生红细胞外观正常。虫体小，直径约为红细胞的 1/5 或 1/6，环状细胞质纤细，核较小。常见多个虫体寄生在一个红细胞内，且有虫体寄生在红细胞的边缘，一个虫体有 2 个核较常见（图 17 - 9）。②配子体。被寄生红细胞常胀破而不见或仅见部分。雄配子体：腊肠形，两端钝圆，胞质色蓝略带红，核位于中央，疏松、淡红色，疟色素黄棕色，小杆状，在核周围较多（图 17 - 10）。雌配子体：新月状，两端较尖。胞质蓝色。核位于中央，致密，较小，深红色。疟色素深褐色，多在核周围（图 17 - 11）。

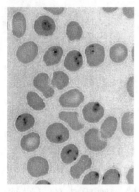
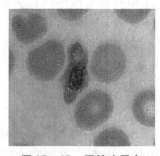
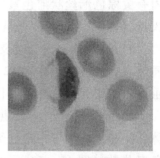

图 17 - 9　恶性疟原　　　　图 17 - 10　恶性疟原虫　　　　图 17 - 11　恶性疟原虫
　　虫环状体　　　　　　　　　雄配子体　　　　　　　　　　雌配子体

（3）三日疟原虫：①环状体。环较粗大，约为红细胞直径的 1/3（图 17 - 12）。②滋养体。胞质横贯红细胞，呈带状或卵圆形，胞质内少有空泡，几乎看不见伪足，胞质分布不均匀，疟色素出现较早，深褐色，呈颗粒状，且沿虫体边缘分布。被寄生的红细胞大小无改变（图 17 - 13）。③裂殖体。成熟裂殖体含有 6~12 个裂殖子，通常 8 个，呈单瓣菊花状规则排列。疟色素集中在中央。颗粒粗大，呈深棕色（图 17 - 14）。④配子体。与间日疟原虫配子体相似，但虫体的外形较规则，多呈圆形。疟色素多而粗大。红细胞大小无改变（图 17 - 15、17 - 16）。

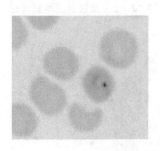
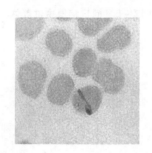
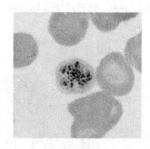

图 17 - 12　三日疟原虫环状体　图 17 - 13　三日疟原虫滋养体　图 17 - 14　三日疟原虫裂殖体

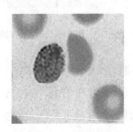
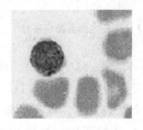

图 17 - 15　三日疟原虫雌配子体　　　图 17 - 16　三日疟原虫雄配子体

（4）红细胞外期疟原虫：①蚊体内发育的疟原虫。②卵囊。圆球形或椭圆形，内含有许多子孢子。③子孢子。梭形，两端尖细，大小约为 $1\mu m \times 8\mu m$，姬氏染色核红色，胞质天蓝色。

（5）疟疾媒介（按蚊）：中华按蚊、微小按蚊、大劣按蚊。

二、医学节肢动物

医学节肢动物分属 5 个纲，其中以昆虫纲和蛛形纲与人类疾病的关系最为密切，危害很大。了解其成虫、幼虫、虫卵的形态特征，对于掌握其生活史和预防措施，具有重要意义。

【实验用品】

医学节肢动物标本，显微镜，放大镜，解剖镜等。

【实验方法】

1. 蚊成虫及口器形态标本片：①蚊成虫形态标本片。成蚊体长 1.6～12.6mm，呈灰褐色、黄棕色或黑色有白斑。分头、胸、腹三部分。头部有复眼、触角、触须各 1 对，在头的前下方有一伸向前的刺吸式口器，又称喙。胸部分为前、中和后三节，其腹侧面各有 1 对足。中胸上有一对窄而长的翅膀。后胸有 1 对平衡棒。②口器形态标本片。蚊口器形态细长如针状，为刺吸式口器（雌蚊较典型）。由六根刺针组成，包括上内唇、舌各 1 个，上、下颚各 1 对。喙两旁有 1 对触须。③常见蚊种。在我国传播疾病的蚊种主要属于按蚊属、库蚊属和伊蚊属（表 17－2）。

2. 蝇（家蝇、绿蝇、大头金蝇等针插标本，放大镜观察）：青绿、灰黑色等，体分头、胸、腹三部。胸部有翅 1 对，足 3 对，胸背有 4 条黑色纵纹。注意外形、大小、体色和胸背部条纹等。

（1）蝇卵、幼虫、蛹的瓶装标本（肉眼观察）：幼虫圆锥形，前端较细，后端呈截面，无足无眼，乳白色，具后气门，后气门的形态因种而异；蛹表面有一层硬的蛹壳，5～8mm 长，两端略圆，形似红豆，初期呈乳黄色，后逐渐呈棕褐或棕黑色。

（2）蝇口器、唇瓣及蝇足玻片标本（低倍镜观察）：为喇叭形的舐吸式口器，末端有 2 叶肥大的唇瓣；蝇足末端有爪，爪垫和爪间突，满布长鬃和短毛，故易携带病菌。

表 17－2 常见蚊种的区别

虫期	鉴别项目	按蚊	库蚊	伊蚊
卵	颜色、形态	深灰色，舟状、有浮囊	黄褐色，长圆锥状	黑色，橄榄状
	在水中状况	单个，浮于水面	集成筏块，浮于水面	单个沉于水底
幼虫	呼吸管	无，有一对呼吸孔	细长，有多对管毛	较短粗，管毛 1 对
蛹	呼吸管	短粗、似漏斗状，管口宽，有裂隙	细长、管口小，无裂隙	一般较短，管口无裂隙
成蚊	体色	灰褐色	黄棕色	黑色有白斑
	触须	雌雄触须与喙等长	雌蚊触须短于喙之半，雄蚊则比喙长	雌蚊同库蚊；雄蚊触须与喙等长
	翅	多有黑白斑	多无黑白斑	无黑白斑
	足	足上白环不定	足多无白环	足有白环

3. 蚤：虫体棕黄色至深褐色，短小，左右侧扁。头小，有或无眼，具有刺吸式口器。无翅，足3对，较粗壮。

4. 虱：①卵椭圆形，黄白色。一端有盖，另一端黏在衣服纤维上。②幼虫形似成虫但极小。③成虫背腹扁平，灰白色，头菱形较小，刺吸式口器。足粗短。

5. 螨：①疥螨玻片标本（示教）。虫体小，短椭圆形，背面有波状皱纹和长短不一的刚毛和刺，足4对，短。成螨雄虫体型较雌虫小，前两对足末端均有长柄吸垫。②恙螨幼虫玻片标本。幼虫体小，形状随虫种而异，腹面足3对，躯体背部有盾板，盾板上有2根感毛及4根盾板毛，背毛有序排列，有分类学上的意义。

6. 臭虫：成虫红褐色，背腹扁平，分头胸腹三部。头部有刺吸式口器，足3对。

7. 白蛉：成虫虫体较蚊体小，棕黄色，全身披毛，头部有大眼一对，胸部向背面隆起，似驼背，翅窄长而尖，静止时翅向两背侧展开。

8. 蜚蠊（蟑螂）：①美洲大蠊。成虫椭圆形，虫体较大，背腹扁平，体呈红褐色，体表有油亮光泽。前胸背部有一黑褐色蝶状斑，斑的中线向后延伸成一"小尾"，中线前方有一"T"形黄色条纹，翅发达。②德国小蠊。茶褐色，体小，前胸背板上有2条平行的黑色纵纹。③卵荚。形似红豆，暗褐色，鞘壳坚硬，外有纵纹，卵成对排列在鞘内。

9. 蜱：①硬蜱。体稍大，分为躯体和假头（颚体），躯体背部有盾板，足4对。②软蜱。体分为躯体和假头（颚体），假头位于躯体前端腹面，从背面看不见，足4对，躯体无盾板。

思考题

1. 简述间日疟原虫、恶性疟原虫和三日疟原虫各期特征。
2. 简述三属蚊的卵、幼虫、成蚊的区别。
3. 病案分析：

患者，男，64岁。主诉：间断排暗红色糊状便1年，加重10余天。

患者于2009年无明显诱因出现暗红色糊状便，量约1500ml，有腥臭味，伴头晕、心慌、反酸、恶心、中上腹隐痛。既往史：2007年患者因四肢小关节痛，在我院诊断为风湿性关节炎，间断肛入吲哚美辛栓缓解关节痛，2008年至今以口服布洛芬、风湿灵控制症状。

查体：体温37.9℃，心率89次/分，呼吸22次/分，血压105/70mmHg。发育中等，营养欠佳，面色萎黄。肺（-），腹部柔软，肝、脾不大。全身皮肤无皮疹，浅表淋巴结无肿大。四肢、神经系统均正常。

实验室检查：粪便检查：白细胞10~15/HP，细细胞满视野，发现阿米巴滋养体。

问题：
（1）患者可能患何种疾病？
（2）该病如何防治？

（周润生）

下 篇

学习指导与习题

第一章　医学免疫学

第一节　免疫学概论

 知识要点

一、免疫的概念、功能和表现

1. 免疫：指机体识别与排除抗原性异物，维持机体生理平衡的一种功能。正常情况下对机体有利，异常情况下则可造成机体损伤。

2. 免疫的三大功能：如下表所示。

	正常表现	异常表现
免疫防御	清除病原微生物	过低——严重感染
	抗感染	过度——超敏反应
免疫稳定	清除衰老死亡细胞	自身免疫性疾病
	维护内环境稳定	
免疫监视	清除突变细胞及被病毒寄生细胞	肿瘤发生
	抗肿瘤、抗病毒感染	病毒持续性感染

二、医学免疫学

医学免疫学是研究免疫系统的组成、功能、免疫应答的规律，免疫应答产物以及有关疾病的发生机制、诊断与防治的一门科学。

三、对医学免疫学做出较大贡献的科学家

英国医生琴纳发现了接种牛痘可以预防天花，是医学免疫学的创始人。

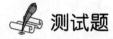 测试题

[名词解释]

1. 免疫

2. 免疫防御

3. 免疫监视

[选择题]

1. 免疫监视功能低下的后果是
    A. 易发生肿瘤　　　　　　B. 易发生超敏反应　　　　C. 易发生感染
    D. 易发生自身免疫疾病　　E. 易发生免疫耐受

2. 用无毒力牛痘苗接种来预防天花的第一个医师是
    A. Koch　　　　　　　　　B. Jenner　　　　　　　　 C. Pasteur
    D. VonBehring　　　　　　E. Bordet

3. 机体免疫系统识别和清除突变的细胞的功能称为
    A. 免疫监视　　　　　　　B. 免疫自稳　　　　　　　C. 免疫耐受
    D. 免疫防御　　　　　　　E. 免疫识别

4. 机体抵抗病原微生物感染的功能称为
    A. 免疫监视　　　　　　　B. 免疫自稳　　　　　　　C. 免疫耐受
    D. 免疫防御　　　　　　　E. 免疫识别

5. 免疫防御功能低下的机体易发生
    A. 肿瘤　　　　　　　　　B. 超敏反应　　　　　　　C. 移植排斥反应
    D. 反复感染　　　　　　　E. 免疫增生病

6. 最早用人痘接种预防天花的国家是
    A. 中国　　　　　　　　　B. 美国　　　　　　　　　C. 日本
    D. 俄罗斯　　　　　　　　E. 英国

[填空题]

1. 免疫功能包括＿＿＿＿＿＿、＿＿＿＿＿＿、＿＿＿＿＿＿。
2. 医学免疫学的创始人是＿＿＿＿＿＿。

[问答题]

简述免疫的三大功能及免疫的两面性。

第二节　抗　原

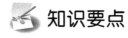 知识要点

一、抗原的概念与特性

1. 抗原：凡能刺激机体免疫系统发生免疫应答的物质，统称为抗原。即：抗原是能诱导机体免疫系统产生免疫应答，并能与相应的应答产物发生特异性结合的产物。

2. 抗原具备的两个基本性质：①免疫原性，即引起机体免疫应答的性质，能刺激机体的免疫系统产生抗体或致敏淋巴细胞的性能。②免疫反应性，即能与相应

的免疫应答产物（抗体或致敏淋巴细胞）发生特异性结合，引起免疫反应的性质。

二、决定免疫原性的因素

1. 异物性：是指抗原与所刺激的机体的自身物质的差异。

2. 一定的理化性质：一方面决定分子的大小，分子量越大，抗原性越强。另一方面抗原物质必须具有一定的化学组成和结构。

3. 特异性：抗原具有只与相应抗体或致敏淋巴细胞结合发生反应的特性，称为特异性。抗原特异性是由抗原决定簇决定的，抗原决定簇是存在抗原表面，决定该抗原特异性的特殊化学基团。有时两种来源不同的抗原，彼此之间可以有相同的决定簇，由此决定簇刺激机体产生的抗体，可以和两种抗原结合发生反应，称为交叉反应，此决定簇称为共同抗原。一种抗原可有多种决定簇，因此，抗原是多价的。

三、抗原的分类

1. 根据抗原的性质分类：①完全抗原（抗原），既具有免疫原性又具有免疫反应性的物质。如大多数蛋白质、细菌、病毒等。②不完全抗原（半抗原），有些简单的有机分子，本身不能刺激机体产生免疫应答，即无免疫原性，但能与已产生的相应抗体相结合，即只有免疫反应性的物质。如大多数的多糖和某些分子量小的药物。半抗原与蛋白质结合后，可以获得免疫原性，成为完全抗原。赋予半抗原以免疫原性的蛋白质称为载体。

2. 根据与机体的亲缘关系分类：可分为异种抗原、同种异性抗原、自身抗原和异嗜性抗原。

3. 根据抗原刺激 B 细胞产生抗体时是否需要 T 细胞辅助分类：①胸腺依赖性抗原——TD 抗原。绝大多数抗原属此类。②非胸腺依赖性抗原——TI 抗原。少数抗原，如细菌脂多糖，聚合鞭毛蛋白质等属此类。

四、医学上重要的抗原物质

1. 异种抗原：病原微生物、细菌的外毒素与类毒素、异种动物的血清都属于异种抗原。

2. 异嗜性抗原：是一类与种属特异性无关的，存在于人、动物、植物或微生物之间的共同抗原。其意义是有些病原微生物与人体的某些组织之间具有共同抗原，从而导致某些免疫性疾病。如溶血性链球菌引起组织损伤，导致肾小球肾炎和风湿热。

3. 同种异型抗原：来自同种而基因型不同的个体的抗原物质。①人类红细胞抗原，其中 ABO 血型系统在输血上最为重要。②人类白细胞抗原（HLA），也称主要组织相容性抗原系统。主要存在于白细胞、血小板和所有有核细胞的细胞膜上。

HLA 的主要意义与移植排斥反应有关。

4. 自身抗原：指能引起自身免疫应答的自身成分。①隐蔽的自身抗原：某些自身物质，在正常情况下，与血液和免疫系统相对隔绝，称为隐蔽的自身抗原。如甲状腺球蛋白、眼葡萄膜色素、眼晶状体蛋白、脑脊髓。但当外伤、感染或手术不慎等原因，使这些物质进入血流，则可引起自身免疫应答。如甲状腺球蛋白释放引起的变态反应性甲状腺炎，眼晶体蛋白释放引起的过敏性眼炎。②修饰的自身抗原：通常自身组织对自身没有抗原性，但在病原微生物感染、电离辐射或化学药物等影响下，自身组织分子结构可以发生改变，形成新的决定簇，成为自身抗原，刺激机体产生免疫应答，引起自身免疫性疾病。

5. 肿瘤抗原：包括两种。①肿瘤相关抗原（TAA）：指细胞发生癌变时，体内出现某种含量明显增加的物质，并非肿瘤细胞特有，正常细胞表面也可微量表达。②肿瘤特异性抗原（TSA）：存在于某种肿瘤细胞表面，而正常细胞或其他肿瘤细胞上不表达的抗原成分。

6. 超抗原：是由细胞外毒素或逆转录病毒蛋白构成的抗原物质，极微量抗原即可活化多克隆 T 细胞，产生强的刺激效果，具有重要的生物学意义。

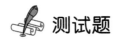 测试题

[名词解释]

1. 抗原决定簇（表位）

2. TD－Ag

3. 异嗜性抗原（Forssman 抗原）

4. TI－Ag

5. 交叉反应

6. 超抗原

7. 抗原

8. 半抗原（hapten）

[选择题]

1. 下列哪种物质没有免疫原性

　　A. 异嗜性抗原　　　　　　B. 抗体　　　　　　　　C. 补体

　　D. 半抗原　　　　　　　　E. 细菌多糖

2. 交叉反应是由于两种不同的抗原分子中具有

　　A. 构象决定簇　　　　　　B. 不同的抗原决定簇　　C. 功能性决定簇

　　D. 共同抗原决定簇　　　　E. 连续性决定簇

3. 有的抗原称为 TI－Ag，这是因为

　　A. 抗原来源于非胸腺组织

　　B. 它诱生的抗体是在骨髓中产生的

C. 它诱生的抗体属于 IgG 类抗体

D. 抗原往往具有复杂和不相同的抗原决定簇

E. 它能直接刺激 B 细胞产生抗体，无需 T 细胞辅助

4. 存在于不同种属之间的共同抗原称为

A. 异种抗原   B. 交叉抗原   C. 超抗原

D. 异嗜性抗原   E. 类属抗原

5. 动物来源的破伤风抗毒素对人而言是

A. 半抗原   B. 抗体   C. 抗原

D. 既是抗原又是抗体   E. 超抗原

6. 仅有反应原性而无免疫原性的物质是

A. 超抗原   B. 半抗原   C. 完全抗原

D. 异嗜性抗原   E. 类属抗原

7. 免疫原性最强的物质是

A. 蛋白质   B. 脂质   C. 多糖

D. 核酸   E. 脂多糖

8. 许多抗原称为胸腺依赖性抗原，是因为

A. 在胸腺中产生的   B. 相应抗体是在胸腺中产生的

C. 对此抗原不产生体液性免疫   D. 仅存在于 T 细胞上

E. 只有在 T 细胞辅助下才能产生针对这种抗原的抗体

9. 属于自身抗原的是

A. ABO 血型抗原   B. 肺炎球菌荚膜多糖   C. 类脂

D. 眼晶体蛋白   E. 破伤风类毒素

10. 属于同种异型抗原的是

A. ABO 血型抗原   B. 肺炎球菌荚膜多糖   C. 类脂

D. 眼晶体蛋白   E. 破伤风类毒素

11. 属于异嗜性抗原的是

A. Rh 抗原与人的 RBC

B. AFP 与乙肝病毒

C. 马血清与破伤风杆菌

D. 大肠杆菌 O14 型的多糖抗原与人结肠黏膜

E. 类毒素

12. 抗原的特异性取决于

A. 抗原的大小   B. 抗原的物理性状

C. 抗原结构的复杂性   D. 抗原的种类

E. 抗原表面的特殊化学基团

13. 半抗原

    A. 是大分子物质　　　　　　B. 通常是蛋白质　　　　　　C. 只有免疫原性

    D. 只有反应原性　　　　　　E. 只有与载体结合后才能和相应抗体结合

14. 下列关于抗原的说法，哪一种是错误的

    A. 大分子蛋白质抗原常含有多种不同的抗原决定簇

    B. 抗原诱导免疫应答必须有 T 细胞辅助

    C. 不同的抗原之间可以有相同的抗原决定簇

    D. 抗原不一定只诱导正免疫应答

    E. 半抗原虽无免疫原性，但可与相应抗体结合

15. 超抗原

    A. 可以多克隆激活某些 T 细胞或 B 细胞　　B. 须经抗原呈递细胞加工处理

    C. 与自身免疫病无关　　　　　　　　　　D. 有严格的 MHC 限制性

    E. 只能活化一个相应的 T 细胞克隆

16. 下列哪种物质不是 TD－Ag

    A. 血清蛋白　　　　　　　　B. 细菌外毒素　　　　　　　C. 类毒素

    D. IgM　　　　　　　　　　E. 细菌脂多糖

[填空题]

1. 完全抗原指既有_____又有_____的物质；半抗原仅具备_____而没有_____。

2. 根据抗原刺激机体产生抗体是否需要 Th 细胞协助，可将抗原分为_____和_____。

3. 抗原免疫原性的本质是_____。

4. 常见的人类同种异型抗原有_____、_____、_____等。

5. 与种属无关，存在于人、动物及微生物之间的共同抗原叫_____。

[问答题]

1. TD－Ag 与 TI－Ag 引起的免疫应答有何特点？

2. 超抗原和常规抗原有何区别？

第三节　免疫球蛋白与抗体

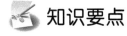 知识要点

一、抗体与免疫球蛋白

1. 抗体：B 细胞接受抗原刺激后增殖分化为浆细胞所产生的一类能与相应抗原特异性结合，具有免疫功能的球蛋白。

2. 免疫球蛋白：具有抗体活性或化学结构与抗体相似的球蛋白。

3. 免疫球蛋白与抗体的关系：抗体均为免疫球蛋白，但免疫球蛋白并非都具有抗体活性。

二、免疫球蛋白的结构

1. 基本结构：重链（H 链）与轻链（L 链）；可变区（V 区）与恒定区（C 区）；二硫键相连。

2. 功能区：VL 与 VH 之间与抗原相结合。

3. 酶解片段：木瓜蛋白酶水解片段——2Fab + Fc；胃蛋白酶水解片段——F（ab）$_2$ + PFc。

三、免疫球蛋白的功能

1. V 区的功能：VH 与 VL 之间特异性结合抗原。

2. C 区的功能：激活补体、调理吞噬、ADCC、介导 Ⅰ 型超敏反应。

四、五类免疫球蛋白的特性和功能

1. IgG 的特性和功能：半衰期最长，血清中含量最高，唯一通过胎盘的 Ig；具有激活补体、调理吞噬、ADCC 作用。

2. IgM 的特性和功能：分子量最大（五聚体结构）、出现早消失快、胎儿唯一能合成的 Ig；激活补体作用强，无调理吞噬、ADCC 作用。可用于感染的早期诊断及功能感染的诊断。ABO 血型抗体属于 IgM。

3. IgA 的特性和功能：包括分泌型（双体结构）和血清型（单体结构）；分泌型 IgA（sIgA）存在于呼吸道、消化道、泌尿生殖道分泌液及初乳、泪液、唾液中，具有抗黏膜局部感染作用。

4. IgE 的特性和功能：普通人体内含量低，出现最晚，分子量最小。介导 Ⅰ 型超敏反应或与寄生虫感染者有关。

5. IgD 的特性和功能：是 B 细胞成熟的标志所在。

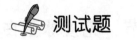 测试题

[名词解释]

1. 免疫球蛋白

2. 抗体

3. 单克隆抗体

4. ADCC 作用

[选择题]

1. Ig 分子的基本结构是

　　A. 由 2 条不同的重链和 2 条不同的轻链组成的四肽链结构

   B. 由 1 条重链和 1 条轻链组成的二肽链结构

   C. 由 2 条相同的重链和 2 条相同的轻链组成的四肽链结构

   D. 由 1 条重链和 2 条轻链组成的三肽链结构

   E. 由 4 条相同的肽链组成的四肽链结构

2. 木瓜蛋白酶水解 IgG 所获片段中，能与抗原特异结合的是

   A. Fab 段　　　　　　　　B. Fc 段　　　　　　　　C. F（ab）₂ 段

   D. pFc' 段　　　　　　　E. 以上均不对

3. IgM 的重链是

   A. α 链　　　　　　　　　B. γ 链　　　　　　　　C. δ 链

   D. ε 链　　　　　　　　　E. μ 链

4. 能抵抗蛋白酶水解的 Ig 是

   A. IgG　　　　　　　　　B. sIgA　　　　　　　　C. IgD

   D. IgE　　　　　　　　　E. 血清型 IgA

5. Ig 的绞链区位于

   A. VL 与 CH1 之间　　　　　　　　B. VH 与 CH1 之间

   C. CH1 与 CH2 之间　　　　　　　D. CH2 与 CH3 之间

   E. CH3 与 CH4 之间

6. 以下关于 IgG 生物学特性的错误叙述是

   A. 能通过胎盘　　　　　　　　　　B. 能激活补体

   C. 参与 I 型超敏反应的主要是 Ig　　D. 能发挥调理作用

   E. 能发挥 ADCC 作用

7. 产妇初乳中含量最高的 Ig 是

   A. sIgA　　　　　　　　B. IgG　　　　　　　　C. IgM

   D. IgE　　　　　　　　E. IgD

8. 机体初次受微生物感染时，血中最先增高的免疫球蛋白是

   A. IgA　　　　　　　　B. IgG　　　　　　　　C. IgM

   D. IgD　　　　　　　　E. IgE

9. 免疫球蛋白的 Fab 片段的功能是

   A. 激活补体　　　　　　B. 结合抗原　　　　　　C. 结合细胞

   D. 通过胎盘　　　　　　E. 通过黏膜

10. 下列五类 Ig 的特性哪项是错误的

   A. IgG 是唯一能通过胎盘的免疫球蛋白

   B. sIgA 多为双聚体

   C. IgM 分子量最大

   D. 免疫应答过程中产生最早的是 IgG

   E. 正常血清中 IgE 含量最少

11. Ig 分成五类的依据是
    A. VL 抗原特异性的不同
    B. VH 抗原特异性的不同
    C. CL 抗原特异性的不同
    D. CH 抗原特异性的不同
    E. CL 及 CH 抗原特异性的不同

12. Ig 分成各种型及亚型的依据是
    A. VL 抗原特异性的不同
    B. VH 抗原特异性的不同
    C. CL 抗原特异性的不同
    D. CH 抗原特异性的不同
    E. CL 及 CH 抗原特异性的不同

13. 结合肥大细胞和嗜碱性粒细胞的 Ig 是
    A. IgM
    B. IgG
    C. IgA
    D. IgD
    E. IgE

14. 下列哪些免疫分子的作用具有特异性
    A. Ab
    B. IL – 1
    C. IL – 2
    D. IFN
    E. TNF

15. 半衰期最长的 Ig 是
    A. IgM
    B. IgG
    C. IgE
    D. IgA
    E. IgD

16. 胎儿在子宫腔内感染，脐带血或新生儿外周血中何种 Ig 水平升高
    A. IgM
    B. IgG
    C. IgE
    D. IgA
    E. IgD

17. 关于 Ig 分泌片的特性哪项是错误的
    A. 由上皮细胞合成和分泌
    B. 能连接两个 IgA 分子单体
    C. 分泌片的功能是保护 IgA
    D. 分泌片与 IgA 的形成无密切关系
    E. 主要存在于血清中

18. 免疫球蛋白的超变区位于
    A. VH 和 CH
    B. VL 和 VH
    C. Fc 段
    D. VH 和 CL
    E. CL 和 CH

19. 在局部黏膜抗感染中发挥重要作用的 Ig 是
    A. IgM
    B. IgG
    C. IgE
    D. sIgA
    E. IgD

20. 新生儿通过自然被动免疫从母体获得的主要 Ig 是
    A. IgG 和 IgM
    B. IgD 和 sIgA
    C. sIgA 和 IgG
    D. IgM 和 IgE
    E. IgE 和 IgD

21. 能通过经典途径激活补体的 Ig 是
    A. IgG1、IgG2、IgG4、IgM
    B. IgG1、IgG2、IgG3、IgM
    C. IgG、IgA、IgE、IgM
    D. 聚集的 IgG4、IgA、IgE

E. IgG4、IgA、IgE、IgD

22. 关于 IgG 的特性，下列哪项是正确的

    A. C 区有 4 个结构域   B. 是胚胎晚期合成的主要抗体

    C. 是唯一通过胎盘的抗体   D. 是天然的血型抗体

    E. 是分子量最大的抗体

23. 3~6 个月婴儿易患呼吸道感染主要是因为哪类 Ig 不足

    A. IgM   B. IgG   C. IgE

    D. sIgA   E. IgD

24. 决定抗体的特异性，与抗原表位结合的 Ig 的部位为

    A. Fab 段   B. Fc 段   C. CD 分子的受体

    D. Fd 段   E. HVR（CDR）

25. 发挥调理作用的 Ig 是

    A. IgM   B. IgG   C. IgE

    D. IgA   E. IgD

26. 未成熟 B 淋巴细胞的 mIg 类别是

    A. mIgM   B. mIgG   C. mIgE

    D. mIgA   E. mIgD

27. 关于 ADCC 的叙述，下列哪项是正确的

    A. IgM 可介导 ADCC   B. Mφ 不具有 ADCC

    C. CTL 可通过 ADCC 杀伤靶细胞   D. ADCC 的杀伤作用是非特异性的

    E. ADCC 需要补体参与

28. 关于抗体，下列哪项是错误的

    A. 抗体是指具有免疫功能的球蛋白

    B. 抗体主要存在于血液、体液、黏膜表面及其分泌液中

    C. 抗体是能和相应抗原特异性结合的球蛋白

    D. 抗体都是免疫球蛋白

    E. 抗体都是体内产生的

29. 各种 Ig 单体分子共有的特性是

    A. 与靶细胞结合后能介导 ADCC 作用

    B. 具有两个完全相同的抗原结合部位

    C. 轻链与重链以非共价键结合

    D. 与抗原结合后能激活补体

    E. 与颗粒性抗原结合后能介导调理吞噬作用

30. 下列哪种物质不是抗体

    A. 抗毒素血清   B. 胎盘球蛋白   C. 淋巴细胞抗血清

    D. 白喉抗毒素   E. 本－周蛋白

[填空题]

1. 血清中含量最高的 Ig 是＿＿＿＿，含量最低的 Ig 是＿＿＿＿。

2. 在五类 Ig 中，分子量最大的是＿＿＿＿；参与黏膜免疫的主要是＿＿＿＿。

3. 用木瓜蛋白酶水解 IgG 得到两个相同的＿＿＿＿片段和一个＿＿＿＿片段。

4. 人工制备的抗体可分为多克隆抗体、＿＿＿＿和＿＿＿＿三类。

5. ABO 天然血型抗体属＿＿＿＿类抗体。

6. 在五类 Ig 中，没有绞链区的是＿＿＿＿和＿＿＿＿。

7. 发挥调理作用和 ADCC 作用的 Ig 是＿＿＿＿，介导 I 型超敏反应的 Ig 是＿＿＿＿。

8. Ig 的轻链有两个结构域（功能区），即＿＿＿＿和＿＿＿＿。

[问答题]

1. 试述 Ig 的生物学功能。

2. 为什么血清中检出病原体特异性 IgM 类抗体，可用于感染的早期诊断？

3. 何为单克隆抗体，有何特点？

第四节　补体系统

 知识要点

1. 补体及补体系统的组成。

（1）补体：是广泛存在于血清、组织液和细胞膜表面，是一类具有精密调控机制的蛋白质。

（2）补体系统的组成：固有成分、补体调节蛋白、补体受体。

2. 补体的生成与理化性质：主要由肝细胞、巨噬细胞、肠上皮细胞等合成，不耐热，需 −20℃冰箱保存。

3. 补体系统的激活：①经典（传统）途径：激活物——IC；激活顺序——C142356789；C3 转化酶——C4b2b；C5 转化酶——C4b2b3b。②旁路（替代）途径：激活物——细菌胞壁成分（多糖类）；C3 转化酶——C3bBb；C5 转化酶——C3bBb3b。③甘露糖结合凝集素（MBL）途径：激活物——MASP；激活顺序——C42356789；C3 转化酶——C4b2b；C5 转化酶——C4b2b3b。④三条途径共同的终端效应：形成膜攻击复合体（MAC）。⑤三条途径激活的先后顺序：旁路途经—MBL 途径—经典途径。

	经典途径	MBL 途径	旁路途径
激活物	抗原抗体复合物（免疫复合物）	病原体表面的甘露聚糖残基	病原体表面的多糖物质
C3 转化酶	C4b2b	C4b2b	C3bBb
C5 转化酶	C4b2b3b	C4b2b3b	C3bBb3b
终末效应	形成膜攻击复合体（MAC）——C5b6789		

4. 补体的生物学功能：①溶菌、溶解细胞作用。②调理作用。③免疫黏附。④炎症介质作用。

测试题

[名词解释]

1. 补体系统

2. 补体活化的经典途径

3. 补体活化的 MBL 途径

4. 补体活化的旁路途经

[选择题]

1. 补体系统是

    A. 正常血清中的单一组分，可被抗原 – 抗体复合物激活

    B. 存在正常血清中，是一组对热稳定的组分

    C. 正常血清中的单一组分，随抗原刺激而血清含量升高

    D. 由 30 多种蛋白组成的多分子系统，具有酶的活性和自我调节作用

    E. 正常血清中的单一组分，其含量很不稳定

2. 关于补体的叙述，下列哪项是正确的

    A. 参与凝集反应

    B. 对热稳定

    C. 在免疫病理过程中发挥重要作用

    D. 有免疫调节作用，无炎症介质作用

    E. 补体只在特异性免疫效应阶段发挥作用

3. 关于补体三条激活途径的叙述，下列哪项叙述是错误的

    A. 三条途径的膜攻击复合物相同

    B. 旁路途径在感染后期发挥作用

    C. 经典途径从 C1 激活开始

    D. 旁路途径从 C3 激活开始

    E. 经典途径中形成的 C3 转化酶是 C4b2a

4. 补体系统 3 条激活途径均必须有哪种成分参加

    A. C1q   B. C4 和 C2   C. C5 ~ C9

    D. B 因子   E. D 因子

5. 补体替代（旁路）途径的激活物是

    A. 免疫复合物   B. 细菌脂多糖   C. 病原体甘露糖残基

    D. MBL   E. 以上均不对

6. 正常人血清中含量最高的补体成分是

    A. C1   B. C4   C. C3   D. C5   E. C2

7. 与抗原结合后，可激活补体经典途径的 Ig 是
    A. IgM 和 IgE
    B. IgD 和 IgM
    C. IgA 和 IgG
    D. sIgA 和 IgG
    E. IgG 和 IgM

8. 具有调理作用的补体活性片段是
    A. C3b 和 C4b
    B. C2b 和 C4b
    C. C3b 和 C5b
    D. C3a 和 C3b
    E. C3a 和 C5a

9. 补体经典激活途径中形成的 C3 转化酶是
    A. C4b2b
    B. C3bBb
    C. C4b2a3b
    D. C3bnBb
    E. C3bBbp

10. 同时参与经典、旁路及 MBL 三条激活途径的补体成分是
    A. C1
    B. C2
    C. C3
    D. C4
    E. B 因子

11. 经典途径中，激活补体能力最强的免疫球蛋白是
    A. IgG
    B. IgE
    C. IgA
    D. IgM
    E. IgD

12. 既有趋化作用又可激发肥大细胞释放组胺的补体裂解产物是
    A. C3b
    B. C4b
    C. C4a
    D. C2a
    E. C5a

13. 下列哪种成分是旁路激活途径的 C5 转化酶
    A. C3bBbP
    B. C4b2a
    C. C3bBb
    D. C3bBb3b
    E. C5b ~ C9

14. 三条补体激活途径的共同点是
    A. 参与的补体成分相同
    B. 所需离子相同
    C. C3 转化酶的组成相同
    D. 激活物质相同
    E. 膜攻击复合物的形成及其溶解细胞效应相同

15. 关于补体经典激活途径的叙述，下列哪项是错误的
    A. 抗原抗体复合物是其主要激活物
    B. C1q 分子有六个结合部位，必须与 Ig 结合后才能激活后续的补体成分
    C. C4 和 C2 是 C1s 的底物
    D. 激活顺序为 C1，C2，C3，C4，C5，C6，C7，C8，C9
    E. 是三条激活途径中发挥作用最晚的

16. 下列哪种补体成分与 C5 转化酶形成无关
    A. C3
    B. C2
    C. C4
    D. C5
    E. B 因子

17. 能协助清除免疫复合物的补体裂解片段是
    A. C3a
    B. C3b
    C. C5a

D. iC3b　　　　　　　　E. C3d

18. C1q 能与哪些 Ig 的 Fc 段结合
    A. IgG1、IgG2、IgG3、IgM　　　　B. IgG1、IgG2、IgG3、IgA
    C. IgG1、IgG2、IgD、IgM　　　　　D. IgG2、IgG3、IgG4、IgM
    E. IgG、IgA、IgM、IgG4

19. 参与溶细胞效应的补体成分是
    A. C3b　　　　　B. C4b2b　　　　　C. C5b～C9
    D. C5b67　　　　E. C4b2b3b

20. 能抑制 C1r 和 C1s 酶活性的物质是
    A. C8bp　　　　B. DAF　　　　　C. C1INH
    D. S 蛋白　　　E. C4bp

21. 可协助 I 因子裂解 C3b 作用的是
    A. H 因子　　　B. DAF　　　　　C. C4bp
    D. P 因子　　　E. HRF

22. 在抗感染过程中，补体发挥作用依次出现的途径是
    A. 经典途径→MBL 途径→旁路途径
    B. 旁路途径→经典途径→MBL 途径
    C. 旁路途径→MBL 途径→经典途径
    D. 经典途径→旁路途径→MBL 途径
    E. MBL 途径→经典途径→旁路途径

23. 补体促进吞噬细胞的吞噬作用被称为补体的
    A. 炎症介质作用　　　　　　　　B. 中和及溶解病毒作用
    C. 免疫黏附作用　　　　　　　　D. 溶菌和细胞毒作用
    E. 调理作用

[填空题]

1. 补体的激活过程有 _____、_____ 和 _____ 三条途径。
2. 补体系统由 _____、_____ 和 _____ 三大部分组成。
3. 具有调理作用的补体活性片段有 _____、_____ 和 _____。
4. 被称为过敏毒素的补体活性片段有 _____、_____ 和 _____。
5. 经典激活途径的 C3 转化酶是 _____，C5 转化酶是 _____。
6. 旁路激活途径的 C3 转化酶是 _____，C5 转化酶是 _____。
7. 经典激活途径的激活物是 _____。
8. 经典激活途径的激活是从补体系统的 _____ 成分开始，旁路激活途径的激活是从补体系统的 _____ 成分开始。
9. 在补体的三条激活途径中，不依赖于抗体的是 _____ 和 _____。

[问答题]

1. 试述补体系统的组成。

2. 试比较三条补体激活途径的主要差异。

3. 简述补体的生物学作用。

第五节　免疫系统

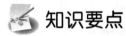 知识要点

一、免疫器官

1. 中枢免疫器官：淋巴细胞来源、分化和成熟的场所。①骨髓：B 淋巴细胞来源、分化、成熟的场所。②胸腺：T 淋巴细胞分化、成熟的场所。

2. 外周免疫器官：淋巴细胞定居、增殖、接受抗原刺激产生特异性免疫应答的部位。①淋巴结。②脾。③黏膜相关淋巴组织（MALT）：包括扁桃体、肠系膜淋巴结、阑尾、黏膜下分散的淋巴小结和弥散的淋巴组织。

二、免疫细胞

1. T 淋巴细胞。

（1）T 淋巴细胞的表面标志：TCR – CD3、CD4 和 CD8、CD28、CD40L、CD28、CD2、丝裂原受体。

（2）T 淋巴细胞的亚群：①CD4$^+$T 淋巴细胞——受抗原刺激后可增殖分化成为 Th：Th1——释放 TNF – β、IFN – γ、IL – 2 等因子；Th – 2——释放 IL – 4、IL – 5、IL – 6、IL – 10，诱导 B 细胞增殖、分化、分泌抗体及 Ig 类别转换。②CD8$^+$T 淋巴细胞——受抗原刺激后可增殖分化称为 CTL，通过释放穿孔素直接杀伤受染细胞或肿瘤细胞。其杀伤作用具有特异性。

2. B 淋巴细胞：表面标志 BCR。

3. 自然杀伤（NK）细胞：可直接杀伤靶细胞，也可在 IgG 类抗体的指引下，通过释放穿孔素将靶细胞裂解，其作用无特异性，属于淋巴细胞的一种，为固有免疫系统的成员。

4. 抗原呈递细胞（APC）：专职 APC 包括单核巨噬细胞、树突状细胞、B 细胞。

5. 吞噬细胞：①单核吞噬细胞，存在于血管中——单核细胞；存在于组织中——巨噬细胞。②中性粒细胞，俗称为小吞，为白细胞中含量最多的细胞。

三、细胞因子

各种细胞因子的英文缩写：干扰素——IFN；白细胞介素——IL；肿瘤坏死因子——TNF；集落刺激因子——CSF；生长因子——GF。

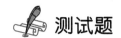 测试题

[名词解释]

1. 细胞因子（CK）

2. 主要组织相容性复合体（MHC）

3. 抗原提呈细胞（APC）

[选择题]

1. 中枢免疫器官与外周免疫器官的区别是

    A. 中枢免疫器官是 T 细胞分化成熟的部位

    B. 外周免疫器官是 B 细胞分化成熟的场所

    C. 中枢免疫器官是免疫细胞分化成熟的部位，而外周免疫器官是免疫细胞分布、定居及发生免疫应答的场所

    D. 外周免疫器官是 T 细胞分化成熟的场所

    E. 中枢免疫器官是 B 细胞分化成熟的场所

2. 人类的中枢免疫器官是

    A. 淋巴结和脾脏　　　　　B. 胸腺和骨髓　　　　　C. 淋巴结和胸腺

    D. 骨髓和黏膜相关淋巴组织　　　　　　　　　　　E. 淋巴结和骨髓

3. T 淋巴细胞分化成熟的场所是

    A. 骨髓　　　　　　　　　B. 法氏囊　　　　　　　C. 脾脏

    D. 胸腺　　　　　　　　　E. 淋巴结

4. 人类 B 淋巴细胞分化成熟的场所是

    A. 骨髓　　　　　　　　　B. 腔上囊　　　　　　　C. 脾脏

    D. 胸腺　　　　　　　　　E. 淋巴结

5. 人类最大的免疫器官是

    A. 骨髓　　　　　　　　　B. 胰腺　　　　　　　　C. 脾脏

    D. 胸腺　　　　　　　　　E. 淋巴结

6. 实验动物新生期切除胸腺后

    A. 细胞免疫功能正常，体液免疫功能受损

    B. 细胞免疫功能受损，体液免疫功能正常

    C. 细胞免疫功能受损，体液免疫功能缺乏

    D. 细胞免疫功能正常，体液免疫功能正常

    E. 细胞免疫功能缺乏，体液免疫功能受损

7. 脾脏和淋巴结生发中心主要由哪类细胞聚积形成

    A. T 淋巴细胞　　　　　　B. B 淋巴细胞　　　　　C. 粒细胞

    D. 巨噬细胞　　　　　　　E. NK 细胞

8. 免疫系统的组成是

A. 中枢免疫器官和外周免疫器官

B. 中枢免疫器官、免疫细胞和黏膜免疫系统

C. T 淋巴细胞和 B 淋巴细胞

D. 免疫器官、免疫细胞和免疫分子

E. 胸腺和骨髓

9. 淋巴结的功能不包括

A. T 细胞进行阴性选择的场所   B. 免疫细胞定居的场所

C. 产生初次免疫应答的场所   D. 清除异物

E. 参与淋巴细胞的再循环

10. 关于细胞因子的共性，下列哪项是错误的

A. 无 MHC 限制性   B. 特异性   C. 高效性

D. 网络性   E. 作用多向性

11. 细胞因子不包括

A. 淋巴毒素   B. 过敏毒素   C. IL - 2

D. 集落刺激因子   E. 干扰素

12. 关于 IL - 2 的生物学作用，下列哪项是错误的

A. 以自分泌和旁分泌发挥作用

B. 能促进 T、B 淋巴细胞增殖与分化

C. 能增强 NK 细胞活性

D. 抑制 Th1 细胞的分化

E. 能增强巨噬细胞的吞噬杀伤功能

13. 主要由单核 - 巨噬细胞产生的细胞因子是

A. TNF - α B. IFN - γ C. IL - 2

D. IL - 3   E. IL - 4

14. 直接能杀伤靶细胞的细胞因子有

A. IL - 1   B. IL - 2   C. IL - 4

D. IFN - γ E. TNF - α

15. IFN - γ 主要由下列哪种细胞产生

A. 活化的 T 细胞   B. 巨噬细胞   C. 树突状细胞

D. 成纤维细胞   E. B 淋巴细胞

16. 能增强 MHC - Ⅰ/Ⅱ类分子表达、促进 APC 提呈抗原作用的细胞因子是

A. IFN - γ B. TGF   C. CSF

D. IL - 1   E. IL - 2

17. 促进 Th0 细胞分化成 Th1 细胞的主要细胞因子是

A. IL - 1，IL - 8   B. IL - 3，GM - SCF   C. IL - 4，IL - 5

D. IL - 5，IL - 6   E. IL - 12，IFN - γ

18. 促进 Th0 细胞分化成 Th2 细胞的主要细胞因子是

    A. IL - 3　　　　　　　　B. IL - 5　　　　　　　　C. IL - 2

    D. IL - 4　　　　　　　　E. IL - 12

19. 对淋巴细胞和巨噬细胞具有抑制作用的细胞因子是

    A. IL - 1　　　　　　　　B. IL - 2　　　　　　　　C. IL - 12

    D. TGF - β　　　　　　　E. GM - CSF

20. 刺激 B 细胞产生 IgG2a 的细胞因子是

    A. TNF　　　　　　　　　B. IL - 4　　　　　　　　C. IL - 2

    D. TGF - β　　　　　　　E. IFN - γ

21. 下列哪组细胞因子具有趋化作用

    A. IL - 1，IL - 8　　　　　B. IFN，MCP - 1　　　　C. IL - 8，MCP - 1

    D. TNF，IL - 4　　　　　 E. IL - 1，IL - 6

22. Th1 细胞与 Th2 细胞之间主要分别通过分泌什么细胞因子而相互抑制

    A. IFN - γ，IL - 4　　　　B. IL - 4，IFN - γ　　　　C. TNF，IL - 1

    D. IL - 4，IL - 5　　　　　E. GM - SCF，TNF

23. 刺激多种造血细胞分化成熟的细胞因子是

    A. TNF　　　　　　　　　B. SCF　　　　　　　　　C. IL

    D. TGF　　　　　　　　　E. IFN

24. 可用于治疗白细胞减少症的细胞因子是

    A. IL - 2　　　　　　　　B. IL - 11　　　　　　　　C. IFN - γ

    D. EPO　　　　　　　　　E. M - CSF

25. 可刺激 NK 细胞、增强其杀伤活性的 IL 是

    A. IL - 3，IL - 5　　　　　B. IL - 2，IFN - γ　　　　C. EPO，M - CSF

    D. IL - 1，IL - 4　　　　　E. IL - 4，IL - 7

26. T 细胞所不具备的 CD 分子是

    A. CD2　　　　　　　　　B. CD　　　　　　　　　C. D4

    D. D8　　　　　　　　　　E. CD19

27. B 细胞不表达以下哪种 CD 分子

    A. CD19　　　　　　　　　B. CD154（CD40L）　　　C. CD79a/CD79b

    D. CD80/CD86　　　　　　E. CD40

28. 通过 E 花环形成实验可分离 T、B 淋巴细胞是因为前者表达

    A. CD2　　　　　　　　　B. CD3　　　　　　　　　C. CD4

    D. CD8　　　　　　　　　E. CD28

29. CD4 分子主要表达在哪种细胞上

    A. 辅助性 T 细胞（Th）　　　　　　　B. 细胞毒 T 细胞（CTL 或 Tc）

    C. NK 细胞　　　　　　　　　　　　　D. B 细胞

E. 中性粒细胞

30. CD8 分子主要表达在哪种细胞上

    A. 单核细胞　　　　　　　B. 巨噬细胞（MΦ）　　　　C. Th 细胞

    D. Tc 细胞　　　　　　　　E. B 细胞

31. CD28 分子主要表达在哪种细胞上

    A. T 细胞　　　　　　　　B. 单核细胞　　　　　　　　C. NK 细胞

    D. MΦ　　　　　　　　　　E. 肥大细胞

32. 与内源性抗原提呈密切相关的分子是

    A. MHC Ⅰ类分子　　　　　B. MHC Ⅱ类分子　　　　　C. FcγR

    D. mIg　　　　　　　　　　E. C3bR

33. 与外源性抗原提呈密切相关的分子是

    A. MHC Ⅰ类分子　　　　　B. MHC Ⅱ类分子　　　　　C. FcγR

    D. mIg　　　　　　　　　　E. C3bR

[填空题]

1. 外周免疫器官包括淋巴结、_____ 和 _____。

2. 人类中枢免疫器官由 _____ 和 _____ 组成。

3. B 细胞和 T 细胞分化成熟的场所分别是 _____ 和 _____。

4. 细胞因子按结构和功能可被分为 _____、_____、_____、_____、_____、_____ 等六类。

5. Ⅰ型干扰素主要由 _____、_____ 和 _____ 细胞产生，Ⅱ型干扰素主要由 _____ 和 _____ 细胞产生。

6. 细胞因子的主要生物学活性包括 _____、_____、_____、_____、_____。

7. 细胞因子通常以 _____ 或 _____ 形式作用于邻近细胞或细胞因子产生细胞本身，也可通过 _____ 方式作用于远处的细胞。

8. 可直接杀伤肿瘤细胞或病毒感染细胞的细胞因子有 _____ 和 _____。

9. 介导炎症反应的细胞因子主要包括 _____、_____、_____、_____ 和 _____。

10. 专职性抗原提呈细胞包括 _____、_____、_____。

[问答题]

1. 细胞因子有哪些共同特性？

2. 细胞因子的分类及生物学活性有哪些？

3. HLA 在医学上的意义有哪些？

第六节 免疫应答

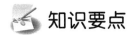 知识要点

一、免疫应答概述

1. 免疫应答：免疫活性细胞（T 与 B）受抗原刺激后活化、增殖、分化产生抗体及效应 T 细胞，并清除抗原的整个过程。

2. 免疫应答的类型：细胞免疫、体液免疫。

3. 免疫应答的过程：抗原提呈与识别阶段（感应阶段）、免疫细胞活化、增殖、分化阶段（反应阶段）、效应阶段。

二、体液免疫

1. TD‒Ag 诱导的免疫应答：TD‒Ag 含蛋白质成分，既可激活 B 细胞，又可激活 T 细胞，产生 IgM 及 IgG 类抗体（总是先合成 IgM，后发生 Ig 类别转换，转为合成 IgG），有免疫记忆，可发生再次应答。

2. TI‒Ag 诱导的免疫应答：TI‒Ag 为多糖成分，仅可激活 B 细胞，产生 IgM 类抗体，无免疫记忆，因此无再次应答。

3. 抗体产生的一般规律：

	初次应答	再次应答
潜伏期	较长，1~2 周	较短，1~2 天
主要抗体	以 IgM 为主	以 IgG 为主
抗体亲和力	低	高
抗体浓度	低	高
抗体存留时间	短	长

4. 体液免疫的效应：抗细胞外感染、免疫病理损伤。

三、细胞免疫

1. 细胞免疫过程，可分为三个阶段：①T 淋巴细胞特异性识别抗原（初始或记忆 T 细胞膜表面的受体与 APC 表面的抗原肽‒MHC 复合物特异性结合的过程）；②T 细胞活化、增殖和分化；③效应 T 细胞发挥效应。

2. 细胞免疫的效应：抗细胞内感染、抗肿瘤、免疫病理损伤。

测试题

[名词解释]

1. 初次应答

2. 再次应答

[选择题]

1. TCR 的双识别是指

    A. 同时识别 MHC Ⅰ 类分子和 MHC Ⅱ 类分子

    B. 同时识别抗原分子的 T 细胞表位和 B 细胞表位

    C. 同时识别抗原肽和 mIg 的复合物

    D. 同时识别抗原肽和 MHC 分子

    E. 同时识别 Igα 和 Igβ

2. $CD4^+T$ 细胞活化时，第二信号中最重要的一对分子是下列哪一对

    A. CD2 与 LFA – 3   B. CD8 与 MHC Ⅰ 类分子

    C. CD4 与 MHC Ⅱ 类分子   D. CD28 与 B7 – 1

    E. TCR 与 CD3

3. Th 细胞在 CTL 细胞的活化过程中的作用主要是

    A. 协助传递第一信号

    B. Th 细胞分泌促进增殖、分化的细胞因子

    C. Th 细胞能促进 CTL 细胞的 TCR 表达

    D. Th 细胞促进 CTL 细胞表达 MHC Ⅱ 类分子

    E. Th 细胞促进 CTL 细胞释放穿孔素

4. CTL 细胞杀伤靶细胞时下列哪项是正确的

    A. CTL 细胞无需与靶细胞接触

    B. 靶细胞被溶解时，CTL 细胞同时受损

    C. CTL 细胞具特异性杀伤作用

    D. 穿孔素诱导靶细胞凋亡

    E. 一个 CTL 细胞只能杀伤一个靶细胞

5. B 细胞作为抗原提呈细胞，其表面主要具有的第二信号作用的分子是

    A. CD28   B. CD40   C. CD40L

    D. B7   E. MHC Ⅱ 类分子

6. 活化的 Th 细胞活化 B 细胞时，B 细胞表面主要产生第二信号的分子是

    A. CD28   B. CD40   C. CD40L

    D. B7   E. MHC Ⅱ 类分子

7. B 细胞活化所需的活化第一信号由下列哪种分子传入细胞内

    A. CD2   B. CD3   C. CD4

    D. Igα、Igβ   E. CD8

8. 初次应答时，B 细胞活化的第二信号产生的主要是

    A. BCR 识别抗原肽 – MHC Ⅰ类分子复合物

    B. BCR 识别抗原肽 – MHC Ⅱ类分子复合物

    C. B 细胞上的 CD40 与 Th 细胞上的 CD40L 结合

    D. B 细胞上的 B7 与 Th 细胞上的 CD28 结合

    E. BCR 与抗原结合

9. 再次免疫应答的特点是

    A. 抗原提呈细胞是巨噬细胞   B. 抗体产生快，维持时间短

    C. 抗体主要是 IgM 和 IgG   D. 抗体为高亲和性抗体

    E. TD 抗原和 TI 抗原都可引起再次免疫应答

10. 初次免疫应答的特点是

    A. 抗原呈递细胞是 B 细胞   B. 抗体产生慢，维持时间短

    C. 抗体滴度较高   D. 所需抗原浓度低

    E. TI 抗原可引起初次和再次免疫应答

11. TI – Ag 激活 B 淋巴细胞产生抗体需要哪种细胞参与

    A. 巨噬细胞   B. Th 细胞   C. NK 细胞

    D. TDTH 细胞   E. 以上均不需要

12. Th 细胞的 TCR 能识别

    A. 天然蛋白质抗原决定簇   B. TI – Ag

    C. 外源性抗原   D. 抗原肽 – MHC Ⅰ类分子复合物

    E. 抗原肽 – MHC Ⅱ类分子复合物

13. BCR 识别抗原的特点是

    A. 受 MHC Ⅰ类分子的限制性   B. 受 MHC Ⅱ类分子的限制性

    C. 识别抗原的线性决定簇   D. 直接捕获外源性抗原

    E. 受 MHC 样分子的限制

14. 初次体液免疫应答产生的抗体主要是

    A. IgG   B. IgA   C. IgE

    D. IgM   E. IgD

15. 再次体液免疫应答产生的抗体主要是

    A. IgG   B. IgA   C. IgE

    D. IgM   E. IgD

16. 免疫应答过程不包括

    A. APC 对抗原的处理和提呈

    B. 免疫活性细胞对抗原的特异性识别

    C. T 细胞在胸腺内分化成熟

    D. T 细胞和 B 细胞的活化、增殖与分化

    E. 效应细胞和效应分子的产生和作用

17. 最易诱导耐受的时期是

    A. 胚胎期　　　　　　B. 新生儿期　　　　　　C. 儿童期

    D. 青年期　　　　　　E. 老年期

18. 最易引起免疫耐受的途径是

    A. 静脉注射　　　　　B. 腹腔注射　　　　　　C. 皮下注射

    D. 口服　　　　　　　E. 肌内注射

19. 免疫应答的基本过程包括

    A. 识别、活化、效应三个阶段　　　B. 识别、活化、排斥三个阶段

    C. 识别、活化、反应三个阶段　　　D. 识别、活化、增殖三个阶段

    E. 识别、活化、应答三个阶段

20. 男性患儿，出生后表现持续性鹅口疮，9 个月后因真菌性肺炎死亡。尸检发现其胸腺发育不全。此患儿发生持续感染主要由于

    A. 继发性免疫缺陷　　　　　　B. 细胞免疫缺陷

    C. 体液免疫缺陷　　　　　　　D. 吞噬细胞缺陷

    E. 补体系统缺陷

[填空题]

1. 抗原识别是指初始 T 细胞表面的_____与抗原提呈细胞表面的_____的特异结合过程。

2. CTL 活化后可通过脱颗粒，释放_____和_____，导致靶细胞坏死。

3. 参与特异性细胞免疫应答的效应细胞主要包括_____细胞和_____细胞。

4. 机体的特异性体液免疫应答主要由_____介导。体液免疫应答的第一步是_____对抗原的特异性识别及两者的结合。

5. B 细胞识别的抗原主要是_____，还有_____。

6. 在 TD 抗原诱导的初次应答中，血清抗体持续时间相对_____，抗体类型主要为_____；而二次应答中，_____类抗体含量较初次应答时显著增高。

[问答题]

1. 效应 T 细胞的主要功能是什么？

2. 体液免疫应答的一般规律包括哪两个方面，各有何特点？

第七节 超敏反应

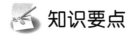 知识要点

一、超敏反应概述

1. 超敏反应：免疫应答的产物（抗体或效应 T 细胞）在清除抗原时造成的以组织损伤或生理功能紊乱为主要表现的异常的特异性免疫应答。

2. 超敏反应的分型：Ⅰ、Ⅱ、Ⅲ型超敏反应，为抗体介导的组织损伤或生理功能紊乱；Ⅳ型超敏反应为效应 T 细胞介导的组织损伤。

二、Ⅰ型超敏反应

1. Ⅰ型超敏反应的特点：具有明显的个体差异，与遗传有关；发生快，消失快；仅有生理功能紊乱，无组织损伤。

2. Ⅰ型超敏反应的参与成分：变应原——花粉、牛奶、药物等；参与细胞——肥大细胞和嗜碱性粒细胞，嗜酸性粒细胞（负反馈作用）；活性介质——白三烯、组织胺、前列腺素等。

3. Ⅰ型超敏反应的发生机制：变应原刺激机体产生 IgE 类抗体，该类抗体与肥大细胞或嗜碱性粒细胞膜上相应受体结合，当同一种变应原再次入侵，与肥大细胞或嗜碱性粒细胞膜上的 IgE 结合，肥大细胞和嗜碱性粒细胞释放活性介质，活性介质作用于毛细血管、神经末梢、平滑肌、腺体，导致过敏反应发生。

4. 临床常见的Ⅰ型超敏反应性疾病：过敏性休克、支气管哮喘、过敏性鼻炎、荨麻疹、婴幼儿特应性湿疹、血管神经性水肿、过敏性胃肠炎。

5. Ⅰ型超敏反应的防治原则：查找过敏原，避免再次接触；脱敏疗法或减敏疗法；药物治疗。

三、Ⅱ型超敏反应

1. Ⅱ型超敏反应的发生机制：IgM 及 IgG 类抗体在清除位于细胞膜上的抗原时（通过激活补体、调理吞噬、ADCC 等作用），造成靶细胞溶解。

2. 临床常见的Ⅱ型超敏反应性疾病：输血反应、新生儿溶血症、药物过敏性血细胞减少症、自身免疫性溶血性贫血、急性肾小球肾炎、甲状腺功能亢进。

四、Ⅲ型超敏反应

1. Ⅲ型超敏反应的发生机制：中等大小 IC 沉积于毛细血管壁，穿过内皮层，来到血管基底膜，激活补体，继而趋化中性粒细胞浸润、激活血小板，导致肥大细

胞和嗜碱性粒细胞释放活性介质，引起血管损伤，局部组织缺血缺氧、充血水肿、坏死、出血等临床表现。

2. 临床常见的Ⅲ型超敏反应性疾病：局部免疫复合物病（Arthus反应、类Arthus反应）、全身免疫复合物病（血清病、感染后肾小球肾炎、类风湿关节炎）。

五、Ⅳ型超敏反应

1. Ⅳ型超敏反应的发生机制：主要为Th1介导的以淋巴细胞及单核细胞浸润为主要表现的炎症损伤作用。

2. 临床常见的Ⅳ型超敏反应性疾病：传染性超敏反应、接触性皮炎。

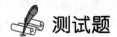 测试题

[名词解释]

超敏反应

[选择题]

1. 介导Ⅰ型超敏反应的生物活性物质主要是由下列哪一种细胞释放

　　A. 巨噬细胞　　　　　　　B. 单核细胞　　　　　　　C. 肥大细胞

　　D. B细胞　　　　　　　　E. 中性粒细胞

2. 介导Ⅰ型超敏反应晚期相的最主要介质是

　　A. 组胺　　　　　　　　　B. 白三烯（LTs）　　　　C. 肝素

　　D. 腺苷酸环化酶　　　　　E. 前列腺素

3. 哪些细胞表达高亲和力的FcεR Ⅰ

　　A. 单核细胞、巨噬细胞　　　　　　B. 中性粒细胞、肥大细胞

　　C. 中心粒细胞、嗜碱性粒细胞　　　D. 肥大细胞、嗜碱性粒细胞

　　E. 嗜酸性粒细胞、嗜碱性粒细胞

4. 参与Ⅰ型超敏反应的抗体是

　　A. IgE　　　　　　　　　B. IgD　　　　　　　　　C. IgM

　　D. IgA　　　　　　　　　E. IgG

5. Ⅰ型超敏反应可通过下列哪一种成分被动转移

　　A. 致敏淋巴细胞　　　　　B. 患者的血清　　　　　　C. 特异性转移因子

　　D. 生物活性介质　　　　　E. 特异性IgE形成细胞

6. 关于Ⅳ型超敏反应，下列哪一项是正确的

　　A. 以中性粒细胞浸润为主的炎症

　　B. 抗原注入后4小时达到反应高峰

　　C. 补体参与炎症的发生

　　D. 能通过血清Ig被动转移

E. 以单核细胞浸润为主的炎症

7. 下列哪一种属于Ⅳ型超敏反应的机制

　　A. 过敏性休克　　　　　　B. 血清病　　　　　　　C. 类风湿关节炎

　　D. 结核菌素皮肤试验阳性　　　　　　　　　　　　E. 系统性红斑狼疮

8. 属于Ⅲ型超敏反应的疾病是

　　A. 新生儿溶血症　　　　B. 肺出血－肾炎综合征　　C. 血清病

　　D. 接触性皮炎　　　　　E. 过敏性哮喘

9. Ⅳ型超敏反应可经过下列哪一种成分被动转移

　　A. 巨噬细胞　　　　　　B. 致敏淋巴细胞　　　　　C. 血清 Ig

　　D. 血清补体　　　　　　E. 中性粒细胞

10. 下列哪一种物质可以引起Ⅲ型超敏反应

　　A. 细胞因子　　　　　　B. 单核吞噬细胞　　　　　C. 补体

　　D. 免疫球蛋白　　　　　E. 免疫复合物

11. 属于Ⅰ型超敏反应的疾病是

　　A. 新生儿溶血症　　　　　　　B. 系统性红斑狼疮性肾炎

　　C. 接触性皮炎　　　　　　　　D. 青霉素过敏性休克

　　E. 输血反应

12. 属于Ⅱ型超敏反应的疾病是

　　A. 新生儿溶血症　　　　B. 系统性红斑狼疮　　　　C. 血清病

　　D. 接触性皮炎　　　　　E. 青霉素过敏性休克

13. 属于Ⅳ型超敏反应的疾病是

　　A. 输血反应　　　　　　B. 支气管哮喘　　　　　　C. 类风湿关节炎

　　D. 接触性皮炎　　　　　E. 青霉素过敏性休克

14. 抗体介导的超敏反应有

　　A. Ⅰ、Ⅱ、Ⅳ型超敏反应　　　　　B. Ⅰ、Ⅱ、Ⅲ型超敏反应

　　C. Ⅰ、Ⅲ、Ⅳ型超敏反应　　　　　D. Ⅱ、Ⅲ、Ⅳ型超敏反应

　　E. Ⅱ、Ⅳ型超敏反应

15. 预防 Rh 血型不符的新生儿溶血症的方法是

　　A. 用抗 Rh 血清给新生儿进行人工被动免疫

　　B. 给胎儿输入母亲的红细胞

　　C. 用过量的抗原中和母亲的抗 Rh 球蛋白

　　D. 用免疫抑制剂抑制母亲产生抗 Rh 抗体

　　E. 分娩 72 小时内给产妇注射抗 Rh 免疫血清

16. 脱敏治疗可用于

　　A. 冷空气过敏　　　　　B. 食物过敏　　　　　　　C. 血清病

D. 接触性皮炎　　　　　　　　E. 血清过敏性休克

17. 免疫复合物沉积引起血管炎的主要原因是
    A. 组胺和白三烯　　　　　B. 膜攻击复合物　　　　　C. 细胞毒性 T 细胞
    D. 细胞因子　　　　　　　E. 中性粒细胞的溶酶体酶

18. Ⅱ型超敏反应的发生机制是
    A. Mφ 直接吞噬靶细胞　　　　　　　B. CTL 特异性杀伤靶细胞
    C. 补体依赖的细胞毒作用　　　　　　D. 中性粒细胞释放溶酶体酶
    E. 嗜酸性粒细胞介导的 ADCC

19. 青霉素可以引起哪些类型超敏反应
    A. Ⅰ、Ⅱ型超敏反应　　　　　　　　B. Ⅰ、Ⅱ、Ⅲ型超敏反应
    C. Ⅱ、Ⅳ型超敏反应　　　　　　　　D. Ⅰ、Ⅱ、Ⅲ、Ⅳ型超敏反应
    E. Ⅰ、Ⅱ、Ⅳ型超敏反应

20. 下列哪种因素出现时可能发生血清病
    A. 存在抗肾小球基底膜抗体　　　　　B. 大量 IgE 产生
    C. 补体水平升高　　　　　　　　　　D. 中等大小可溶性免疫复合物形成
    E. 巨噬细胞功能亢进

21. 引起 Arthus 反应的主要原因是
    A. Th1 释放的淋巴因子的作用　　　　B. 单个核细胞浸润引起的炎症
    C. 肥大细胞脱颗粒　　　　　　　　　D. IgE 抗体大量产生
    E. IC 引起的补体活化

22. 在免疫复合物引起的组织损伤中，起主要作用的细胞是
    A. Mφ　　　　　　　　　B. 血小板　　　　　　　　C. 淋巴细胞
    D. 中性粒细胞　　　　　E. NK 细胞

23. 下列哪一种因素与免疫复合物性疾病发病无关
    A. 大量淋巴细胞局部浸润　　　　　　B. 免疫复合物在血管壁沉积
    C. 激活补体产生大量 C3a、C5a　　　 D. 大量 IC 形成
    E. 血管活性物质的释放

24. 能使胎儿 Rh⁺ 红细胞发生溶解破坏的抗体是
    A. IgM　　　　　　　　　B. IgA　　　　　　　　　C. IgD
    D. IgG　　　　　　　　　E. IgE

25. 下列哪一种物质与Ⅲ型超敏反应的炎症无关
    A. 蛋白水解酶　　　　　B. 弹性纤维酶　　　　　C. IL－4
    D. 胶原酶　　　　　　　E. 血管活性胺类物质

26. 一般不引起迟发型超敏反应的物质是
    A. 豕草花粉　　　　　　B. 油漆　　　　　　　　C. 化妆品

D. 青霉素　　　　　　　　E. 结核菌素

27. 下列哪一种物质与Ⅰ型超敏反应无关

A. 组胺　　　　　　　　B. 备解素　　　　　　C. 激肽

D. 白三烯　　　　　　　E. 前列腺素

28. Ⅲ型超敏反应的重要病理学特征是

A. 巨噬细胞浸润　　　　B. 淋巴细胞浸润　　　C. 嗜酸性粒细胞浸润

D. 中性粒细胞浸润　　　E. 红细胞浸润

29. 与Ⅱ型超敏反应发生无关的成分是

A. 补体　　　　　　　　B. 吞噬细胞　　　　　C. 肥大细胞

D. IgG　　　　　　　　E. IgM

30. 关于Ⅰ型超敏反应皮肤实验，下列哪一项是错误的

A. 一般在15~20分钟观察结果

B. 局部皮肤出现红晕，风团直径>1cm，皮试为阳性

C. 受试者前臂内侧皮内注射

D. 可检测到引起Ⅰ型超敏反应的变应原

E. 可有单个核细胞

[填空题]

1. 超敏反应是一种以机体_____或_____的异常适应性免疫应答。

2. Ⅰ型超敏反应主要由_____介导产生，可发生于_____。

3. 参与Ⅱ型超敏反应的Ab主要是_____和_____类Ab。

4. 诱发超敏反应的Ag称为_____，可以是_____也可以是完全Ag。

5. Ⅱ型超敏反应又称为_____或_____超敏反应。

6. Ⅰ、Ⅱ、Ⅲ型超敏反应由_____介导。

7. Ⅳ型超敏反应由_____介导，可由_____被动转移。

8. 血清病属于_____型超敏反应，血清过敏性休克属于_____型超敏反应。

9. 在注射_____时，如果遇到皮肤反应阳性但又必须使用者，可采用小剂量、短间隔、多次注射的方法，称为_____。

[问答题]

1. 简述Ⅰ型超敏反应的特点及其防治原则。

2. 简述Ⅱ型超敏反应的特点。

3. 简述Ⅲ型超敏反应的特点。

4. 简述Ⅳ型超敏反应的特点。

5. 以青霉素引起的过敏性休克为例，说明Ⅰ型超敏反应的机制。

第八节　免疫学应用

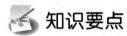 知识要点

一、免疫预防

1. 人工主动免疫。

2. 人工被动免疫。

3. 人工主动免疫与被动免疫的区别：

	人工主动免疫	人工被动免疫
输入物质	抗原：疫苗、类毒素	抗体：丙种球蛋白、动物免疫血清
免疫生效时间	较慢，1~2周	立即
免疫维持时间	较长，数月至数年	较短，2~3周
主要用途	预防	紧急预防、治疗

二、免疫检测

1. 免疫细胞及功能检测。

2. 抗原或抗体检测。

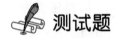 测试题

[名词解释]

1. 人工主动免疫

2. 人工被动免疫

3. 沉淀反应

4. 凝集反应

5. ELISA

[选择题]

1. 下列哪项属于人工主动免疫

　A. 注射丙种球蛋白预防麻疹　　　　　B. 接种卡介苗预防结核

　C. 注射胸腺肽治疗恶性肿瘤　　　　　D. 静脉注射 CIK 细胞治疗肿瘤

　E. 注射抗毒素治疗白喉

2. 有关活疫苗的特点哪项是错误的

　A. 接种量少　　　　　B. 接种次数少　　　　　C. 易保存

    D. 免疫效果好   E. 有效免疫力维持时间长

3. 下列哪项不是死疫苗的特点

    A. 接种剂量较大   B. 免疫效果好   C. 一般需接种 2~3 次

    D. 疫苗较易保存   E. 不能诱导局部免疫

4. 下列情况属于人工主动免疫的是

    A. 通过胎盘、初乳获得的免疫   B. 通过隐性感染获得的免疫

    C. 通过注射类毒素获得的免疫   D. 通过注射丙种球蛋白获得的免疫

    E. 通过患感染性疾病获得的免疫

5. 下列情况属于人工被动免疫的是

    A. 通过胎盘、初乳获得的免疫   B. 通过患感染性疾病获得的免疫

    C. 通过注射疫苗获得的免疫   D. 通过注射抗毒素获得的免疫

    E. 通过注射类毒素获得的免疫

6. 关于抗毒素的使用，哪项是错误的

    A. 可能发生过敏反应

    B. 治疗时要早期足量

    C. 可作为免疫增强剂给儿童多次注射

    D. 对过敏机体应采取脱敏疗法

    E. 注射前应做皮试

7. 下列不属于人工主动免疫特点的是

    A. 接种物常为抗原性物质   B. 发挥作用较快

    C. 免疫力维持时间较长   D. 主要用于预防

    E. 也可以用于肿瘤的免疫治疗

8. 下列哪种不是人工被动免疫的生物制品

    A. 抗毒素   B. 单克隆抗体   C. 丙种球蛋白

    D. 类毒素   E. 基因工程抗体

9. 免疫抑制剂不能用于治疗

    A. 自身免疫病   B. 免疫缺陷病   C. 超敏反应

    D. 移植排斥反应   E. 炎症

10. 免疫学诊断的依据是

    A. 抗原抗体结合的可逆性   B. 抗原抗体的浓度

    C. 抗原抗体结合的高度特异性   D. 抗原抗体反应的阶段性

    E. 抗原抗体的比例

11. 影响抗原抗体反应的因素有

    A. 电解质、pH 值和反应体积   B. 温度、pH 值和反应体积

    C. 温度、电解质和反应体积   D. 电解质、pH 值和温度

    E. 电解质与温度

12. 双向免疫扩散试验中，如抗体浓度大于抗原浓度，则沉淀线
   A. 靠近抗原孔　　　　　B. 靠近抗体孔　　　　　C. 在两孔中间
   D. 呈多条沉淀线　　　　E. 以上均不是

13. 下列免疫学测定方法敏感性最高的是
   A. 沉淀反应　　　　　　B. 直接凝集反应　　　　C. ELISA
   D. 放射免疫测定　　　　E. 间接凝集反应

14. 临床诊断伤寒或副伤寒所用的肥达反应属于
   A. 玻片凝集反应　　　　B. 试管凝集反应　　　　C. 间接凝集反应
   D. 沉淀反应　　　　　　E. 反向间接凝集反应

15. ABO 血型的鉴定方法常用
   A. 玻片凝集反应　　　　B. 间接凝集反应　　　　C. 试管凝集反应
   D. 抗球蛋白试验　　　　E. 反向间接凝集反应

16. 沉淀反应与凝集反应相比较，下列哪项是错误的
   A. 都是抗原抗体的反应
   B. 都需要电解质参与
   C. 沉淀反应的抗原是可溶性抗原或颗粒性抗原
   D. 凝集反应的抗原是颗粒性抗原
   E. 两种反应均可用来定性或定量检测抗原或抗体

17. 下列哪种试验不能用于可溶性抗原的检测
   A. 间接凝集试验　　　　B. 反向间接凝集试验　　C. 间接凝集抑制试验
   D. 直接凝集试验　　　　E. 单向琼脂扩散试验

18. T 细胞能形成 E 花环是因为其细胞膜上具有
   A. CD2　　　　　　　　B. CD3　　　　　　　　C. CD4
   D. CD5　　　　　　　　E. CD8

[填空题]
1. 特异性免疫获得的方式有_____和_____两种。
2. 人工主动免疫的常规（或传统）制剂主要包括_____、_____和_____等。
3. 人工被动免疫是给人体注射_____或者_____等制剂，以治疗或紧急预防感染的措施。
4. 凝集反应分为_____和_____两大类。
5. ELISA 的基本方法类型有_____、_____等。

[问答题]
1. 常用的人工免疫制剂有哪些？
2. 比较沉淀反应和凝集反应的异同。

（韩晓云　张　甲）

第二章 病原微生物总论

第一节 病原生物绪论、细菌的生物学性状

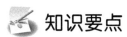 知识要点

一、微生物与病原微生物的概念

微生物是一类体积微小、结构简单、肉眼看不见，必须借助显微镜放大几百倍或几万倍才能看得见微小生物的总称。自然界中存在的绝大多数微生物对人类和动植物的存在是有利无害的，有些甚至是必需的，但其中也有一小部分会引起人和动植物的疾病，这些微生物被称为病原微生物。

二、微生物的分类

根据微生物形态结构及生物学特性的不同，将其分为"三型八类"（三型：非细胞型微生物、原核细胞型微生物、真核细胞型微生物；八类：细菌、病毒、真菌、支原体、衣原体、立克次体、螺旋体、放线菌）。

1. 非细胞型微生物：此类微生物无细胞结构，缺乏产生能量的酶系统，可以通过滤菌器，如病毒、朊病毒。

2. 原核细胞型微生物：此类微生物具有细胞结构，细胞器不完整（无核膜、核仁、细胞器），如细菌、支原体、衣原体、立克次体、螺旋体、放线菌。

3. 真核细胞型微生物：此类微生物具有完整的细胞结构，细胞器发育完整（具核膜、核仁、细胞器），如真菌。

三、细菌的大小与形态

1. 细菌大小：计量单位是微米（μm）。
2. 细菌形态：细菌根据形态可大致划分为球菌、杆菌、螺形菌。

四、细菌的基本结构

细菌的基本结构由外到内分别为：细胞壁、细胞膜、细胞质和核质。

1. 细胞壁：是细菌最外层的结构，坚韧而有弹性。①革兰阳性菌细胞壁：由肽聚糖和穿插其中的磷壁酸组成。②革兰阴性菌细胞壁：由肽聚糖和外膜组成。③细胞壁的功能：维持菌体固有的形态。

2. 细胞膜。其生物学功能为：①物质转运；②细胞呼吸；③生物合成；④形成

中介体，中介体的功能类似于真菌中的线粒体。

3. 细胞质：又称细胞浆，是细胞膜内的胶状物质。细胞之中的主要亚显微结构有：①核糖体。②质粒，是独立于细菌染色体外的遗传物质。③胞质颗粒，胞质内用于储存营养物质的颗粒状结构。部分细菌的某些胞质颗粒有较强嗜碱性，用特殊方法可染上不同颜色，故又称异染颗粒，可用于鉴别细菌，如白喉棒状杆菌的异染颗粒。

4. 核质：也称拟核，是细菌的遗传物质，决定细菌的遗传特征。

五、细菌的特殊结构

1. 荚膜：某些细菌细胞壁外包围的一层黏液状物质。厚度 $\geqslant 0.2\mu m$，且边界明显，称为荚膜，厚度 $< 0.2\mu m$ 者称为微荚膜。荚膜的功能有：①抗吞噬作用；②抗有害物质损伤；③黏附作用；④抵抗干燥；⑤鉴别细菌。

2. 鞭毛：部分细菌菌体上伸出的细长、呈波浪状弯曲的丝状物，是细菌的运动器官。

3. 菌毛：在某些细菌表面存在着一种比鞭毛细、短、直的丝状物。菌毛的分类及生物学作用：①普通菌毛，与致病性有关；②性菌毛，传递某些遗传物质。

4. 芽胞：某些细菌在一定条件下，胞质脱水浓缩，在菌体内形成的折光性很强的不易着色小体。芽胞不是细菌的繁殖体，一个细菌只能形成一个芽胞，一个芽胞只能生成一个菌体，芽胞只是处于休眠状态的细菌。

六、细菌的生长繁殖

1. 细菌的化学组成与物理性状。①化学组成：水、无机盐、蛋白质、糖类、脂质和核酸等多种化学物质。②物理性状：细菌具有半透明，体积小，表面积大，半透性，带电现象，渗透压高等特点。

2. 细菌生长繁殖的条件：①充足的营养。一般细菌必需的营养物质包括水、无机盐、碳源、氮源、生长因子等。②适宜的温度。大多数病原菌的最适生长温度为 37℃。③合适的酸碱度（pH）。大多数病原菌最适 pH 为 7.2 ~ 7.6。④必要的气体环境。一般可根据细菌对 O_2 的需求情况分为四类：专性需氧菌、微需氧菌、兼性厌氧菌、专性厌氧菌。

3. 细菌的繁殖方式与速度：以无性二分裂的方式进行繁殖。大多数细菌 20 ~ 30 分钟繁殖一代。

4. 细菌群体生长繁殖的规律：①迟缓期。②指数期，又称对数期，细菌以稳定的几何级数极快增长，此期细菌形态、染色、生物活性都很典型，因此研究细菌性状、抗生素作用等以此期细菌最好。③稳定期。④衰亡期。

七、细菌的新陈代谢

1. 细菌的分解代谢与生化检验：不同的细菌具有不同的酶，分解不同的糖类、蛋白质，产生相应的代谢产物。检测糖分解产物的生化试验有：糖发酵试验、甲基红试验、VP 试验、枸橼酸盐试验等。检测蛋白质分解产物的试验有：吲哚试验、硫化氢试验、尿素酶试验等。

2. 细菌的合成代谢产物及其意义："五素一质一酶"。

八、细菌的人工培养

1. 培养基：是人工配制的基质，含有细菌生长繁殖必需的营养物质，经灭菌处理后制成。按其性状可分为液体、半固体和固体培养基三类；按其营养组成和用途不同可分为基础培养基、营养培养基、鉴别培养基、选择培养基和厌氧培养基等。

2. 生长现象：①液体培养基中，大多数细菌呈混浊状态，少数呈沉淀生长或菌膜生长。②半固体培养基中，观察动力试验。③固体培养基中，观察不同细菌的菌落在形状、大小、颜色、边缘整齐度、透明度、湿润度、光滑度、凹凸情况等均有差异，可用于细菌鉴定。

九、细菌的遗传变异

1. 常见的细菌变异现象：①形态结构变异。②毒力变异，细菌的毒力变异包括毒力的增强和减弱。如感染了 β 棒状杆菌噬菌体的白喉棒状杆菌产生毒素的能力增强，卡介苗（BCG）为毒力减弱的变异等。③菌落变异。④耐药性变异。

2. 细菌遗传变异的物质基础：细菌遗传变异的物质基础包括细菌染色体、质粒、噬菌体和转位因子等。

3. 细菌变异的发生机制：①基因突变。②基因转移与重组，可通过转化、转导、接合、溶原性转换等方式进行。

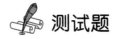 测试题

[名词解释]

1. 荚膜

2. 鞭毛

3. 菌毛

4. 芽胞

5. 细菌 L 型

6. 热原质

7. 菌落

8. 菌苔

9. 转化

10. 转导

11. 溶原性转换

12. 接合

[选择题]

1. 下列描述的微生物特征中，不是所有微生物共同特征的是

    A. 个体微小   B. 分布广泛   C. 种类繁多

    D. 可无致病性   E. 只能在活细胞内生长繁殖

2. 不属于原核细胞型的微生物是

    A. 螺旋体   B. 放线菌   C. 病毒

    D. 细菌   E. 立克次体

3. 属于真核细胞型的微生物是

    A. 螺旋体   B. 放线菌   C. 真菌

    D. 细菌   E. 立克次体

4. 有关微生物的描述正确的是

    A. 体形小于1mm的生物   B. 单细胞的小生物

    C. 不具备细胞结构的微小生物   D. 体形小于$1\mu m$的生物

    E. 以上均是错误的

5. 与动物细胞比较，细菌所特有的一种重要结构是

    A. 核蛋白体   B. 线粒体   C. 高尔基体

    D. 细胞膜   E. 细胞壁

6. 与细菌的运动有关的结构是

    A. 鞭毛   B. 菌毛   C. 纤毛

    D. 荚膜   E. 轴丝

7. 与内毒素有关的细菌结构是

    A. 外膜   B. 核膜   C. 线粒体膜

    D. 荚膜   E. 细胞膜

8. 芽胞与细菌有关的特性是

    A. 抗吞噬作用   B. 产生毒素   C. 耐热性

    D. 黏附于感染部位   E. 侵袭力

9. 细菌的核酸以外的遗传物质是指

    A. mRNA   B. 核蛋白体   C. 质粒

    D. 异染颗粒   E. 性菌毛

10. 与细菌黏附于黏膜的能力有关的结构是

    A. 菌毛   B. 荚膜   C. 中介体

    D. 胞浆膜   E. 鞭毛

11. 无细胞壁结构的微生物是

    A. 革兰阴性菌   B. 真菌   C. 支原体

D. 衣原体 E. 螺旋体

12. 不属于细菌基本结构的是

A. 鞭毛 B. 细胞质 C. 细胞膜

D. 核质 E. 细胞壁

13. 细菌所具有的细胞器是

A. 高尔基体 B. 内质网 C. 中介体

D. 线粒体 E. 核蛋白体

14. 与致病性相关的细菌结构是

A. 中介体 B. 细胞膜 C. 异染颗粒

D. 芽胞 E. 荚膜

15. 革兰阳性与革兰阴性细菌的细胞壁肽聚糖结构的主要区别在于

A. 聚糖骨架 B. 四肽侧链 C. 五肽交联桥

D. β-1,4 糖苷键 E. N-乙酰葡糖胺与 N-乙酰胞壁酸的排列顺序

16. 青霉素的抗菌作用机制是

A. 干扰细菌蛋白质的合成 B. 抑制细菌的核酸代谢

C. 抑制细菌的酶活性 D. 破坏细胞壁中的肽聚糖

E. 破坏细胞膜

17. 有关革兰阳性菌细胞壁的特点不正确的是

A. 主要成分是黏肽 B. 含有磷壁酸 C. 对青霉素敏感

D. 含有大量脂多糖 E. 易被溶菌酶裂解

18. 溶菌酶杀灭细菌的作用机制是

A. 裂解肽聚糖骨架的 β-1,4 糖苷键 B. 竞争肽聚糖合成中所需的转肽酶

C. 与核蛋白体的小亚基结合 D. 竞争性抑制叶酸的合成代谢

E. 破坏细胞膜

19. 下列哪种结构不是细菌的基本结构

A. 细胞壁 B. 芽胞 C. 细胞膜

D. 细胞质 E. 核质

20. 革兰阴性菌细胞壁内不具有的成分是

A. 黏肽 B. 磷壁酸 C. 脂蛋白

D. 脂多糖 E. 外膜

21. 革兰阳性菌细胞壁内特有的成分是

A. 黏肽 B. 脂蛋白 C. 外膜

D. 脂多糖 E. 以上均不是

22. 维持细菌固有形态的结构是

A. 细胞壁 B. 细胞膜 C. 荚膜

D. 芽胞 E. 细胞质

23. 溶菌酶对革兰阳性菌的作用是

    A. 破坏磷壁酸   B. 裂解黏肽的聚糖骨架   C. 损伤细胞膜

    D. 抑制菌体蛋白的合成   E. 抑制四肽侧链与五肽桥链的联结

24. 关于细菌的核，错误的描述是

    A. 具有完整的核结构   B. 为双股 DNA

    C. 是细菌生命活动必需的遗传物质   D. 无核膜

    E. 无核仁

25. 对外界抵抗力最强的细菌结构是

    A. 细胞壁   B. 荚膜   C. 芽胞

    D. 核质   E. 细胞膜

26. 关于细胞壁的功能不应包括

    A. 维持细菌固有形态   B. 保护细菌抵抗低渗环境

    C. 具有抗吞噬作用   D. 具有免疫原性

    E. 与细胞膜共同完成细菌细胞内外物质交换

27. 细菌缺乏下列哪种结构在一定条件下仍可存活

    A. 细胞壁   B. 细胞膜   C. 细胞质

    D. 核质   E. 以上均可

28. 有关荚膜描述错误的是

    A. 具有免疫原性，可用于鉴别细菌   B. 可增强细菌对热的抵抗力

    C. 具有抗吞噬作用   D. 一般在机体内形成

    E. 化学成分可以是多糖，也可以是多肽

29. 下列物质中不是细菌合成代谢产物的一种是

    A. 色素   B. 细菌素   C. 热原质

    D. 抗毒素   E. 抗生素

30. 大肠菌素属于

    A. 色素   B. 抗生素   C. 内毒素

    D. 外毒素   E. 细菌素

31. 去除热原质最好的方法是

    A. 蒸馏法   B. 高压蒸汽灭菌法   C. 滤过法

    D. 巴氏消毒法   E. 干烤法

32. 菌落是指

    A. 不同种细菌在培养基上生长繁殖而形成肉眼可见的细胞集团

    B. 细菌在培养基上繁殖而形成肉眼可见的细胞集团

    C. 一个细菌在培养基上生长繁殖而形成肉眼可见的细胞集团

    D. 一个细菌细胞

    E. 从培养基上脱落的细菌

33. 研究细菌性状最好选用哪个生长期的细菌
    A. 迟缓期   B. 对数期   C. 稳定期
    D. 衰亡期   E. 以上均可

34. 属于专性需氧菌的是
    A. 葡萄球菌   B. 肺炎球菌   C. 结核杆菌
    D. 大肠杆菌   E. 伤寒杆菌

35. 属于专性厌氧菌的是
    A. 破伤风杆菌   B. 大肠杆菌   C. 痢疾杆菌
    D. 炭疽杆菌   E. 脑膜炎球菌

36. 繁殖速度最慢的细菌是
    A. 链球菌   B. 大肠杆菌   C. 破伤风杆菌
    D. 葡萄球菌   E. 结核杆菌

37. 细菌的合成性代谢产物不应包括
    A. 色素   B. 细菌素   C. 热原质
    D. 维生素   E. 以上均不是

38. 大肠杆菌的靛基质试验为阳性，是因为大肠杆菌能分解
    A. 含硫氨基酸   B. 葡萄糖   C. 乳糖
    D. 色氨酸   E. 枸橼酸盐

39. 有关热原质的描述错误的是
    A. 革兰阴性菌的热原质就是细胞壁中的脂多糖
    B. 可被高压蒸汽灭菌所破坏
    C. 液体中的热原质可用吸附剂或过滤等方法除去
    D. 是许多革兰阴性菌、少数革兰阳性菌的一种合成性代谢产物
    E. 注入机体可致发热反应

40. 属于细菌分解性代谢产物的是
    A. 热原质   B. 硫化氢   C. 外毒素
    D. 维生素   E. 抗生素

41. 对人致病的细菌大多是
    A. 专性厌氧菌   B. 专性需氧菌   C. 微需氧菌
    D. 兼性厌氧菌   E. 以上均不对

42. 下列哪项试验不是细菌的生化反应
    A. 靛基质试验   B. 动力试验   C. 甲基红试验
    D. 糖发酵试验   E. 硫化氢试验

43. 下列有鉴别意义的细菌代谢产物是
    A. 靛基质   B. 色素   C. H_2S
    D. 酸和气体   E. 以上均是

44. 与细菌致病作用有关的代谢产物不包括

 A. 热原质   B. 细菌素   C. 内毒素

 D. 外毒素   E. 侵袭性酶

45. 细菌通过性菌毛将遗传物质从供体菌转移到受体局的过程，称为

 A. 转化   B. 转导   C. 突变

 D. 接合   E. 溶原性转换

46. 证明有机物发酵和腐败是由微生物引起的是

 A. 科赫   B. 列文虎克   C. 巴斯德

 D. 利斯特   E. 琴纳

[填空题]

1. 医学微生物包括_____、_____和_____三大部分。

2. 原核细胞型微生物包括_____、_____、_____、_____、_____、_____，共六类微生物。

3. 病毒必须在_____内才能增殖，为_____型微生物。

4. 测量细菌大小的单位是_____。

5. 细菌的基本形态有_____、_____和_____。

6. 细菌细胞内的遗传物质有_____和_____两种，其中_____不是细菌生命活动所必需的。

7. 细菌的菌毛有_____和_____两种，前者与_____有关，后者具有_____作用。

8. 经革兰染液染色后，被染成紫色的是_____菌，被染成红色的是_____菌。

9. 细菌的特殊结构有_____、_____、_____和_____。

10. 革兰阴性菌细胞壁的脂多糖包括_____、_____和_____3种成分。

11. 革兰阴性菌细胞壁的肽聚糖是由_____、_____构成。

12. 革兰阳性菌细胞壁的主要结构肽聚糖，是由_____、_____和_____构成。

13. 细菌的繁殖方式是_____。绝大多数细菌繁殖一代用时为_____，而结核杆菌繁殖一代用时为_____。

14. 半固体培养基多用于检测细菌_____。

15. 根据菌落的特点可将菌落分为光滑型菌落、_____和_____。

16. SS琼脂培养基含有胆盐、枸橼酸、煌绿，可抑制革兰阳性菌和_____的生长，常用于_____的分离和培养。

17. 细菌生长繁殖的条件包括充足的_____、适宜的_____、合适的酸碱度和必需的气体环境。

18. 大多数致病菌生长的最适 pH 值为_____，最适温度为_____。

19. 细菌群体生长的生长曲线可分为_____、_____、_____和_____四个时期，细菌的形态、染色、生理等性状均较典型的是_____期。

20. 培养基按其用途不同可分为_____、_____、_____、_____和_____。

[问答题]

1. 试比较革兰阳性菌与革兰阴性菌细胞壁结构的特征和区别。

2. 试述细菌特殊结构的生物学意义。

3. 细菌群体生长繁殖可分为几期？简述各期特点。

4. 简述细菌生长繁殖的条件。

第二节 病毒的基本性状

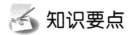 知识要点

一、病毒的概念及基本特征

1. 病毒：是一类体型微小、结构简单，只含一种核酸，专性细胞内寄生的非细胞型微生物。

2. 基本特征：①体积微小，能通过滤菌器，必须借助电子显微镜观察。②结构简单，无细胞结构，只含有一种核酸（DNA 或 RNA）。③缺乏完整酶系统，专性细胞内寄生。④对抗生素不敏感，但是对干扰素敏感。

二、病毒的基本性状和分类

1. 病毒的大小与形态：①大小，以纳米（nm）为测量单位。②形态，病毒的形态多种多样，多数呈球形或近似球形，少数为杆状、丝状、子弹形、砖块形等。

2. 病毒的结构及其功能：病毒根据有无包膜可分为包膜病毒和裸露病毒两类。裸露病毒的基本结构由核心和衣壳组成，称为核衣壳。包膜病毒的包膜包裹在核衣壳的外层。①核心：病毒的核心位于病毒体的中心，主要由核酸构成。是病毒的感染、增殖、遗传和变异的物质基础。②衣壳：是包裹在病毒核酸外的蛋白质，由一定数量的壳粒组成。颗粒的排列方式有螺旋对称型、二十面体立体对称型、复合对称型三种方式。衣壳对病毒核酸有保护作用，有助于病毒的吸附，同时具有很强的免疫原性和抗原性。③包膜：病毒的核衣壳外面，还有一层由蛋白质、多糖和脂类构成的包膜。膜上常有不同形态由蛋白质构成的突起，称为刺突。

3. 病毒的分类：可分为 DNA 病毒、RNA 病毒和逆转录病毒。

三、病毒的增殖

1. 病毒的复制周期：病毒复制的过程分为吸附、穿入、脱壳、生物合成、组装和释放六个步骤。

2. 病毒的异常增殖：①顿挫感染。②缺陷病毒。③干扰现象。

四、理化因素对病毒的影响

1. 物理因素：①温度，大多数病毒耐冷不耐热，一般加热到 56℃ 30 分钟或 100℃ 几秒钟即可被灭活。②射线，电离辐射（包括 X 射线、γ 射线等）与紫外线均可使病毒灭活。③酸碱度，大多数病毒对酸敏感，肠道病毒有一定的耐酸性。

2. 化学因素：①脂溶剂，乙醚、氯仿、去氧胆酸盐等脂溶剂可使包膜病毒的脂质溶解而灭活。因此可用脂溶剂鉴别病毒有无包膜。②消毒剂，醛类、醇类及各种氧化剂均对病毒有较好的灭活作用。③中草药，一些中草药如板蓝根、大青叶、大黄等对某些病毒有一定的抑制作用。

五、病毒的遗传与变异

1. 基因突变。
2. 基因重组。

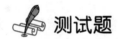 测试题

[名词解释]

1. 病毒

2. 缺陷病毒

3. 顿挫感染

4. 干扰现象

5. 灭活

[选择题]

1. 病毒的最基本结构为

    A. 核心   B. 衣壳   C. 包膜

    D. 核衣壳   E. 刺突

2. 下列有关病毒体的概念，错误的是

    A. 完整成熟的病毒颗粒   B. 细胞外的病毒结构   C. 具有感染性

    D. 包括核衣壳结构   E. 在宿主细胞内复制病毒组装成分

3. 下列描述病毒的基本性状中，错误的是

    A. 专性细胞内寄生   B. 只含有一种核酸

    C. 形态微小，可通过滤菌器   D. 结构简单，非细胞型结构

    E. 可在宿主细胞外复制病毒组装成分

4. 下列与病毒蛋白质作用无关的是

    A. 保护作用   B. 吸附作用

    C. 脂溶剂可破坏其敏感性   D. 病毒包膜的主要成分

    E. 免疫原性

5. 病毒在宿主细胞内的复制周期过程，正确的描述是

    A. 吸附、穿入、脱壳、生物合成、组装、成熟及释放

    B. 吸附、脱壳、生物合成、成熟及释放

    C. 吸附、结合、穿入、生物合成、成熟及释放

    D. 特异性结合、脱壳、复制、组装及释放

    E. 结合、复制、组装及释放

6. 控制病毒遗传变异的病毒成分是

    A. 染色体　　　　　　　B. 衣壳　　　　　　　　C. 壳粒

    D. 核酸　　　　　　　　E. 包膜

7. 裸露病毒体的结构是

    A. 核酸 + 包膜　　　　B. 核心 + 衣壳 + 包膜　　C. 核衣壳 + 包膜

    D. 核心 + 衣壳　　　　E. 核酸 + 蛋白质

8. 病毒体感染细胞的关键物质是

    A. 核衣壳　　　　　　　B. 核酸　　　　　　　　C. 衣壳

    D. 刺突　　　　　　　　E. 包膜

9. 下列哪一项不是病毒体的特征

    A. 非细胞结构　　　　　　　　B. 只含一种类型核酸

    C. 可在任何活细胞内增殖　　　D. 对抗生素不敏感

    E. 对干扰素敏感

10. 关于病毒核酸的描述，错误的是

    A. 可控制病毒的遗传和变异　　B. 可决定病毒的感染性

    C. RNA 可携带遗传信息　　　　D. 每个病毒只有一种类型核酸

    E. 决定病毒包膜所有成分的形成

11. 对病毒包膜的叙述错误的是

    A. 化学成分为蛋白质、脂类及多糖　　B. 表面凸起称为壳粒

    C. 具有病毒种型特异性抗原　　　　　D. 包膜溶解可使病毒灭活

    E. 可保护病毒

12. 对病毒体特征的叙述错误的是

    A. 以复制方式增殖　　B. 测量单位是 μm　　C. 只含一种核酸

    D. 是专性细胞内寄生物　　E. 对抗生素不敏感

13. 对病毒体最正确的叙述是

    A. 有感染性的病毒颗粒　　　　B. 脱壳后仍有感染性的病毒核酸

    C. 有刺突的包膜病毒颗粒　　　D. 可独立存在于细胞外的病毒颗粒

    E. 成熟的、完整的、具有感染性的病毒颗粒

14. 与衣壳生物学意义无关的是

    A. 保护病毒核酸　　　　　　　　B. 介导病毒体吸附易感细胞受体

C. 构成病毒特异性抗原   D. 本身具有传染性

E. 病毒分类、鉴定的依据

15. 构成病毒核心的化学成分是

     A. 磷酸   B. 蛋白质   C. 类脂

     D. 肽聚糖   E. 核酸

16. 对病毒衣壳叙述错误的是

     A. 由多肽构成的壳粒组成   B. 表面凸起称刺突

     C. 可增加病毒的感染性   D. 呈对称形式排列

     E. 可抵抗核酸酶和脂溶剂

[填空题]

1. 病毒的生物学性状有体积微小、_____、_____。

2. 病毒的形态有球状、杆状或丝状、_____、_____和蝌蚪状。

3. 病毒体的基本结构是由_____和_____构成，又称为_____。

4. 病毒核衣壳结构，根据其壳粒数目及排列方式不同，分为_____、_____和_____3种对称型。

5. 包膜病毒的包膜主要化学成分为_____、_____和_____。

6. 病毒体的基本特征包括：_____、_____，必须在_____内生存，以_____方式增殖。对_____不敏感，_____可抑制其增殖。

7. 病毒的复制周期包括_____、_____、_____、_____、_____和_____。

8. 病毒对温度的抵抗力表现为耐_____不耐_____。加热56℃30分钟即可使病毒失去_____性，称为_____。

[问答题]

1. 简述病毒的主要特点。

2. 简述病毒的基本结构和特殊结构。

第三节　真菌的生物学性状

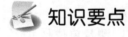 知识要点

一、真菌的概念和特点

1. 真菌的概念：是一类形体较大，结构较复杂的单细胞或多细胞，能以有性或无性繁殖，营腐生或寄生的一类真核细胞型微生物。

2. 真菌的特点：①种类繁多，10余万种。②分布广泛，大多对人无害且有益。③形态结构较复杂。④有两种繁殖方法。

二、真菌的生物学性状

1. 分类：根据形态和结构的不同可分为单细胞真菌和多细胞真菌。

2. 真菌的形态：①单细胞真菌，如酵母菌，类酵母型真菌，芽管可伸进培养基，有假菌丝。②多细胞真菌，可分为有性孢子和无性孢子。

3. 培养特性：常用沙保培养基，最适 pH 4~6，最适温度 22℃~28℃，生长缓慢，1~2 周。菌落形态有：①酵母型菌落；②类酵母型菌落；③丝状菌落。

4. 真菌的二相性：有些真菌在体内或含有动物蛋白的培养基上，37℃培养时呈酵母菌；在普通培养基 25℃培养时呈丝状菌，这种因环境条件的改变，而发生两种形态互变，称为真菌的二相性。

5. 抵抗力：形态、特性、毒力、色素等易变异；对干燥、日光、紫外线及一般消毒剂有较强抵抗力；不耐热，60℃ 1 小时即可杀死；对碘酒、甲醛敏感；对常用的抗生素不敏感。但对制霉菌素、灰黄霉素、两性霉素 B 等药物敏感。

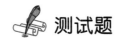 测试题

[名词解释]

1. 真菌

2. 孢子

[选择题]

1. 真菌细胞不具有的结构或成分是

    A. 细胞壁　　　　　　　B. 细胞核　　　　　　　C. 线粒体

    D. 内质网　　　　　　　E. 叶绿素

2. 真菌孢子的主要作用是

    A. 抵抗不良环境的影响　　B. 抗吞噬　　　　　　　C. 进行繁殖

    D. 引起炎症反应　　　　　E. 引起变态反应

3. 关于真菌的抵抗力，错误的一项是

    A. 对干燥、阳光和紫外线有较强的抵抗力

    B. 对一般消毒剂有较强的抵抗力

    C. 耐热，60℃ 1 小时不能被杀死

    D. 对抗细菌的抗生素均不敏感

    E. 灰黄霉素、制霉菌素 B 可抑制真菌生长

4. 鉴定多细胞真菌主要应用的检查方法是

    A. 革兰染色后镜检　　　　B. 墨汁负染色后镜检　　　C. 血清学检查

    D. 生化反应检查　　　　　E. 培养检查菌丝和孢子

5. 关于真菌的叙述错误的是

    A. 为真核细胞型微生物　　　　　　　B. 分单细胞与多细胞真菌两大类

C. 对营养要求不高，可进行人工培养　　D. 对常用抗生素敏感

E. 孢子是真菌的繁殖器官

[填空题]

1. 根据细胞核的融合与否，真菌的孢子分为_____和_____两大类。

2. 培养真菌常用_____培养基。

3. 真菌繁殖方式可分为_____和_____两种。

4. 真菌无性繁殖可分为_____、_____、_____和_____。其中以_____为主。

5. 多细胞真菌基本结构是_____和_____。

[问答题]

简述细菌、病毒及真菌的区别。

第四节　病原生物的感染与免疫

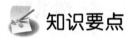 知识要点

一、感染的来源与传播

1. 感染的来源：①外源性感染，病原生物通过一定方式或媒介从一个宿主传播到另一宿主引起的感染称为传染。②内源性感染，指自身体内的正常菌群引起的感染。由患者免疫力减弱或因细菌寄居部位改变、菌群失调等因素引发。

2. 感染的传播方式与途径：①传播方式为水平传播和垂直传播。②传播途径有呼吸道感染、消化道感染、接触感染、皮肤创伤感染、输血感染、节肢动物媒介感染等。

二、病毒的致病机制

1. 病毒对宿主细胞的直接作用：①溶细胞感染；②稳定状态感染；③整合感染；④包涵体的形成。

2. 免疫病理损伤：病毒免疫病理所引起的损伤有以下四种。①体液免疫的损伤作用；②循环－免疫复合物引起的损伤；③细胞免疫的损伤作用；④自身免疫应答引起的损伤。

三、细菌的致病机制

病原生物引起宿主疾病的能力称为致病性。病原生物的致病性强弱程度称为毒力。细菌的毒力、机体的免疫功能以及入侵的数量和途径共同决定了细菌能否致病。构成细菌毒力的物质基础是侵袭力和毒素。

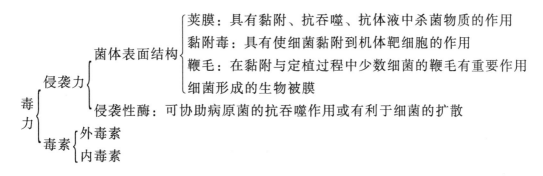

区别点	外毒素	内毒素
来源	革兰阳性菌、部分革兰阴性菌	革兰阴性菌
产生方式	多由细菌分泌到菌体外	细胞壁的成分，细菌裂解后释放
化学成分	蛋白质	脂多糖
稳定性	不稳定，加热 60℃ ~ 80℃ 30 分钟被破坏	稳定，加热 160℃ 2 ~ 4 小时被破坏
毒性	毒性强，对组织器官具有选择性的毒性作用	毒性较弱，各种细菌的内毒素毒性作用大致相同
免疫原性	强，刺激机体产生抗毒素；经甲醛脱毒形成类毒素	弱，刺激机体产生的中和抗体作用弱。甲醛脱毒后不能形成类毒素

四、真菌的致病性

1. 致病性真菌感染：为外源性感染，可引起皮肤、皮下组织和全身性感染。

2. 机会致病性真菌感染：为内源性感染，在长期使用广谱抗生素、激素、免疫抑制剂或放射治疗后造成菌群失调或机体免疫力下降的情况下，则可造成感染。

3. 真菌超敏反应性疾病：吸入或食入某些真菌的菌丝或孢子而引发的各类超敏反应。

4. 真菌毒素的致病作用：有些真菌产生的毒素可以引起食物中毒并与某些肿瘤有关。

五、抗感染免疫

1. 抗感染免疫。

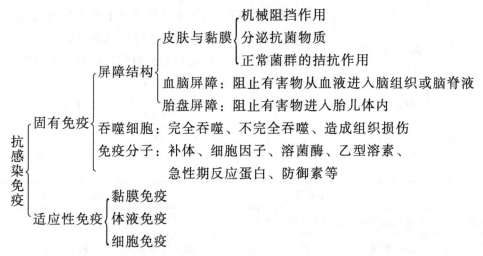

2. 各类病原生物感染的免疫特点：①抗病毒免疫。固有免疫：屏障、吞噬细胞、补体、干扰素等。适应性免疫：中和作用、ADCC 效应、细胞免疫。②抗细菌免疫。抗胞外菌感染的免疫主要依靠 sIgA 可抑制细菌的黏附，特异性抗体的调理吞噬和 ADCC 作用，补体的调理及溶菌作用；抗胞内菌感染的免疫主要通过细胞免疫来完成，参与的细胞是 CD8$^+$Tc 细胞和 CD4$^+$Th1 细胞。③抗真菌免疫。固有免疫：皮肤黏膜起着重要的阻挡作用，一旦发育不全或受损，真菌即可侵入。适应性免疫：包括体液免疫和细胞免疫，但以细胞免疫为主。

六、感染类型

1. 隐性感染：当机体抵抗力强，或侵入机体的病原菌毒力弱、数量少时，感染后对机体造成的损害较轻，不出现或出现不明显的临床症状，称隐性感染或亚临床感染。

2. 显性感染：机体抵抗力弱或病原菌毒力强、数量多时，机体出现明显的病理损害及临床症状。

（1）依病程不同，显性感染分为：急性感染，起病急，病程短，如痢疾；慢性感染，起病慢，病程长，如结核。

（2）依病情不同，显性感染分为：局部感染，致病菌进入机体后，局限在一定部位生长繁殖，导致局部感染；全身感染，常见于胞外菌急性感染，感染后致病菌产生的毒性代谢产物随血液运输至全身各处，导致全身感染，主要表现有以下几种。①毒血症：细菌在局部繁殖，菌体不入血，仅外毒素入血引起全身中毒症状。②菌血症：病原菌由原发部位侵入血流，但未在血中大量繁殖。③败血症：细菌侵入血流并在血中大量繁殖，产生毒性产物，造成机体严重损伤和全身中毒症状者。④脓毒血症：化脓性细菌入血后在其中大量繁殖，并随血液扩散至其他组织或器官，引起转移性化脓病灶。⑤内毒素血症：革兰阴性菌进入血流并大量繁殖，产生的内毒素引起的全身性中毒症状。⑥病毒血症：当病毒进入人体后，首先进入血液，引起病毒血症，随后可侵入全身器官或中枢神经系统；亦可由病毒直接侵犯中枢神经系统。

（3）带菌状态：机体在显性感染和隐性感染后，由于病原菌未被消灭而在体内继续存在一定时期，称带菌状态，处于带菌状态的宿主称带菌者。

七、医院感染

医院感染是指医院内各种人群所获得的感染，主要为患者在住院期间以及出院后不久发生的与住院有关的感染。

1. 常见病原生物及其特点：主要是细菌，其次是病毒、真菌等。多为条件致病菌，适应性强，常具有耐药性。

2. 医院感染的特点：①感染源可分为内源性感染和外源性感染。②传播途径主要是接触传播、血液传播和空气传播。③易感者主要为免疫力低下的患者，接受各种侵入性治疗的患者，长期使用大量抗生素治疗引起菌群失调的患者。

3. 医院感染的防治原则：①健全和完善预防医院感染的管理制度，提高对医院感染的认识。②严格执行医院清洁、消毒灭菌和隔离制度。③严格进行无菌操作、尽量减少侵袭性操作。其中手部卫生如洗手最为重要。④合理使用抗生素。

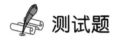 测试题

[名词解释]

1. 感染

2. 菌群失调

3. 条件致病菌

4. 败血症

5. 脓毒血症

6. 医院感染

7. 水平传播

8. 垂直传播

9. 包涵体

10. 潜伏感染

[选择题]

1. 与细菌致病性无关的结构是

　A. 荚膜　　　　　　　B. 菌毛　　　　　　　C. 异染颗粒

　D. 脂多糖　　　　　　E. 磷壁酸

2. 细菌代谢产物中，与致病性无关的是

　A. 毒素　　　　　　　B. 血浆凝固酶　　　　C. 热原质

　D. 细菌素　　　　　　E. 透明质酸酶

3. 与细菌侵袭力无关的物质是

    A. 荚膜   B. 菌毛   C. 血浆凝固酶

    D. 芽胞   E. 透明质酸酶

4. 具有黏附作用的细菌结构是

    A. 鞭毛   B. 普通菌毛   C. 荚膜

    D. 性菌毛   E. 芽胞

5. 有助于细菌在体内扩散的物质是

    A. 菌毛   B. 荚膜   C. M 蛋白

    D. 血浆凝固酶   E. 透明质酸酶

6. 细菌内毒素的成分是

    A. "H" 抗原   B. 肽聚糖   C. "O" 抗原

    D. 荚膜多糖   E. 脂多糖

7. 内毒素的中心成分是

    A. 特异性多糖   B. 脂多糖   C. 核心多糖

    D. 脂质 A   E. 脂蛋白

8. 内毒素不具有的毒性作用是

    A. 食物中毒   B. 发热   C. 休克

    D. DIC   E. 白细胞反应

9. 关于内毒素的叙述，下列错误的一项是

    A. 来源于革兰阴性菌   B. 能用甲醛脱毒制成类毒素

    C. 其化学成分是脂多糖   D. 性质稳定，耐热

    E. 只有当菌体死亡裂解后才释放出来

10. 关于外毒素的叙述，下列错误的是

    A. 多由革兰阳性菌产生

    B. 化学成分是蛋白质

    C. 耐热，使用高压蒸汽灭菌法仍不能将其破坏

    D. 经甲醛处理可制备成类毒素

    E. 可刺激机体产生抗毒素

11. 外毒素的特点之一是

    A. 多由革兰阴性菌产生   B. 可制备成类毒素   C. 多为细菌裂解后释放

    D. 化学组成是脂多糖   E. 耐热

12. 细菌毒素中，毒性最强的是

    A. 破伤风痉挛毒素   B. 霍乱肠毒素   C. 白喉外毒素

    D. 肉毒毒素   E. 金黄色葡萄球菌肠毒素

13. 类毒素是

    A. 抗毒素经甲醛处理后的物质

B. 内毒素经甲醛处理后脱毒而保持抗原性的物质

C. 外毒素经甲醛处理后脱毒而保持抗原性的物质

D. 细菌经甲醛处理后的物质

E. 外毒素经甲醛处理后脱毒并改变了抗原性的物质

14. 下述细菌中可引起菌血症的是

　　A. 破伤风梭菌　　　　B. 伤寒沙门菌　　　　C. 白喉棒状杆菌

　　D. 肉毒梭菌　　　　　E. 霍乱弧菌

15. 带菌者是指

　　A. 体内带有正常菌群者

　　B. 病原菌潜伏在体内，不向体外排菌者

　　C. 体内带有条件致病菌者

　　D. 感染后，临床症状消失，但体内病原菌未被彻底清除，又不断向体外排菌者

　　E. 感染后，临床症状明显，并可传染他人者

16. 对机体非特异性免疫叙述，错误的是

　　A. 在种系发育和进化过程中形成

　　B. 与生俱有，人皆有之

　　C. 对某种细菌感染针对性强

　　D. 与机体的组织结构和生理功能密切相关

　　E. 对入侵的病原菌最先发挥作用

17. 不属于正常体液与组织中的抗菌物质是

　　A. 补体　　　　　　　B. 溶菌酶　　　　　　C. 抗生素

　　D. 乙型溶素　　　　　E. 白细胞素

18. 关于抗感染免疫的叙述，下列错误的是

　　A. 完整的皮肤与黏膜屏障是抗感染的第一道防线

　　B. 吞噬细胞和体液中的杀菌物质是抗感染的第二道防线

　　C. 体液免疫主要针对胞外寄生菌的感染

　　D. 细胞免疫主要针对胞内寄生菌的感染

　　E. 抗体与细菌结合可直接杀死病原菌

19. 条件致病菌致病的条件为

　　A. 正常菌群的耐药性改变　　　　　　B. 正常菌群的遗传性状改变

　　C. 肠蠕动减慢使细菌增多　　　　　　D. 长期使用广谱抗生素

　　E. 各种原因造成的免疫功能亢进

20. 关于正常菌群的叙述，正确的是

　　A. 一般情况下，正常菌群对人体有益无害

　　B. 肠道内的双歧杆菌产生大量的碱性物质，能拮抗肠道细菌感染

　　C. 口腔中的正常菌群主要为需氧菌，少数为厌氧菌

D. 即使是健康胎儿，也携带正常菌群

E. 在人的一生中，正常菌群的种类和数量保持稳定

21. 正常菌群的有益作用不包括

    A. 抗肿瘤作用   B. 刺激机体的免疫应答

    C. 合成维生素   D. 与外来菌竞争营养物质

    E. 刺激补体合成

22. 细菌由局部侵入血流，在血中繁殖，产生大量毒性物质，而引起人体中毒，称为

    A. 毒血症   B. 脓毒血症   C. 病毒血症

    D. 败血症   E. 菌血症

23. 潜伏感染的特点是

    A. 潜伏期长达数月至数十年   B. 症状多为亚急性

    C. 潜伏状态检测不到任何病毒指标   D. 不侵犯中枢神经系统

    E. 病毒很快被清除

24. 感染病毒的细胞在胞核或胞浆内存在可着色的斑块状结构称

    A. 包涵体   B. 蚀斑   C. 空斑

    D. 极体   E. 异染颗粒

25. 下列病毒哪种易发生潜伏感染

    A. 乙型脑炎   B. 乙型肝炎   C. 流感

    D. 水痘 – 带状疱疹   E. 脊髓灰质炎

[填空题]

1. 病原菌的致病性与其具有的毒力、侵入的_____及_____有密切关系。

2. 细菌的毒力是由_____和_____决定的。

3. 细菌的侵袭力是由_____和_____构成。

4. 内毒素是_____菌细胞壁中的_____成分。

5. 内毒素是由脂质 A、_____和_____组成。

6. 类毒素是由_____经甲醛处理制备而成，可刺激机体产生_____。

7. 外毒素的化学成分是_____，可用甲醛处理制备_____。

8. 构成非特异性免疫的屏障结构主要有皮肤与黏膜屏障、_____和_____。

9. 内毒素的毒性作用有_____、_____、_____、_____。

10. 目前所知毒性最强的生物毒素是_____。

11. 具有抗吞噬作用的细菌结构有_____等。

12. 病原菌侵入机体能否致病与_____、_____、_____等有密切关系。

13. 细菌侵袭性酶有_____、_____、_____等。

14. 医院内感染的方式包括_____、_____和_____。

[问答题]

1. 简述肠道正常菌群的生理学作用。

2. 简述与细菌致病性有关的因素，构成细菌侵袭力的物质基础。

3. 请列表比较内毒素与外毒素的主要区别。

第五节　消毒灭菌与生物安全

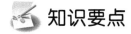知识要点

一、消毒灭菌的概念

1. 消毒：杀灭物体上病原微生物的方法。

2. 灭菌：杀灭物体上所有微生物（包括芽胞）的方法。

3. 无菌：物体中无活微生物存在。

4. 无菌操作：防止微生物进入操作对象的方法。

5. 防腐：防止或抑制微生物生长的方法。

二、物理消毒灭菌法

1. 热力消毒灭菌法：①干热灭菌法，包括焚烧法、烧灼法、干烤法。②湿热灭菌法，包括煮沸法、高压蒸汽灭菌法、巴氏消毒法。

2. 紫外线与电离辐射：①紫外线杀菌原理：紫外线波长在 $200 \sim 300nm$，尤其 $265 \sim 266nm$ 的紫外线杀菌力最强。主要是 DNA 吸收了此波长的光波，光能转成化学能，在 DNA 结构上形成了嘧啶二聚体，干扰了 DNA 的正常碱基配对，导致细菌死亡或变异。②特点及适用范围：穿透力差，适用于物体表面及空气的消毒。例如手术室、婴儿室、传染病房、无菌制剂室、微生物接种室的空气消毒。③X 射线、γ 射线等电离辐射有较高的能量与穿透力，促使细菌细胞内部产生游离基，破坏 DNA。

3. 其他物理消毒灭菌法：超声波、微波、滤过除菌、干燥低温抑菌。

几种常用物理消毒灭菌法的比较如下表所示。

种类	方法	效果	用途
煮沸法	100℃沸水 5 ~ 10 分钟	消毒	饮水和食具
高压蒸汽灭菌法	高压蒸汽灭菌器 103.4kPa，121.3℃，15 ~ 20 分钟	灭菌	耐高温、耐湿物品（基础培养基、生理盐水、手术辅料等）
紫外线法	λ = 260 ~ 266nm 的紫外线照射	消毒	适用于空气和物体表面消毒

三、化学消毒灭菌法

1. 消毒剂作用机制：①促使菌体蛋白变性、凝固；②干扰细菌酶系统，影响代谢；③损伤细菌细胞膜。

2. 影响消毒剂作用的因素：①消毒剂的性质、浓度与作用时间；②细菌种类及存在状态；③环境中有机物的存在。

3. 消毒剂的分类（按杀灭微生物能力分）：①高效消毒剂，可杀灭包括细菌芽胞在内的所有微生物。如：次氯酸钠、戊二醛、甲醛、过氧化氢、环氧乙烷、过氧乙酸等。②中效消毒剂，不能杀灭细菌芽胞，但能杀灭包括结核分枝杆菌在内的细菌繁殖体、真菌和大多病毒。如：碘伏、乙醇等。③低效消毒剂，可杀灭多数繁殖体和包膜病毒，对真菌也有一定的作用。如：新洁尔灭、高锰酸钾等。

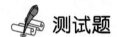 测试题

[名词解释]

1. 消毒

2. 灭菌

3. 防腐

4. 无菌

5. 无菌操作

[选择题]

1. 关于紫外线杀菌不正确的是

　　A. 紫外线杀菌与波长有关

　　B. 紫外线损伤细菌 DNA 构型

　　C. 紫外线的穿透力弱，故对人体无害

　　D. 紫外线适用于空气或物体表面的消毒

　　E. 一般用紫外线灯做紫外线的杀菌处理

2. 关于高压蒸汽灭菌法不正确的是

　　A. 灭菌效果最可靠，应用最广

　　B. 适用于耐高温和潮湿的物品

　　C. 可杀灭包括细菌芽胞在内的所有微生物

　　D. 通常压力为 2.05kg/cm^2

　　E. 通常温度为 121.3℃

3. 对普通培养基的灭菌，宜采用

　　A. 煮沸法　　　　　　　B. 巴氏消毒法　　　　　　　C. 流通蒸汽灭菌法

　　D. 高压蒸汽灭菌法　　　E. 间歇灭菌法

4. 关于乙醇的叙述，不正确的是

　　A. 浓度在 70%~75% 时消毒效果好

　　B. 易挥发，需加盖保存，定期调整浓度

　　C. 经常用于皮肤消毒

　　D. 用于体温计浸泡消毒

E. 用于黏膜及创伤的消毒

5. 欲对血清培养基进行灭菌, 宜选用
    A. 间歇灭菌法   B. 巴氏消毒法   C. 高压蒸汽灭菌法
    D. 流通蒸汽灭菌法   E. 紫外线照射法

6. 杀灭细菌芽胞最常用而有效的方法是
    A. 紫外线照射   B. 干烤灭菌法   C. 间歇灭菌法
    D. 流通蒸汽灭菌法   E. 高压蒸汽灭菌法

7. 湿热灭菌法中效果最好的是
    A. 高压蒸汽灭菌法   B. 流通蒸汽法   C. 间歇灭菌法
    D. 巴氏消毒法   E. 煮沸法

8. 乙醇消毒最适宜浓度是
    A. 100%   B. 95%   C. 75%
    D. 50%   E. 30%

9. 关于紫外线, 下述哪项不正确
    A. 能干扰 DNA 合成   B. 消毒效果与作用时间有关
    C. 常用于空气, 物品表面消毒   D. 对眼和皮肤有刺激作用
    E. 穿透力强

10. 关于消毒剂作用原理是
    A. 使菌体蛋白变性   B. 使菌体蛋白凝固   C. 使菌体酶失去活性
    D. 破坏细菌细胞膜   E. 以上均正确

11. 紫外线杀菌原理是
    A. 破坏细菌细胞壁肽聚糖结构   B. 使菌体蛋白变性凝固
    C. 破坏 DNA 构型   D. 影响细胞膜通透性
    E. 与细菌核蛋白结合

12. 血清、抗毒素等可用下列哪种方法除菌
    A. 加热 56℃ 30 分钟   B. 紫外线照射   C. 滤菌器过滤
    D. 高压蒸汽灭菌   E. 巴氏消毒法

13. 判断消毒灭菌是否彻底的主要依据是
    A. 繁殖体被完全消灭   B. 芽胞被完全消灭   C. 鞭毛蛋白变性
    D. 菌体 DNA 变性   E. 以上都不是

14. 实验室常用干烤法灭菌的器材是
    A. 玻璃器皿   B. 移液器头   C. 滤菌器
    D. 手术刀、剪   E. 橡皮手套

15. 关于煮沸消毒法, 下列哪项是错误的
    A. 煮沸 100℃ 5 分钟可杀死细菌繁殖体
    B. 可用于一般外科手术器械、注射器、针头的消毒

C. 水中加入 1% ~2% 碳酸氢钠，可提高沸点到 105℃

D. 常用于食具消毒

E. 不足以杀死所有细菌

16. 杀灭物体表面病原微生物的方法称为

A. 灭菌   B. 防腐   C. 无菌操作

D. 消毒   E. 无菌

[填空题]

1. 干热灭菌法包括_____，_____，_____。

2. 巴氏消毒法常用于消毒_____和_____。

3. 常用的湿热灭菌法包括_____，_____和_____。

4. 紫外线杀菌机制是_____，导致细菌_____和_____。

5. 手术室空气消毒常采用_____法。

6. 影响化学消毒剂消毒效果的因素主要有_____、_____、_____和_____等。

[问答题]

1. 简述消毒剂的分类（按杀灭微生物能力分）。

2. 试述影响化学消毒剂作用效果的因素。

3. 试述湿热灭菌的种类。

第六节　病原生物感染的检查方法与防治原则

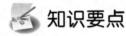 知识要点

一、病原生物感染的检查方法

1. 标本的采集与送检：病原生物标本的采集必须做到以下几点。①采集时间，在疾病早期、急性期或症状典型时；②严格执行无菌采集；③采集部位，根据致病菌的致病特点、感染部位、病程以及检查方法采集合适的标本；④尽快送检；⑤做好标记。

2. 病原生物的分离培养：①病毒的分离培养方法有动物接种，鸡胚培养，细胞培养。②细菌的分离培养。③真菌的分离培养。

3. 病原生物的鉴定：①形态鉴定。②生化鉴定，常用于细菌的鉴定，常用的生化检测有糖发酵试验、甲基红试验、V－P 试验、枸橼酸盐试验、吲哚试验、硫化氢试验、尿素酶试验等。③血清学监测，用已知的细菌或其特异性抗原检测患者体液中有无相应特异性抗体和其效价的动态变化，可作为某些传染病的辅助诊断。④动物实验，常以小白鼠、豚鼠、家兔为材料，有些细菌，如金黄色葡萄球菌肠毒

素可用呕吐物接种幼猫进行检测；某些真菌对实验动物有致病性，如皮炎芽生菌，球孢子菌可在小白鼠、豚鼠体内生长，白色念珠菌接种家兔、小白鼠可发生肾脏脓肿致死。⑤分子学检测技术，包括核酸杂交技术、聚合酶链反应技术（PCR）、基因芯片技术、免疫荧光（IF）技术、酶联免疫吸附试验（ELISA）。

二、病原生物感染的防治原则

1. 病原生物感染的特异性预防：包括人工主动免疫和人工被动免疫。

2. 病原生物感染的药物治疗：①抗菌药物选择应以临床诊断、细菌学诊断和药敏试验为依据，不可滥用，药物剂量要适当，为了避免细菌产生耐药性，应选择不同的抗菌药交替使用，注意联合用药。②抗病毒药物有化学制剂类（阿昔洛韦、拉米夫定、英迪那瓦等）、生物制剂类（干扰素、干扰素诱生剂）、中药类（黄芪、板蓝根、大青叶、苍术等）。③抗真菌药物的主要作用机制是破坏真菌细胞膜的完整性。各种癣症的治疗以外用药为主，可选用抗真菌霜剂或软膏，必要时内服抗真菌药物，但较难根治，易复发。深部真菌病的治疗，主要应除去各种诱因，提高机体抵抗力。治疗药物有两性霉素 B、5 - 氟尿嘧啶、克霉唑、酮康唑等。

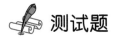 测试题

[选择题]

1. 伤寒患者发病第一周内，分离病原菌应采取的标本是

　　A. 血液　　　　　　　　B. 尿液　　　　　　　　C. 粪便

　　D. 呕吐物　　　　　　　E. 脑脊液

2. 咽喉假膜标本涂片染色后，镜检出有异染颗粒的棒状杆菌，其临床意义在于诊断

　　A. 结核病　　　　　　　B. 军团病　　　　　　　C. 白喉

　　D. 脑脊髓膜炎　　　　　E. 百日咳

3. 一般需经 3~4 周培养才能见到有细菌生长的细菌是

　　A. 结核分枝杆菌　　　　B. 淋病奈氏菌　　　　　C. 空肠弯曲菌

　　D. 炭疽杆菌　　　　　　E. 军团菌

4. 在标本的采集与送检中不正确的做法是

　　A. 严格无菌操作，避免杂菌污染

　　B. 采取局部病变标本时要严格消毒后采集

　　C. 标本采集后立即送检

　　D. 尽可能采集病变明显处标本

　　E. 标本容器上贴好标签

5. 干扰素抗病毒的特点是

　　A. 作用于受染细胞后，使细胞产生抗病毒作用

　　B. 直接灭活病毒

C. 阻止病毒体与细胞表面受体特异结合

D. 抑制病毒体成熟释放

E. 增强体液免疫

6. 有关病毒标本的采集和运送，不正确的方法是

A. 发病早期或急性期采集标本

B. 发病晚期采集标本

C. 标本运送应放在带有冰块的保温箱中

D. 标本采集后应立即送实验室检查

E. 运输培养基中应含有抗生素

7. 抗病毒药物不包括

A. 金刚烷胺　　　　　　B. 无环鸟苷　　　　　　C. 叠氮脱氧胸苷

D. 干扰素　　　　　　　E. 头孢三嗪

[填空题]

1. 实验室细菌学检查结果的准确与否和标本的选择、_____、_____有直接关系。

2. 病原生物感染预防原则包括_____、_____和_____。

3. 麻疹病毒分离标本必须在_____或_____内采集。

4. 伤寒患者在病程 1~2 周内取_____，2~3 周内取_____，全程取_____。

5. 病毒的培养方法包括_____、_____和_____。

[问答题]

简述实验室进行细菌学检查时对标本采集和送检的要求。

（王翠华）

第三章　病原微生物各论

第一节　呼吸道感染病原微生物

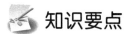 **知识要点**

　　呼吸道病原微生物是指以呼吸道为侵入门户，能引起呼吸道感染或引起其他组织器官病变的微生物。常见的病毒有流行性感冒病毒、麻疹病毒、腮腺炎病毒、风疹病毒、鼻病毒、冠状病毒、腺病毒等。常见的细菌有脑膜炎奈瑟菌、肺炎链球菌、结核分枝杆菌、麻风分枝杆菌、白喉棒状杆菌、流感嗜血杆菌、百日咳鲍特菌、嗜肺军团菌等。

一、流行性感冒病毒

　　1. 生物学特性：①形态，流感病毒呈球形或丝状，球形直径 8～20nm，新分离株丝状多于球形。②结构，流感病毒的结构如下所示。

$$
结构
\begin{cases}
核衣壳
\begin{cases}
核酸：单链分片段的 RNA 病毒 \\
核蛋白（NP）：螺旋对称，抗原结构稳定 \\
RNA 多聚酶：三种蛋白质 PA、PB1、PB2 组成
\end{cases} \\
包膜
\begin{cases}
基质蛋白（MP）：抗原结构稳定，有型特异性 \\
脂蛋白（LP）：来源于宿主细胞膜刺突
\end{cases} \\
刺突
\begin{cases}
血凝素（HA）：能引起红细胞凝集，故称血凝素。呈柱状突起，与 \\
\qquad 病毒吸附和穿入有关，能刺激机体产生中和抗体 \\
神经氨酸酶（NA）：呈蘑菇突起，能促进成熟的流感病毒释放，刺 \\
\qquad 激机体产生的抗体可阻止其释放，无中和作用
\end{cases}
\end{cases}
$$

　　2. 分型与变异：根据 NP 和 M 蛋白的抗原性可将流感病毒分为甲、乙、丙三型。其中甲型最易变异。甲型根据 HA 和 NA 抗原性不同，再区分为若干亚型。流感病毒变异有两种形式：抗原漂移，因 HA 或 NA 的点突变造成，变异幅度小，亚型内变异，属量变，引起局部中、小型流行；抗原转换，因 HA 或 NA 的大幅度变异造成，导致新亚型的出现，属质变，引起世界性的暴发流行。

　　3. 致病性与免疫性：传染源主要为患者和隐形感染者及被感染的动物；传播途径，主要经飞沫在人与人之间传播，可经握手、共用毛巾等密切接触而感染。传染性极强。因流感病毒包膜抗原易变异，故病后免疫力不牢。

　　4. 防治原则：增强个人免疫力，流行期间避免人群聚集，必要时戴口罩；主要是对症治疗和预防继发性细菌感染；接种疫苗可获得同一亚型的免疫力。

二、其他呼吸道病毒

1. 冠状病毒：是一类有包膜的单股正链 RNA 病毒。人冠状病毒常导致上呼吸道感染，是引起成人普通感冒的主要病原生物之一；SARS 冠状病毒可导致严重急性呼吸道综合征。多发生于冬春季节，主要通过飞沫侵入鼻和肺而传播，也可经消化道和经口传播。

2. 麻疹病毒：呈球形，直径 150nm，不分节段，病毒结构由核衣壳和包膜组成，是麻疹的病原体。是儿童时期最为常见的传染性很强的急性传染病。四季都可发生，冬春季发病率最高。临床表现为高热、畏光、皮丘疹，结膜炎、鼻炎、咳嗽是三个主要的前驱症状。麻疹本身可自愈，但常引起严重的并发症而导致死亡。病毒经飞沫或通过鼻咽腔分泌物污染的用具等传播。麻疹病后人体可获得终生免疫力。注射丙种球蛋白，进行紧急预防，以防治并发症发生或减轻症状，接种麻疹解毒活疫苗是最有效的预防措施。

3. 风疹病毒：病毒呈球形，核酸为单股正链 RNA，有包膜，是引起风疹的病原体。风疹最严重的危害是孕妇感染后可致胎儿先天畸形，患者出生后可表现为先天性心脏病、先天性耳聋、失明、智力低下等。人群对风疹病毒普遍易感，儿童为主要易感者。病毒经呼吸道传播，在局部淋巴结增殖后，侵入血流播散全身。接种风疹病毒解毒活疫苗是最有效的预防措施。

4. 腮腺炎病毒：呈球形，直径约 150nm，为单股负链 RNA，核衣壳呈螺旋对称型，有包膜，是引起流行性腮腺炎的病原体，主要见于 5～15 岁的儿童。以腮腺肿大、疼痛为主要表现。病毒通过飞沫或直接接触传播，咳嗽、喷嚏甚至说话都可传播病毒，学龄儿童为易感人群。并发症有睾丸炎、卵巢炎及病毒性脑炎，严重者可导致不育。对于腮腺炎患者应及时隔离，防止传播，接种疫苗是最有效的预防措施。

三、脑膜炎奈瑟菌

1. 生物学性状：①形态与染色。革兰染色阴性，呈肾型或豆型，凹面相对，直径 $0.6～0.8\mu m$。有菌毛，无芽胞和鞭毛，新分离株有荚膜。②培养特性与生化反应。需氧，营养要求高，培养基为巧克力血琼脂平板，在 5%～10% 的 CO_2 环境下生长更佳，菌落似露滴状。分解葡萄糖和麦芽糖，产酸不产气。可产生自溶酶，人工培养时若不及时移种，数日后菌体自溶。③抵抗力。极弱，对干燥、热、寒冷及紫外线等理化因素十分敏感。

2. 致病性与免疫性：①致病物质，主要有菌毛、荚膜和脂寡糖。②所致疾病主要是流行性脑膜炎，人类是唯一的易感宿主。传染源是流脑患者或带菌者。传播途径为飞沫经空气直接传播。③免疫性，主要是体液免疫。6 个月至 2 岁年龄组婴儿免疫力最低，是易感人群。

3. 病原生物学检查：取患者脑脊液、血液、瘀斑，直接涂片镜检，分离培养与鉴定。

4. 防治原则：及时隔离患者，消除传染源。对易感儿童可用纯化的群特异性多糖疫苗接种。治疗首选青霉素 G 和磺胺类药。

四、肺炎链球菌

1. 生物学性状：①形态与染色。革兰阳性球菌，菌体呈矛头状，尖端向外，成双排列，直径为 0.5 ~ 1.5μm。无鞭毛、芽胞，能形成较厚的荚膜。②培养特性与生化反应。营养要求高，在血平板上才能生长，形成草绿色的 α 溶血环，菌落中间下陷呈"脐形"为特征。可发酵菊糖，用来鉴别肺炎球菌与甲型溶血性链球菌。③抵抗力弱，有荚膜者抗干燥力较强。

2. 致病性与免疫性：①致病物质主要是荚膜，还有肺炎链球菌溶血素及紫癜形成因子。②所致疾病主要是人类大叶性肺炎，其次是支气管炎。③免疫性，病后可获得牢固的特异性免疫，同型再次感染少见。

3. 病原生物学检查：标本采集后可直接涂片镜检，分离培养鉴定。

4. 防治原则：荚膜多糖疫苗是预防肺炎链球菌感染的主要措施。治疗主要采用大剂量的青霉素和林可霉素。

五、结核分枝杆菌

1. 生物学性状：①形态与染色，细长略带弯曲，长 1 ~ 4μm，宽 0.4μm，分枝状或聚集成团，抗酸染色呈阳性。②培养特性，营养要求高，专性需氧，最适生长温度37℃，最适 pH 值为 6.5 ~ 6.8，常用罗氏固体培养基培养。生长缓慢，12 ~ 24 小时繁殖一代，3 ~ 4 周出现肉眼可见菌落。固体培养基上菜花状菌落，液体培养基菌膜状生长。③抵抗力，对干燥、酸碱、染料抵抗力强，对乙醇、湿热及紫外线及抗结核药物敏感。

2. 致病性与免疫性：①致病物质主要依靠菌体成分（尤其是细胞壁脂质），脂质、蛋白质、多糖。②所致疾病。结核杆菌可感染全身各组织器官，引起相应疾病，但以肺结核最为常见。③免疫性与超敏反应。细胞免疫为主，迟发型超敏反应同时存在。结核菌素试剂有旧结核菌素（OT）和纯蛋白衍化物（PPD）。试验方法和结果为：取 OT 或 PPD 注入两前臂皮内，48 ~ 72 小时后观察红肿直径。硬结、红肿直径在 0.5 ~ 1.5cm 为阳性，出现超敏反应，不表示正患结核病；硬结直径超过 1.5cm 以上为强阳性，表明可能有活动性结核，应进一步检查；硬结直径小于 0.5cm 为阴性，表明无结核感染，但应考虑原发感染的早期、正患严重结核病或正患其他传染病（麻疹）。④结核菌素试验应用。作为婴幼儿结核病的辅助诊断，选择卡介苗接种对象、测定卡介苗接种后的免疫效果，了解人群自然感染率，测定肿瘤患者的细胞免疫功能。

3. 病原生物学检查：根据感染部位不同采集不同的标本。涂片染色镜检采用抗酸染色，结合分类培养的结果与动物实验结果做最后鉴定。

4. 防治原则：遵循早期发现、早期治疗、联合用药、彻底治愈的原则。接种卡介苗进行特异性预防，治疗选用利福平、异烟肼、乙胺丁醇和链霉素等药物，注意联合用药。

六、白喉棒状杆菌

1. 生物学性状：①形态与染色——菌体细长略弯，一端或两端膨大呈棒状，排列不规则，常呈字母形或栅栏状，革兰染色阳性。无鞭毛、芽胞、荚膜。②培养特性——需氧或兼性厌氧。营养要求高，在吕氏培养基上生长迅速，异染颗粒明显。形成灰白色圆形的菌落，形态典型。③抵抗力——对湿热敏感，对青霉素和红霉素敏感。

2. 致病性与免疫性：①致病物质——白喉毒素。②所致疾病——白喉病。传染源为患者或带菌者，传播途径为呼吸道传播，在鼻咽部黏膜上繁殖。产生毒素，引起局部炎症及全身中毒症状。假膜的形成是白喉早期致死的主要原因。③免疫性——感染后机体可获得牢固的免疫力，主要靠抗毒素免疫，新生儿可获得被动免疫。

3. 病原生物学检查：白喉棒状杆菌的检查主要包括细菌学检查和细菌毒力测定两个部分。

4. 防治原则：特异性预防是控制白喉的关键，应用百白破三联疫苗，进行人工主动免疫，效果良好。患病早期的治疗主要使用白喉抗毒素和抗生素（青霉素或红霉素）。

七、其他呼吸道病原菌

1. 麻风分枝杆菌：与结核分枝杆菌相似，抗酸染色呈阳性；麻风患者是唯一的传染源；通过破损的皮肤、黏膜、呼吸道或密切接触的方式传播；早发现、早隔离、早治疗患者为主要防治措施。

2. 嗜肺军团菌：两端钝圆小杆菌，革兰染色阴性；致病物质为多种酶、内毒素样物质、外毒素；以气溶胶的方式传播；无特异预防方法，治疗首选红霉素或合用利福平等。

3. 百日咳鲍特菌：呈卵圆形短小杆菌，革兰染色阴性，有荚膜、菌毛，无鞭毛和芽胞；致病物质是内毒素、荚膜、菌毛等多种生物活性物质；通过飞沫、呼吸道引起传播；早发现、早隔离、用百白破三联疫苗进行主动免疫；可用红霉素、氨苄西林等抗生素等治疗。

4. 流感嗜血杆菌：革兰阴性小杆菌，无芽胞、鞭毛，多数菌株有菌毛；致病物质是内毒素和荚膜；主要通过呼吸道在人间传播；所致疾病有鼻炎、喉炎、化脓性关节炎、脑膜炎；通过接种流感嗜血杆菌荚膜多糖疫苗进行预防；治疗首选广谱抗生素。

5. 鹦鹉热衣原体：传染源是各种家禽鸟类、人类以及低等哺乳类动物均可感染；主要通过禽鸟类的排泄物、鼻腔分泌物、污染的饲料和空气，吸入含有衣原体的飞沫和尘土等方式传播，可由皮肤伤口感染；所致疾病有呼吸道感染和肺炎；主要通过讲究集体和个人卫生，强化对环境公共卫生的管理和监督来进行预防；目前无疫苗，治疗时注意合理地服用奏效的抗生素，以尽快地达到根治，以防病程迁延，转为慢性或长期带菌。

6. 肺炎衣原体：肺炎衣原体是衣原体属中的一个新种，只有一个血清型。主要寄生在人类，无动物储存宿主；通过呼吸道传播；所致疾病有肺炎、支气管炎、心包炎、心肌炎、心内膜炎，与冠状动脉粥样硬化和心脏病有关；按一般呼吸道感染疾病预防即可。

7. 肺炎支原体：无细胞壁，形态多样，革兰阴性，营养要求高，生长缓慢，菌落呈"油煎蛋"状，对青霉素不敏感。肺炎支原体主要引起人类原发性非典型肺炎。飞沫传播，夏末秋初为好发季节，青少年易感症状较轻，发热、咳嗽，有时有呼吸道外并发症。

8. 肺孢子菌：肺孢子菌是肺孢子菌肺炎或肺孢子菌病的病原体，是一种重要的机会感染性疾病，是 HIV 感染者及其他免疫功能低下者最常见的并发症和主要死亡原因；传染源是鸽子，鸽子粪便中大量存在；呼吸道是主要的传播途径。

9. 新型隐球菌：圆形酵母型真菌，外周有肥厚荚膜，用墨汁负染，可见黑色背景中有圆形透明菌体，有厚荚膜。以出芽方式繁殖，不形成假菌丝，25℃与37℃生长形成酵母型菌落。呼吸道为主要侵入途径，吸入后可沉着于肺泡，但不一定致病。只有当机体抵抗力降低时，才能播散至其他组织部位，最易侵犯的是中枢神经系统，引起慢性脑膜炎；致病物质主要为荚膜多糖。

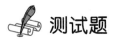 测试题

[名词解释]

1. 抗原漂移

2. 抗原转变

3. 卡介苗（BCG）

4. 结核菌素试验

[选择题]

1. 流行性感冒的病原体是

　　A. 流行性感冒杆菌　　　　B. 流感病毒　　　　C. 副流感病毒

　　D. 呼吸道合胞病毒　　　　E. 鼻病毒

2. 普通感冒的最常见病毒是

    A. 流感病毒   B. 副流感病毒   C. 腺病毒

    D. 风疹病毒   E. 鼻病毒和冠状病毒

3. 麻疹疫苗的接种对象为

    A. 新生儿   B. 二月龄婴儿   C. 四月龄婴儿

    D. 六月龄婴儿   E. 八月龄婴儿

4. 亚急性硬化性全脑炎（SSPE）是一种由

    A. 脊髓灰质炎病毒引起的亚急性感染

    B. 麻疹病毒引起的持续感染

    C. 疱疹病毒引起的隐伏感染

    D. 流行性乙型脑炎病毒引起的急性感染

    E. 狂犬病毒引起的慢性感染

5. 流感病毒的分型根据是

    A. 所致疾病的临床特征   B. RNA 多聚酶抗原

    C. 核蛋白和内膜蛋白抗原   D. 血凝素（HA）

    E. 神经氨酸酶（NA）

6. 流感病毒最易变异的结构是

    A. 甲型流感病毒的 HA   B. 乙型流感病毒的 HA

    C. 核蛋白   D. M 蛋白

    E. RNA 多聚酶

7. 造成流感世界性大流行的原因是

    A. 流感病毒型别多，毒力强   B. 流感病毒抗原性弱，免疫力不强

    C. HA 和 NA 之间易发生基因重组   D. 甲型流感病毒易形成新的亚型

    E. HA 和 NA 易发生点突变

8. 核酸类型为 DNA 的病毒是

    A. 流感病毒   B. 副流感病毒   C. 呼吸道合胞病毒

    D. 腺病毒   E. 麻疹病毒

9. 关于流感病毒对外界环境的抵抗力，错误的一项是

    A. 不耐热，56℃30 分钟被灭活   B. 耐低温，−70℃可长期保存

    C. 不耐干燥，低温真空干燥下易失活   D. 对紫外线敏感

    E. 对甲醛、乙醚等化学药物敏感

10. 下列对麻疹的描述中，错误的一项是

    A. 麻疹病毒包膜上有 H 和 F 刺突，但无 N 刺突（无神经氨酸酶活性）

    B. 麻疹患者有两次病毒血症，第一次病毒血症时，体表不出现红色斑丘疹

    C. 麻疹是急性传染病，但极少数患儿于病愈 2～17 年后可出现慢发感染患亚急性硬化性全脑炎

    D. 儿童接种麻疹减毒活疫苗后，可获得牢固的终身免疫，隔 6～7 年不必再次

接种加强免疫

E. 麻疹自身感染后，患者可获得牢固免疫，持续终生

11. 下列对腮腺炎的描述中，错误的一项是

A. 腮腺炎病毒经被患者唾液污染的食具或玩具也能传播

B. 引起一侧或双侧腮腺肿大，一般 3～4 周自愈

C. 约 20% 男性患儿合并睾丸炎，可导致男性不育症

D. 约 5% 女性患儿合并卵巢炎，可导致女性不孕症

E. 可并发脑膜炎和耳聋，是儿童后天获得性耳聋的常见病因

12. 先天性风疹综合征即胎儿或新生儿患先天性白内障（失明）、心脏病、耳聋等缘由孕妇

A. 在孕期 1～5 个月患风疹　　　　　B. 在孕期 6～7 个月患风疹

C. 在孕期 8～9 个月患风疹　　　　　D. 分娩时患风疹

E. 缺乏血清特异性风疹抗体

13. 肺炎链球菌的致病因素主要是

A. 内毒素　　　　　B. 外毒素　　　　　C. 荚膜

D. 菌毛　　　　　E. 侵袭性酶

14. 结核杆菌常用的培养基是

A. 沙保培养基　　　　　B. 罗氏培养基　　　　　C. 疱肉培养基

D. 巧克力色培养基　　　　　E. 亚硫酸钾培养基

15. 结核杆菌侵入机体的途径，不可能的是

A. 呼吸道　　　　　B. 消化道　　　　　C. 破损的皮肤

D. 泌尿道　　　　　E. 节肢动物的叮咬

16. 卡介苗是

A. 经甲醛处理后的人型结核杆菌

B. 加热处理后的人型结核杆菌

C. 发生了抗原变异的牛型结核杆菌

D. 保持免疫原性，减毒的活的牛型结核杆菌

E. 保持免疫原性，减毒的活的人型结核杆菌

17. 从痰中检出具有临床诊断意义的细菌是

A. 表皮葡萄球菌　　　　　B. 金黄色葡萄球菌

C. 甲型溶血型链球菌　　　　　D. 脑膜炎奈瑟菌

E. 结核杆菌

18. 一位 18 岁女学生就诊时主诉：近一个月来咳嗽，痰中时有血丝，消瘦并感疲乏无力、午后低热、心悸、盗汗、食欲不振，医生高度怀疑为肺结核并对其进行临床检查，其中痰标本微生物检查：痰标本集菌涂片后，应选用的方法是

A. 革兰染色法　　　　　B. 墨汁染色法　　　　　C. 特殊染色法

D. 抗酸染色法　　　　　　　E. 镀银染色法

19. 关于新型隐球菌错误的是

　　A. 菌体圆形，外包厚荚膜

　　B. 在沙氏培养基上形成酵母型菌落

　　C. 常引起慢性脑膜炎

　　D. 营养丰富时可产生假菌丝

　　E. 标本可直接用墨汁负染后镜检

20. 关于肺炎支原体，下述错误的是

　　A. 是原发性非典型性肺炎的病原体

　　B. 主要经呼吸道传播

　　C. 侵入人体后靠顶端结构吸附于细胞表面

　　D. 病理变化以间质性肺炎为主

　　E. 首选青霉素治疗

[填空题]

1. 流感病毒根据_____抗原的不同，可分为_____、_____、_____三型。

2. 决定流感病毒亚型的特异性抗原是_____和_____。

3. 流感病毒的核酸类型是_____，其显著特点是_____。

4. 流感病毒的核心由_____，_____和_____组成。

5. 流感病毒的结构由_____，_____和_____组成。

6. 流感病毒的包膜镶嵌着2种糖蛋白刺突，即_____和_____。

7. 麻疹病毒感染除引起麻疹外，少数患者尚可并发严重中枢神经系统疾病，即_____和_____。

8. 普通感冒大多由_____感染引起。

9. 培养脑膜炎球菌常用的培养基是_____。

10. 肺炎球菌的致病物质主要是_____，可引起_____。

11. 引起人类结核病的结核杆菌主要包括_____和_____。

12. 结核杆菌常用_____染色，呈_____色。

13. 结核杆菌对干燥、_____和_____抵抗力较强，但对_____、_____、__
_____较敏感。

14. 结核杆菌与致病有关的类脂主要有_____、_____、_____、_____。

15. 结核杆菌侵入机体的途径有_____、_____、_____等。最常见的结核病为
_____，抗结核免疫为_____，属于_____。

16. 卡介苗接种对象主要是_____和_____。

[问答题]

1. 甲型流感病毒为何容易引起大流行？

2. 试述结核菌素试验原理、结果判定及意义。

第二节　消化道感染病原微生物

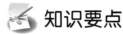 **知识要点**

消化道感染微生物主要是指某些病毒、细菌和真菌污染食物、水源等经口食入引起消化系统疾病，以及消化系统以外器官疾病的微生物的总称。常见的病毒有甲型肝炎病毒、戊型肝炎病毒、脊髓灰质炎病毒、轮状病毒、柯萨奇病毒、埃可病毒等。常见的细菌有埃希菌属、志贺菌属、沙门菌属、弧菌属、肉毒梭菌等。

一、消化道感染的肝炎病毒

1. 甲型肝炎病毒（HAV）。①生物学性状形态与结构：球形颗粒，直径 27 ～ 32nm，核衣壳呈 20 面体立体对称结构，无包膜。核酸为线状单正链 RNA（＋SSRNA）。抵抗力较强，对乙醚、酸、热（60℃）稳定。高压、紫外、煮沸等可灭活。②致病性和免疫性：传染源与传播方式，患者和隐性感染者，粪—口途径传播；易感人群，甲型肝炎呈世界性发布，主要感染儿童和青少年；临床主要表现为急性肝炎，为自限性疾病，预后多较好。免疫性，隐性感染率高，成人 HAV 抗体阳性率高达 70% ～90%。病毒进入机体经过两次病毒血症，到达肝脏，在肝细胞增殖致病。③防治原则：加强粪便管理、保护水源和加强饮食卫生管理是预防甲型肝炎的重要环节。患者的排泄物、食具及衣服等用品要彻底消毒。预防可接种减毒疫苗，应急预防可用丙种球蛋白注射。

2. 戊型肝炎病毒（HEV）：是戊型肝炎的病原体。①HEV 为 RNA 病毒，呈球形，直径 27 ～ 34nm，呈 20 面体立体对称结构，无包膜。HEV 核酸为单股正链 RNA，只有一个血清型。②戊型肝炎的传染源为患者，主要通过粪—口途径传播。③临床表现多为病情较重，病死率高，极少转为慢性。孕妇感染 HEV 则发病率高、病情重，尤其已怀孕 6 ～9 个月最为严重，常发生流产或死胎。④抗－HEV（IgM）阳性可确诊被检者是 HEV 感染者。

二、其他消化道感染病毒

1. 脊髓灰质炎病毒。①生物学特性：呈球形，与 HAV 形态结构相似。依据脊髓灰质炎病毒免疫原性不同，分三个血清型，三型之间无交叉反应。病毒耐酸、耐乙醚，对胃酸、胆汁有抵抗力，对高温、干燥、紫外线等敏感。②致病性：人是脊髓灰质炎病毒唯一的自然宿主，是流行性脊髓灰质炎的病原体。主要是隐性感染，病毒导致脊髓前角运动神经细胞受损而致骨骼肌迟缓性麻痹，患者多见于儿童，故又称小儿麻痹症。病毒在细胞质内迅速增殖，引起典型的细胞溶解型病变。③防治原则：我国目前主要采用口服减毒活疫苗接种方法，其接种程序是婴幼儿 2、3、4

月龄各口服一次三价疫苗，4 岁加强口服一次三价疫苗。机体可获得牢固的免疫力。

2. 柯萨奇病毒：生物学特性同脊髓灰质炎病毒，分为 A 和 B 两类，其中柯萨奇病毒 A 型会引起儿童手足口病，柯萨奇病毒 B 型感染引起特征性传染性胸肋痛即所谓 Bornholm's 病。可合并脑膜脑炎、心肌炎、发热、Guillain-Ba-rré 综合征、肝炎、溶血性贫血和肺炎。

3. 埃可病毒：生物学特性与脊髓灰质炎病毒相似，能引起呼吸系统感染、中枢系统感染、心肌疾病、手足口病。

4. 轮状病毒。①生物学特性：轮状病毒属于胃肠病毒科轮状病毒属，是婴幼儿急性胃肠炎重要的病原体。病毒呈球形，无包膜，衣壳有两层，电镜下可见内外层之间壳粒排列呈放射状似车轮，故称为轮状病毒。②致病性：易感者为以 6 月龄至 2 岁婴幼儿。宿主细胞是小肠微绒毛上皮细胞，病毒增殖，使细胞受损脱落，导致小肠内黏膜组织病变。临床表现为严重的呕吐、水样性腹泻、腹痛、脱水和发热等。患儿因为严重的脱水和酸中毒死亡。③防治原则：以预防为主，切断粪—口传播途径。提倡母乳喂养，增强婴儿免疫力。治疗上对症治疗，使用抗病毒药物等。

三、埃希菌属

1. 生物学特性：①形态与染色——为革兰阴性短杆菌，多数有周鞭毛，能运动。有菌毛、荚膜及微荚膜。②培养特性与生化反应——兼性厌氧菌，营养要求不高，在伊红美兰琼脂上，由于发酵乳糖，菌落呈蓝紫色并有金属光泽。麦康凯和 SS 琼脂中的胆盐对其有抑制作用，耐受菌株能生长并形成粉红色菌落。吲哚、甲基红、V-P、枸橼酸盐试验（IMViC 试验）为 ++--（肠杆菌属多为 --++）。H_2S 阴性。动力、吲哚、尿素（MIU）培养基的生化反应为 ++-。③抗原结构——大肠埃希菌的抗原由菌体抗原（O）、表面抗原（K）和鞭毛抗原（H）三种构成。

2. 致病性：致病物质主要有菌毛、鞭毛、荚膜、内毒素、肠毒素等。可分为肠道外感染和肠道内感染。①肠道外感染主要由正常菌群条件致病，以泌尿系统感染常见，高位严重尿道感染与特殊血清型大肠埃希菌有关。如菌血症、胆囊炎、腹腔内脓肿。②肠道内感染的大肠埃希菌属有五类，肠产毒型大肠埃希菌（ETEC）可引起霍乱样肠毒素腹泻（水样泻）；肠致病型大肠埃希菌（EPEC）主要引起婴儿腹泻；肠侵袭型大肠埃希菌（EIEC）可侵入结肠黏膜上皮，引起志贺样腹泻（能产生黏液脓血便）；肠出血型大肠埃希菌（EHEC）又称产志贺样毒素（VT）大肠埃希菌（SLTEC 或 UTEC），其中 O157：H7 可引起出血性大肠炎和溶血性尿毒综合征（HUS）；肠黏附（集聚）型大肠埃希菌（EAggEC）也是新近报道的一种能引起腹泻的大肠埃希菌。

3. 细菌卫生学的意义：卫生细菌学以"大肠杆菌群数"作为饮水、食品等被粪便污染程度的检测指标之一。我国卫生标准是：每 1000ml 饮用水中不得超过 3

个，每 100ml 瓶装汽水、果汁中不得超过 5 个大肠杆菌群数。

四、志贺菌属

1. 生物学特性：①形态与染色——革兰阴性杆菌、有菌毛、无鞭毛、无荚膜。②培养特性与生化反应——需氧或兼性厌氧，液体培养基中呈混浊生长，在普通琼脂平板和 SS 培养基上形成中等大小、半透明的光滑型菌落，宋内志贺菌可形成扁平、粗糙的菌落。大多数不分解乳糖，宋氏志贺菌缓慢分解。IMViC 试验为 − + − −。③抗原结构——志贺菌属主要有 "O" 抗原而无鞭毛抗原，个别菌型及新分离菌株有 "K" 抗原。"O" 抗原是分类的依据，分群特异抗原和型特异抗原，借此将志贺菌属分为 4 群（种）40 余血清型（包括亚型）。④抵抗力——志贺菌的抵抗力比其他肠道杆菌弱，加热 60℃ 10 分钟可被杀死。对酸和一般消毒剂敏感。

2. 致病性与免疫性：①致病物质。侵袭力，菌毛黏附于肠黏膜上皮细胞，诱导细胞内吞；内毒素，破坏肠黏膜、肠壁通透性增加、肠壁植物神经紊乱；外毒素，毒性强，具有肠毒素活性、细胞毒活性和神经毒活性。②所致疾病：细菌性痢疾（简称菌痢）。潜伏期数小时至 7 天，发热、腹痛、腹泻、里急后重、黏液脓血便。③免疫性：免疫期短，不稳固。

3. 病原生物学检查：①标本采集，采集粪便的脓血或黏液部分，中毒性菌痢取肛门拭子。立即送检。若不能及时送检，应将标本置于 30% 甘油缓冲盐水或专门运送培养基中。②检查方法有分离培养与鉴定，毒力试验及快速诊断法（荧光免疫球菌法和协同凝集试验）。

4. 防治原则：①隔离患者、彻底治疗，切断传播途径；②治疗通常选用磺胺药、氯霉素、青霉素、痢特灵等。

五、沙门菌属

沙门菌属细菌的血清型在 2000 种以上，但对人致病的只是少数。其中仅对人有致病性的有引起肠热症的伤寒、副伤寒沙门菌；其他对动物致病的沙门菌中偶可传染给人的有鼠伤寒沙门菌、肠炎沙门菌、鸭沙门菌、猪霍乱沙门菌等十余种，主要引起食物中毒或败血症。

1. 生物学特性：①形态与染色，革兰阴性杆菌、周身鞭毛，有菌毛。②培养特性与生化反应，兼性厌氧菌，不分解乳糖，在肠道杆菌选择培养基上形成无色菌落。IMViC 试验为：− + − +。③抗原结构，"O" 抗原用于分组（群）；"H" 抗原用于分型；"Vi" 抗原与致病有关。

2. 致病性与免疫性：①致病物质。侵袭力，菌毛菌、Vi 抗原等；内毒素可引起宿主体温升高、白细胞数下降，大剂量时导致中毒症状和休克；肠毒素，个别沙门菌如鼠伤寒沙门菌可产生肠毒素，其性质类似 ETEC 产生的肠毒素。②所致疾病。肠热症，由伤寒沙门菌和甲、乙、丙型副伤寒沙门菌引起；胃肠炎（食物中毒），最常见的沙门菌感染，可由鼠伤寒沙门菌、肠炎沙门菌、猪霍乱沙门菌等引起；败血症，病菌以猪霍乱沙门菌、肠炎沙门菌、鼠伤寒沙门菌等常见，多见于儿童和免疫力低下的成人。③免疫性。肠热症后，能获得牢固免疫力，以细胞免疫为主。

3. 病原生物学检查：①标本采集，食物中毒取粪便呕吐物或可疑食物；肠热症在病程不同阶段采取不同标本，第一周取血、第二周后取粪便和尿液、全程取骨髓。②检查方法有分离培养和鉴定；血清学诊断，常用肥大反应，也就是用已知伤寒沙门菌 "O"、"H" 和甲型、乙型副沙寒沙门菌 "H" 抗原与患者血清做定量凝集试验，用以辅助诊断肠热症。结果必须根据抗体含量多少及增长情况，并结合临床症状、地区特点等进行综合分析。伤寒沙门菌 "O" 抗体效价 ≥1∶80，"H" 抗体效价 ≥1∶160，甲、乙型副伤寒沙门菌 "H" 抗体效价 ≥1∶80；或恢复期效价比初次高 4 倍者才有诊断价值。

4. 防治原则：①加强水源和食品卫生管理。②控制传染源，对患者及带菌者应早发现、早隔离、早治疗。③对易感者可注射疫苗，常见疫苗有伤寒、甲及乙型副伤寒 3 联菌苗（死菌苗），Ty2la 伤寒沙门菌口服活菌苗，有效期可达 3 年，伤寒 Vi 荚膜多糖疫苗。④治疗药物可选择氯霉素、氨苄青霉素、诺氟沙星等。

六、弧菌属

1. 霍乱弧菌：①生物学性状，革兰阴性菌、弧形或逗点状、周身菌毛、有荚膜、无芽胞、单鞭毛、运动活泼、粪标染色镜检呈 "鱼群" 状。抵抗力弱，对热和消毒剂耐力不大，对氯敏感，55℃仅能生存 15 分钟，干燥后易死亡，耐碱，对酸抵抗力特低。②致病性与免疫性，所致疾病为霍乱，烈性消化道传染病。致病物质有鞭毛、菌毛及其他毒力因子，其中霍乱肠毒素可作用小肠上皮细胞，有强烈的致泻作用。临床表现为剧烈的喷射状呕吐、腹泻物呈米泔水样、脱水、电解质紊乱、酸中毒和休克。病后可获得牢固的免疫力，以体液免疫为主。③病原生物学检查，取米泔水样粪便做悬滴法检查，直接镜检、分离培养和快速诊断。④防治原则，尽早隔离治疗。切断传播途径，对粪便及呕吐物处理，防污染。保护易感人群，皮下接种死菌苗。

2. 副溶血性弧菌：嗜盐，分布于海水。含 3.5% ~ 4.5% NaCl 为最适培养基。食入该菌引起食物中毒：腹痛、腹泻，呕吐及发热、水便、血便。

七、其他消化道感染细菌

1. 肉毒杆菌：芽胞椭圆形，位于菌体次极端，呈网球拍状、有周鞭毛、无荚膜，腐物寄生菌。致病物质是其产生的肉毒素，肉毒素具有嗜神经性，作用于脑及周围神经末梢的神经－肌肉接头处，阻止乙酰胆碱的释放，导致肌肉麻痹。所致疾病有食物中毒，与其他食物中毒不同，胃肠道症状少见，主要为运动神经末梢麻痹。表现为头痛、头晕、肌肉麻痹，严重者可死于呼吸困难与衰竭；婴儿肉毒病，见于 1 岁以下婴儿，表现为便秘、吸乳无力、吞咽困难、眼睑下垂、全身肌张力降低，可因呼吸麻痹而死亡。加强食品管理和监督，定期抽样检查，食品进食前加热煮沸即可破坏毒素。治疗应尽早注射 A、B、E 三型多价抗血清。

2. 幽门螺杆菌：革兰阴性，细菌排列成 S 形或海鸥状，一端或两端有鞭毛。微需氧，生长需 CO_2，营养要求高。生化反应不活泼，过氧化氢酶和氧化酶阳性，尿素酶丰富，可快速分解尿素释放氨，是鉴别该菌的主要依据之一。与胃窦炎、十二指肠溃疡、胃溃疡、胃腺癌、胃黏膜相关 B 细胞淋巴瘤的发生密切相关。临床上常通过直接镜检、检测尿素酶活性、分离培养或血清学的方法鉴定。目前无有效预防措施。

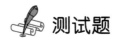 测试题

[名词解释]

肥达反应

[选择题]

1. 脊髓灰质炎病毒多引起

　　A. 隐性或轻症感染　　　　B. 瘫痪型感染　　　　C. 延髓麻痹型感染

　　D. 慢性感染　　　　　　　E. 迁延性感染

2. 脊髓灰质炎病毒的感染方式是

　　A. 经媒介昆虫叮咬　　　　B. 经口食入　　　　　C. 经呼吸道吸入

　　D. 经血液输入　　　　　　E. 经皮肤接触

3. 脊髓灰质炎患者的传染性排泄物主要是

　　A. 鼻咽分泌物　　　　　　B. 血液　　　　　　　C. 粪

　　D. 尿　　　　　　　　　　E. 唾液

4. 脊髓灰质炎病毒的致病特点不包括

　　A. 传播方式主要是粪—口途径

　　B. 可形成两次病毒血症

　　C. 多表现为隐性感染

　　D. 易侵入中枢神经系统造成肢体痉挛性瘫痪

　　E. 易感者多为 5 岁以下幼儿

5. 婴幼儿腹泻最常见的病原是

　　A. 柯萨奇病毒　　　　　　B. 埃可病毒　　　　　C. 轮状病毒

　　D. 腺病毒　　　　　　　　E. 肠病毒

6. 关于脊髓灰质炎减毒活疫苗，错误的概念是

　　A. 疫苗株不耐热，储存和运输中必须冷藏，口服接种应以凉开水送服

　　B. 脊髓灰质炎病毒分 3 个血清型，接种 1 型疫苗可预防所有 3 个血清型脊髓灰

质炎

C. 冬季肠道疾病较少，对疫苗的干扰作用小，故适于冬季接种

D. 接种疫苗后通过自然途径感染机体，因此可产生局部分泌型 IgA 和血清 IgG 抗体

E. 疫苗株有回复突变为野毒株的可能

7. 引起婴幼儿急性胃肠炎的主要病原体是

A. 新型肠道病毒　　　　　B. 志贺菌　　　　　C. Norwalk 病毒

D. 轮状病毒　　　　　　　E. 大肠埃希菌

8. 肠出血性大肠杆菌（EHEC）的 O 血清型是

A. O6　　　　　　　　　　B. O25　　　　　　　C. O157

D. O111　　　　　　　　　E. O158

9. 我国城市水饮用卫生标准是

A. 每 1000ml 水中不得超过 3 个大肠菌群

B. 每 1000ml 水中不得超过 10 个大肠菌群

C. 每 100ml 水中不得超过 5 个大肠菌群

D. 每 100ml 水中不得超过 30 个大肠菌群

E. 每 500ml 水中不得超过 3 个大肠菌群

10. 我国卫生标准规定：瓶装汽水、果汁等饮料每 100ml 中大肠杆菌不得超过

A. 3 个　　　　　　　　　B. 5 个　　　　　　　C. 10 个

D. 50 个　　　　　　　　E. 100 个

11. 引起肠道疾病的无动力细菌是

A. 沙门菌　　　　　　　　B. 霍乱弧菌　　　　　C. 副溶血性弧菌

D. 痢疾杆菌　　　　　　　E. 肠产毒性大肠杆菌

12. 肠热症发热一周内，检出伤寒沙门菌最高阳性率的方法是

A. 血培养　　　　　　　　B. 尿培养　　　　　　C. 便培养

D. 痰培养　　　　　　　　E. 胆汁培养

13. 肥达反应有诊断价值的抗体效价，通常是

A. "O" 凝集价≥1∶40，"H" 凝集价≥1∶40

B. "O" 凝集价≥1∶80，"H" 凝集价≥1∶160

C. "O" 凝集价≥1∶40，"H" 凝集价≥1∶160

D. "O" 凝集价≥1∶160，"H" 凝集价≥1∶80

E. "O" 凝集价≥1∶80，"H" 凝集价≥1∶80

14. 29 岁女性，发热 1 周，食欲不振、乏力、腹胀、腹泻、脾大。外周血白细胞偏低，起病后曾服退热药及磺胺药，发热仍不退，临床怀疑为伤寒病。为进一步确诊，首选应做的检查是

A. 肥达反应　　　　　　　B. 血培养　　　　　　C. 尿培养

D. 粪便培养　　　　　　　　E. 骨髓培养

15. 关于霍乱弧菌的生物学性状，错误的是

　　A. 碱性蛋白胨水可作为选择增菌培养基

　　B. 霍乱弧菌耐碱不耐酸

　　C. 在霍乱患者粪便悬滴标本中可见"穿梭运动"现象

　　D. EL Tor 生物型霍乱弧菌抵抗力强，是因为有芽胞形成

　　E. 革兰染色阴性

16. 孕妇感染后病死率高的病毒是

　　A. HAV　　　　　　　　　B. HBV　　　　　　　　　C. HCV

　　D. HDV　　　　　　　　　E. HEV

[填空题]

1. 脊髓灰质炎病毒侵入机体，病毒主要损害_____细胞，引起肢体_____。

2. 对脊髓灰质炎的特异性预防目前主要采用_____疫苗，初次接种的年龄为_____。

3. 肠道病毒均经_____途径感染，易引起流行甚至_____流行。

4. 经粪—口途径感染的肝炎病毒有_____、_____两型。

5. 志贺菌属的细菌通常称为_____，是引起_____的病原菌，按生化反应不同分为_____、_____、_____、_____四群，我国以_____多见。

6. 霍乱弧菌有两个生物群即_____、_____。

7. 肉毒杆菌的芽胞位于菌体的_____部位，使菌体形成_____状。

8. 目前已知毒性最强的生物毒素是_____。

[问答题]

什么是肥达反应？有何意义？

第三节　血源感染病原微生物

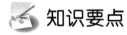 **知识要点**

　　血源感染的病原生物是指通过血液、血液制品感染人体引起相应疾病的病原生物。常见的病原生物有肝炎病毒中的乙型肝炎病毒、丙型肝炎病毒、丁型肝炎病毒、庚型肝炎病毒和输血传播的肝炎病毒、HIV 病毒、梅毒螺旋体。

一、乙型肝炎病毒（HBV）

　　1. 生物学性状：①形态结构。乙型肝炎病毒有三种形态，分别是大球形颗粒、小球形颗粒、管形颗粒。②基因结构。病毒核心由双股环状 DNA 和 DNA 聚合酶组成，一条长链（负链），一条短链（正链）。③抗原组成。表面抗原（HBsAg）存

在于 HBV 的表面，在血清中出现，是感染的主要标志。具有抗原性，可产生保护性抗 – HBs（中和抗体）。HBcAg 主要存在于 HBV 感染的肝细胞内或 Dane 颗粒核心结构的表面，一般血清学方法检测不到 HBcAg，而只能检测到抗 – HBc，抗 – HBc 无保护性，是早期诊断的指标。e 抗原是 HBcAg 的降解产物，存在血清中，阳性为病毒复制及强感染性指标，可以刺激机体产生抗 – HBe，具一定保护性，抗 – HBe 的出现标志着病毒复制减少、传染性降低。抗 – HBe（+）指示预后良好。④HBV 的抵抗力。抵抗力较强，对低温、干燥、紫外线和一般化学消毒剂均耐受。高压蒸汽灭菌或 100℃ 加热 10 分钟可使 HBV 失去传染性，但仍可保持表面抗原活性。HBV 对 0.5% 过氧乙酸、5% 次氯酸钠和环氧乙烷敏感，可用它们来消毒。但须注意 HBV 不被 70% 乙醇灭活。

2. 致病性与免疫性：①传染源主要为急、慢性乙肝患者或无症状携带者。②传播途径有血液、血制品等医源性传播，母婴传播，生活密切接触传播和性传播。③致病机制与免疫机制：细胞介导的免疫病理损伤，CTL 介导效应的双重性，HBV 还可能诱发原发性肝癌。

3. 病原生物学检查：①HBV 抗原、抗体的检测，为最常用 ELISA 和放射免疫法。HBsAg（+）提示 HBV 感染，见于急、慢或无症状携带者，有传染性，持续 6 个月以上转为慢性；抗 – HBs（+）提示已恢复或痊愈，或接种 HBV 疫苗，效价高低与预后呈平行关系；HBeAg（+）提示 HBV 正在复制，强传染性，阴转示复制停止；抗 – HBe（+）表示保护性 Ab、HBV 复制减少，有一定免疫力，预后良好。出现变异株者例外，抗 – HBc IgM 阳性表示感染早期，HBV 复制，有传染性，IgG 阳性表示高滴度已恢复，低滴度曾感染。②血清 HBV – DNA 检测，阳性与病毒复制有关，用于诊断或疗效考核。③血清 DNA 多聚酶检测，阳性表示病毒正在复制。

4. 防治原则：①加强血液及血制品管理，加强婚前检查及性教育，防止性传播，防治医源性传播。②人工被动免疫，注射高效价 HBIg；人工主动免疫，注射乙肝疫苗。③治疗常只用抗病毒药物（如 IFN、拉米夫定、阿德福伟、恩替卡伟等），免疫调节剂以及清热解毒、活血化瘀的中草药。

二、其他血源感染的病原生物

1. 丙型肝炎病毒：①生物学特性。单股正链 RNA 病毒，有包膜，基因极易变异，致使包膜蛋白的抗原性快速变异。感染后体内病毒含量很低；抵抗力弱。②致病性。传染源是患者和病毒携带者；传播途径与 HBV 类似。丙型肝炎常发生于输血后 5~12 周，临床表现为全身无力，胃纳差，肝区不适，1/3 患者有黄疸。50% ~85% 的急性患者可发展成慢性肝炎。慢性者 10% ~30% 会导致肝硬化及肝细胞癌。③病原生物学检查。病毒核酸的检查时，若血清中 HCV RNA 持续存在或反复出现，说明患者有慢性化趋势。常用 ELISA 和 RIA 检测患者血清中抗 HCV IgM 或

IgG，是简便、快速、可靠的检测手段，用于丙肝的诊断、筛查献血员和流行病学调查。若前者阳性表示患者在急性期，若后者阳性并伴有 HCV RNA 阳性，为丙型肝炎患者。④防治原则。预防方法同乙型肝炎病毒。缺乏特效的药物进行治疗，目前 IFN－α 最常用，对部分患者有效。

2. 丁型肝炎病毒：①生物学特性。HDV 为直径 35～37nm 的球形颗粒，核心为单负链 RNA、有包膜。病毒含两种抗原，病毒的核心为 HDV 抗原，核心结构外包以 HBsAg，HBsAg 的基因由 HBV 提供。是一种缺陷病毒，不能独立复制，必须在 HBV 或其他嗜肝 HDV DNA 病毒的辅助下才能复制。HDV 耐热，100℃ 20 分钟抗原很少丢失。②致病性与免疫性。传播方式与 HBV 基本相同，主要经输血和注射传播，与 HBV 相比，HDV 母婴垂直传播少见，而性传播相对重要。由于 HDV 是缺陷病毒，而且其衣壳为 HBsAg，从而决定了 HDV 只能感染 HBsAg 阳性者，感染有共同感染和重叠感染两种形式。HDV 的致病作用主要是病毒对肝细胞的直接损伤，而机体免疫应答对丁型肝炎发病无明显影响。HDV 可刺激机体产生相应抗体——抗 HD，但无保护作用。③病原生物学检查。血清学检查常用 ELISA 和 RIA 法通常检测 HDAg、抗 HDV－IgM、抗 HDV－IgG 三项指标；病毒核酸的检查常用血清斑点杂交法或 RT－PCR 法检测血清中的 HDV RNA，阳性表明病毒正在复制，有传染性。

3. 庚型肝炎病毒：为单正链 RNA 病毒。HGV 的传播途径与 HBV 和 HCV 相似，主要经输血等非肠道途径传播，也可存在母－婴传播和医源性传播等。HGV 单独感染时临床症状不明显，一般不损害肝脏。

4. TT 型肝炎病毒：TT 型肝炎病毒是 1977 年首先从一例日本输血后非甲－庚型肝炎患者血清中发现的 DNA 病毒，以患者的名字命名为 TT 型肝炎病毒，TTV 呈球形，直径 30～50nm，无包膜，核酸为单股负链 DNA。TTV 主要通过输血或血制品传播。

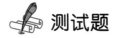 测试题

[名词解释]

1. HBsAg

2. HBcAg

3. HBeAg

[选择题]

1. 乙型肝炎病毒的核酸类型是

　　A. 单股 RNA　　　　　　B. 双股 RNA　　　　　　C. 双股线状 DNA

　　D. 双股环状 DNA　　　　E. 单股 DNA

2. 可致慢性肝炎或肝硬化的病毒为

　　A. HAV，HBV 和 HCV　　B. HBV，HCV 和 HDV　　C. HCV，HDV 和 HEV

　　D. HDV，HEV 和 HAV　　E. HEV，HAV 和 HBV

3. 可传播乙型肝炎病毒的途径有

    A. 分娩和哺乳   B. 共用牙刷，剃须刀等

    C. 输血，血浆及血液制品   D. 性接触

    E. 以上均可

4. 目前最常引起输血后肝炎的是

    A. HAV   B. HBV   C. HCV

    D. HDV   E. HEV

5. 对 HBcAg 叙述错误的是

    A. 存在于 Dane 颗粒的内部   B. 具有较强抗原性

    C. 不易在血循环中检出   D. 相应抗体具有保护作用

    E. 可在感染肝细胞膜上表达

6. 属于缺陷病毒的是

    A. HAV   B. HBV   C. HCV

    D. HDV   E. HEV

7. 血液中不易查到的 HBV 抗原是

    A. HBsAg   B. HBcAg   C. HBeAg

    D. $pre-S_1$ E. $pre-S_2$

8. 不必接受 HBsIg 被动免疫的人是

    A. 母亲为 HBsAg 阳性的新生儿

    B. 输入了 HBsAg 阳性血液者

    C. 体表破损处沾染了 HBeAg 阳性血清者

    D. 无症状的 HBsAg 携带者

    E. 接受了 HBsAg 阳性的器官移植者

[填空题]

1. 乙型肝炎表面抗原（HbsAg）阳性者血清标本，在电子显微镜下可观察到 3 种不同形态结构的颗粒，其传染性也不同，即小球形颗粒和_____以及_____。

2. 乙型肝炎病毒感染主要经 3 种传播途径，即_____、_____和_____。

[问答题]

简述 HBV 血清学抗原抗体标志物在疾病诊断中的意义。

第四节　皮肤、性接触感染病原微生物

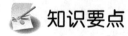 知识要点

    皮肤、性接触感染的病原生物主要是指通过密切接触或性接触患病的动物、人及其污染物而发生传播的病原生物。主要包括人类免疫缺陷病毒、人乳头瘤病毒、

疱疹病毒、淋病奈瑟菌、沙眼衣原体、溶脲脲原体、螺旋体、真菌等。

一、人类免疫缺陷病毒（HIV）

1. 生物学特性：①形态与结构。有包膜的球状病毒，直径为 80~120nm。包膜上含有 gp120 刺突蛋白和 gp41 跨膜蛋白，在包膜和核心之间还有一层内膜蛋白 p17，衣壳呈二十面体立体对称，核心由 2 个相同的正链 RNA 组成，并含有逆转录酶、整合酶、蛋白酶。②变异性。HIV 基因组的包膜糖蛋白基因（env）易发生变异，变异率与流感病毒相似，目前可将 HIV-1 分为 A、B、C、D、E、F、H、O 8 个亚型。③抵抗力。较弱。56℃，30 分钟可被灭活。0.2% 次氯酸钠、0.1% 漂白粉、70% 乙醇、0.3% H_2O_2 等均可灭活病毒。

2. 致病性与免疫性：①传染源，HIV 感染者及 AIDS 病患者，从其血液、精液、阴道分泌液、眼泪、乳汁等分离得 HIV。②传播途径有性传播、血液传播和母婴传播等。③临床感染，分为三个时期。急性感染期，常在感染后 2~4 周开始，HIV 大量复制，临床上可出现发热、嗜睡、咽炎、淋巴结肿大、皮肤斑丘疹和黏膜溃疡等自限性症状；临床潜伏期，可持续 10 年左右，体内有 HIV 增殖，患者一般无症状，亦可发生 AIDS 相关综合征；免疫缺损期，即 AIDS 期，在患者血浆中能稳定检出较高水平 HIV。④致病机制，主要侵犯 CD4$^+$T 细胞。⑤免疫特点，感染早期机体可产生保护性抗体和细胞免疫，体内抗体量随免疫功能受损程度加重而逐渐降低。抗 gp120 抗体是主要中和抗体，可清除血液中病毒，但 gp120 常发生变异，使原有抗体失去作用。机体一旦感染 HIV，便终生带毒。尽管产生对 HIV 的细胞免疫及体液免疫，但病毒仍在体内活跃复制，构成长期慢性感染状态。

3. 病原生物学检查：常用 ELISA 试验筛查 HIV 抗体，阳性者必须用蛋白印迹法或放射免疫沉淀法等进一步确诊，也可检测 HIV 的核心蛋白 p24，此抗体在感染急性期出现，潜伏期常为阴性，AIDS 期又可重新出现。目前最敏感的方法是通过 RT-PCR 的方法定量测定血浆中 HIV RNA，对病情判断和药物治疗有一定的价值。

4. 防治原则：①预防。开展广泛宣传教育，建立 HIV 感染的监控系统，加强国境检疫，加强对血制品的 HIV 检测与管理，严格消毒医疗器械。②治疗。临床上用于治疗 AIDS 的药物主要有核苷类逆转录酶抑制剂、非核苷类逆转录酶抑制剂、蛋白酶抑制剂三类，目前临床上使用联合治疗方案（俗称鸡尾酒疗法），可较长期抑制病毒复制。

二、人乳头瘤病毒（HPV）

1. 生物学性状：属于 DNA 肿瘤病毒，主要侵犯人的皮肤和黏膜。HPV 病毒呈球形，直径 52~55nm，20 面体立体对称，无包膜。病毒核酸为双链环状 DNA。

2. 致病性与免疫性：HPV 具有宿主和组织特异性，人是 HPV 唯一自然宿主；传播主要通过接触感染，生殖器感染主要经性接触传播，新生儿可经产道感染。近年来的研究表明，宫颈癌主要与 16、18、31 和 33 等型别相关。

3. 病原生物学检查：对典型的疣状病根据临床表现即可做出诊断。实验室检查多采用分子生物学方法检测 HPV DNA。

4. 防治原则：目前尚无有效的疫苗。治疗可采用局部涂 5% 的 5 - FU；用冷冻、电灼、激光、手术等去除疣体；局部浸润注射干扰素；复发者应连续治疗或综合治疗。

三、疱疹病毒

1. 疱疹病毒的共同特征：①球形，双链 DNA 病毒，核衣壳为 20 面体立体对称，有包膜，包膜表面有糖蛋白刺突。②多数能在人二倍体细胞核内增殖，形成嗜酸性包涵体，并可与邻近细胞融合形成多核巨细胞。③病毒可通过多种途径进入机体引起增殖感染和潜伏感染。④可通过垂直传播感染胎儿和新生儿，造成胎儿畸形、流产或死胎；出生者可有发育迟缓、智力低下。⑤除水痘外，原发感染多为隐性感染。

2. 人类疱疹病毒的主要种类与所致疾病：①单纯疱疹病毒（HSV），有 HSV - 1 和 HSV - 2 两个血清型。HSV - 1 型，原发感染引起龈口炎、角膜结膜炎、湿疹、脑炎等，复发感染引起唇疱疹，先天感染可引起流产、早产、死胎和先天畸形。HSV - 2 型引起成人生殖器疱疹，可通过产道引起新生儿疱疹，目前认为其与女性宫颈癌的发生也有一定的关系。②水痘 - 带状疱疹病毒（VZV），原发感染引起幼儿水痘；复发感染引起带状疱疹。孕妇感染可殃及胎儿。③人巨细胞病毒（CMV），先天感染是造成胎儿畸形最常见的病毒。患儿表现为巨细胞包涵体病（肝脾大、黄疸、血小板减少、溶血性贫血等）、先天畸形（小头畸形、耳聋、神经精神障碍、智力低下等），重者可导致流产或死胎。后天感染可导致输血后单核细胞增多症、肝炎、间质性肺炎、脑膜炎等。④EB 病毒，青春期后的初次感染表现为传染性单核细胞增多症。EB 病毒与鼻咽癌、非洲儿童恶性淋巴瘤关系密切。

四、淋病奈瑟菌

1. 生物学性状：①形态与染色。革兰阴性，肾形成双排列，似一对咖啡豆。有菌毛和荚膜。②培养特性，专性需氧，营养要求较高，初次分离培养需 5% ~ 10% 的 CO_2，一般在巧克力血琼脂平板上可形成圆形、凸起、灰白色光滑菌落。③抵抗力，弱。对冷、热、干燥和消毒剂均敏感，对青霉素、磺胺类等敏感，但易产生耐药性。此菌可自溶。

2. 致病性与免疫性：①致病物质为菌毛、荚膜、脂多糖和外膜蛋白以及 IgA 蛋白酶。②传播方式主要通过性接触而传播，也可由患者分泌物污染的衣物、被褥、浴盆等间接传播。③所致疾病。可引起男性尿道炎、女性尿道炎和宫颈炎等，孕妇感染可引起流产、早产或新生儿淋菌性眼结膜炎，即脓漏眼。

3. 病原生物学检查：①标本采集，取泌尿生殖道分泌物、尿液。②检查方法，直接镜检、分离培养与鉴定、核酸检测。

4. 防治原则：洁身自好，防止性接触传播。应早期用药，彻底治疗。结合药敏试验合理选择用药。常采用青霉素、磺胺类、环丙沙星等治疗。为预防淋病性脓漏眼，新生儿应用 1% 硝酸银滴眼预防。

五、沙眼衣原体

1. 生物学特性：衣原体是一类严格细胞内寄生，有独特发育周期，能通过细菌滤器的原核细胞型微生物。革兰阴性，圆形或椭圆形，具有细胞壁，二分裂繁殖，有独特发育周期。含 DNA、RNA 两种核酸，细胞内寄生，不能在人工培养基上生长。耐冷不耐热，对化学消毒剂敏感，对红霉素、氯霉素、四环素等抗生素敏感。沙眼衣原体有沙眼生物亚种、性病淋巴肉芽肿亚种、鼠亚种三个亚种。

2. 致病性：衣原体释放内毒素样物质抑制宿主细胞代谢，其外膜蛋白能阻止吞噬体和溶酶体的融合，有利于衣原体在细胞内繁殖。衣原体刺激机体产生免疫应答，有利于消灭衣原体，但也通过迟发型超敏反应引起免疫病理损伤。沙眼生物亚种会引起沙眼、包涵体结膜炎、泌尿生殖道感染等疾病；性病淋巴肉芽肿亚种主要侵犯人的淋巴组织，引起男性腹股沟淋巴结化脓性炎症或慢性淋巴肉芽肿，女性会阴、肛门和直肠形成肠 – 皮肤瘘管。

六、溶脲脲原体

1. 生物学特性：无细胞壁，形态多样，革兰阴性，营养要求高，培养时需加入高浓度的血清，生长缓慢，固体培养基上呈"油煎蛋"状，对热、干燥和消毒剂敏感，对干扰蛋白质合成的抗生素敏感。溶脲脲原体也称解脲脲原体，属于支原体，是人类泌尿生殖道感染最常见的寄生菌。与肺炎支原体相近，但能分解尿素。

2. 致病性：溶脲脲原体所致疾病最常见的为非淋菌性尿道炎（NGU），男性还可发生前列腺炎和附睾炎，女性可发生阴道炎、宫颈炎，并可感染胎儿引起流产。

七、螺旋体

1. 螺旋体概述：①是一类细长、柔软、螺旋状、运动活泼的原核细胞型微生物。②基本结构与细菌相似，革兰阴性。③二分裂繁殖，对抗生素敏感。④引起人类疾病的有密螺旋体、疏螺旋体、钩端螺旋体。

2. 梅毒螺旋体：①生物学特性，属密螺旋体，革兰阴性，不易染色，镀银染色法呈棕褐色，不易人工培养，在家兔上皮细胞中能优先生长。抵抗力弱，对干燥、热、化学消毒剂、抗生素敏感。冷冻三天以上的血液无传染性。②致病性与免疫性，梅毒螺旋体不产生内、外毒素，但有很强的侵袭力，主要为荚膜样物质、外膜蛋白、透明质酸酶。所致疾病为梅毒，通过性接触传播，引起成人梅毒；通过胎盘引起先天梅毒。临床分三期，Ⅰ期表现为外生殖器硬下疳，传染性强；Ⅱ期临床症状为全身皮肤黏膜玫瑰疹，淋巴结肿大；Ⅲ期病变累及全身组织和器官，慢性肉芽肿，侵犯中枢神经系统和心血管可致死。机体对梅毒产生细胞免疫和体液免疫，以细胞免疫为主。

3. 钩端螺旋体：①生物学特性，革兰阴性，一端或两端弯曲成钩状、镀银染色呈棕褐色。易培养，常用 Korthof 培养基，需氧，最适生长温度 28℃，生长缓慢，液体培养基呈半透明云雾状。抵抗力弱，但在中性的湿土和水中可存活数月。②致病性与免疫性，致病物质有内毒素样物质、溶血素、细胞毒性因子。可引起钩体病，人畜共患。鼠和猪为主要储存宿主和传染源，钩体可长期在动物肾脏存在，通过尿污染水和土壤，皮肤黏膜直接接触疫水而感染，钩体通过破损或健康皮肤黏膜侵入，局部增殖，引起菌血症，释放致病物质，引起疾病。起病急、高热、乏力、全身酸痛、腓肠肌压痛、淋巴结肿大、脏器损害等。钩体分型多，临床表现各异，可表现为流感出血型、脑膜脑炎型、肝炎黄疸型等。

4. 螺旋体的病原生物学检查：①直接镜检，观察螺旋体运动或染色镜检。②血清学诊断，非密螺旋体抗原实验，用正常牛心肌脂质做抗原，测定患者血清中的反应素（抗脂质抗体），用于患者筛查；密螺旋体抗原实验，用螺旋体做抗原，检测体内特异性抗体，可用于梅毒的确诊。

八、真菌

1. 皮肤癣真菌：①主要引起皮肤浅部感染，具有嗜角质蛋白特性，侵犯角化的表皮、毛发和指（趾）甲，引起各种癣症。主要有毛癣菌、表皮癣菌、小孢子癣菌。②三种癣菌均可侵犯皮肤引起手足癣、体癣、股癣；毛癣菌、表皮癣菌可侵犯指（趾）甲引起甲癣（灰指甲）；毛癣菌、小孢子癣菌可侵犯毛发，引起头癣、须癣。③主要通过直接接触患者或间接接触污染的毛巾、拖鞋及理发工具等传播，也可经动物和自体传播。④检查时可直接镜检，根据菌落、菌丝及孢子的特征，可确诊或进行菌种鉴定。⑤注意个人防护，不共用毛巾、拖鞋，切断传播途径是预防皮肤癣菌感染的重要措施。

2. 皮下组织感染性真菌：①着色真菌，好发于肢体皮肤暴露部位，病损皮肤变黑，故称着色真菌病。早期皮肤患处发生丘疹，丘疹增大形成结节，结节融合成疣状或菜花状。随着病情发展，原病灶结疤愈合，新灶又在四周产生。日久瘢痕广泛，影响淋巴回流，形成肢体象皮肿，免疫功能低下时可侵犯中枢神经，或经血行扩散。皮屑可用 10%～20% KOH 溶液加热处理后镜检，可见单个或成群的厚壁孢子。脑脊液取沉淀直接镜检，结合临床可初步诊断，必要时加做培养。②申克孢子菌，属腐生性真菌，是一种二相性真菌。在组织内或 37℃ 培养为酵母相，在沙保培养基上为黑褐色皱褶薄膜菌落。经皮肤微小创口入侵，然后沿淋巴管分布，引起亚急性或慢性肉芽肿，使淋巴管呈链状硬结，称孢子丝菌下疳。也可经口或呼吸道入侵，沿血行扩散至其他器官引起深部感染。取脓、痰、血标本可做直接镜检和培养，也可用申克孢子菌菌苗对患者做皮肤试验，24～48 小时在局部产生结节，有诊断价值。或取患者血清做凝集试验，抗体效价在 1∶320 以上有诊断意义。

3. 白假丝酵母菌：①生物学特性，革兰阳性，圆形或卵圆形单细胞真菌，需氧，室温或 37℃甚至 42℃生长良好。菌落灰白或奶油色，表面光滑，有浓厚的酵母味。有大量向下生长的假菌丝，呈类酵母型。在玉米粉培养基上可长出厚膜孢子。②致病性，为条件致病菌，机体免疫力降低和菌群失调是白假丝酵母菌感染的主要原因，多为内源性感染。感染部位不同，临床表现各异。皮肤黏膜感染：鹅口疮、阴道炎、甲沟炎等。内脏感染：肺炎、肠炎、肾炎等。中枢神经感染：脑膜炎、脑脓肿。③病原生物学检查，直接涂片镜检，菌体、假菌丝；分离培养，纯培养后做芽管实验。④防治原则，避免滥用抗生素，防止菌群失调；加强运动锻炼，提高机体免疫力。

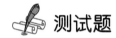 测试题

[名词解释]

gp120

[选择题]

1. 目前预防艾滋病病毒（HIV）感染主要采取的措施是
   A. 减毒活疫苗预防接种　　　　　B. 加强性卫生知识等教育
   C. 接种 DNA 疫苗　　　　　　　D. 接种亚单位疫苗
   E. 加强性卫生知识教育与血源管理，取缔娼妓及杜绝吸毒等切断传播途径的综合措施

2. 人感染 HIV 后，在 5～10 年内，可以不发病，这从病毒方面主要取决于
   A. 病毒在细胞内呈潜伏状态　　　B. 病毒毒力较弱
   C. 人体免疫力功能尚未被完全破坏　D. 病毒被消灭
   E. 病毒变异

3. AIDS 的病原是
   A. 人类嗜 T 细胞病毒Ⅰ型　　　　B. 人类嗜 T 细胞病毒Ⅱ型
   C. 人白血病病毒　　　　　　　　D. 人类免疫缺陷病毒
   E. EB 病毒

4. HIV 致病的关键因素是
   A. HIV 基因可以和宿主基因整合
   B. 可合并各种类型的机会感染
   C. 可发生各种肿瘤而致死
   D. HIV 易发生变异，避免免疫系统攻击
   E. 侵犯 Th 细胞，造成严重的免疫缺陷

5. 与 HIV 的感染特点不符的是

    A. 潜伏期长　　　　　　　　　　　B. 引起严重的免疫系统损伤

    C. 发生各种肿瘤　　　　　　　　　D. 可通过垂直传播造成胎儿感染

    E. 常由于外源性感染而致死

6. HIV 的传播途径不包括

    A. 同性或异性间性行为　　　　　　B. 药瘾者共同污染 HIV 的注射器

    C. 输血和器官移植　　　　　　　　D. 母婴垂直传播和围产期传播

    E. 日常生活的一般接触

7. HSV – 1 主要潜伏部位是

    A. 口唇皮肤　　　　　B. 唾液腺　　　　　　C. 脊髓后根神经节

    D. 骶神经节　　　　　E. 三叉神经节

8. HSV – 2 主要潜伏于

    A. 骶神经节　　　　　B. 三叉神经节　　　　C. 颈上神经节

    D. 局部淋巴结　　　　E. 肾

9. 下列病毒中，能引起潜伏感染的是

    A. 脊髓灰质炎病毒　　　B. HSV　　　　　　C. 狂犬病毒

    D. 流感病毒　　　　　　E. HAV

10. 在儿童初次感染时表现为水痘，老年复发则引起带状疱疹病毒的是

    A. HSV　　　　　　　B. CMV　　　　　　C. VZV

    D. EB 病毒　　　　　E. HHV – 6

11. 下列有关疱疹病毒的叙述不正确的是

    A. 有包膜　　　　　　　　　　　　B. 核酸为双链 DNA

    C. 均能在二倍体细胞中复制　　　　D. 可引起潜伏感染

    E. 可发生整合感染

12. 对单纯疱疹病毒致病性的错误叙述是

    A. 患者和健康带菌者为传染源

    B. 主要通过接触途径传播

    C. HSV – 2 主要通过性传播

    D. 婴幼儿感染 HSV – 1 多无临床表现

    E. 免疫低下者在原发感染后形成潜伏感染

13. 可引起带状疱疹的是

    A. HSV – 1　　　　　B. HHV – 6　　　　　C. CMV

    D. HSV – 2　　　　　E. VZV

14. 对疱疹病毒潜伏感染的正确叙述是

    A. 原发感染大多是显性感染　　　　B. 多由 dsRNA 病毒引起

    C. 体内始终均能检出病毒　　　　　D. 病毒通过逆转录方式转化细胞

E. 妊娠可激活潜伏感染并危及胎儿

15. 巨细胞病毒引起的疾病有

    A. 肝炎   B. 先天畸形   C. 间质性肺炎

    D. 输血后单核细胞增多症   E. 以上都是

16. 关于淋球菌，下列错误的是

    A. 革兰阴性肾性双球菌   B. 人是本菌唯一宿主

    C. 通过性接触传播   D. 新生儿可经产道传播

    E. 女性感染者比男性严重

17. 梅毒患者出现一期临床症状，检查梅毒螺旋体的最适标本是

    A. 局部淋巴结抽出液   B. 梅毒疹渗出液   C. 下疳渗出液

    D. 动脉瘤组织   E. 脊髓痨组织

18. 关于梅毒，下列哪项是错误的

    A. 病原体是螺旋体   B. 病后可获得终身免疫

    C. 可通过性接触或通过垂直传播   D. 人是唯一传染源

    E. 治疗不及时易成慢性

19. 一女性患阴道炎，曾因治疗其他疾病长期使用过激素类药物。微生物学检查：泌尿生殖道分泌物标本镜检可见有假菌丝的酵母型菌。你认为引起阴道炎的病原体是

    A. 无芽胞厌氧菌   B. 衣原体   C. 解脲脲原体

    D. 白色念珠菌   E. 梅毒螺旋体

20. 关于皮肤癣菌下述哪项是错误的

    A. 主要侵犯皮肤、毛发和指（趾）甲

    B. 通过直接或间接接触而感染

    C. 在沙氏培养基上形成丝状菌落

    D. 一种皮肤癣菌仅能引起一种癣病

    E. 可根据菌丝、孢子及菌落形态做出初步诊断

[填空题]

1. HIV 有两个型别，分别是单股正链 RNA _____ 和 _____。

2. HIV 感染宿主细胞时，病毒的 _____ 和 _____ 结合。

3. HIV 吸附细胞的表面结构是 _____，细胞上的受体是 _____。

4. 与宫颈癌的发生密切相关的病毒是 _____。

5. 淋球菌主要以 _____ 方式传播，引起 _____。

6. 梅毒螺旋体是 _____ 的病原体，通过 _____ 或 _____ 传播。

[问答题]

简述 HIV 的结构、复制特点及传播途径，怎样预防 AIDS？

第五节　创伤感染病原微生物

知识要点

创伤感染的病原生物指通过创伤进入机体内，引起机体相应疾病的微生物。主要包括狂犬病毒、化脓性细菌（主要引起人类的化脓性炎症）、厌氧型细菌。其中常见的化脓性细菌有葡萄球菌、链球菌、铜绿假单胞菌；常见的厌氧性细菌有破伤风梭菌、产气荚膜梭菌、无芽胞厌氧菌。

一、狂犬病毒

1. 生物学性状：①外形呈子弹状，大小约 75nm×180nm，衣壳为螺旋对称，有包膜。②核心为单股负链 RNA，在感染动物的中枢神经系统中增殖，形成嗜酸性包涵体，又称内基小体，有诊断意义。③野毒株毒力强，易侵入脑组织和唾液腺内，固定株对家兔致病力强，但对人和犬的致病力弱，可制成疫苗。④碘和肥皂水可灭活病毒。

2. 致病性与免疫性：①传染源主要是狂犬及其他带病毒的动物。人被带病毒的动物咬伤而感染。②临床症状：发热、乏力、头痛、伤口四周及传入神经通路相应皮肤麻木、发痒、疼痛或蚁爬感，中枢神经细胞病变导致烦躁不安、焦虑、抑郁，吞咽或饮水时咽部肌肉痉挛（又名恐水症）。③病毒感染可诱导机体产生抗体，抗体可中和游离病毒。疫苗接种对预防该病有效，但病毒若已侵入中枢神经系统则无保护作用。

二、葡萄球菌

1. 生物学性状：①形态与染色，球形、葡萄串状排列，革兰染色阳性。无鞭毛和芽胞，体外培养不形成荚膜。②培养特性与生化反应，营养要求不高，在液体培养基呈均匀混浊生长；在固体培养基上，形成 S 型菌落；出现脂溶性色素；致病菌株的菌落周围形成 β 溶血环。触酶阳性，多数菌分解葡萄糖、麦芽糖和蔗糖，产酸不产气，致病菌株可分解甘露醇。③抗原构造，葡萄球菌 A 蛋白是存在于细胞壁的一种表面蛋白，能与人和多种哺乳动物 IgG 分子的 Fc 段非特异性结合，因而可进行协同凝集试验，用于多种微生物抗原的检测。多糖抗原，存在于细胞壁，具有群特异性。④分类，根据产生色素和生化反应的不同将葡萄球菌分为金黄色葡萄球菌（致病菌）、表皮葡萄球菌（条件致病菌）、腐生葡萄球菌（非致病菌）三类。⑤抵抗力，无芽胞菌中抵抗力最强，对碱性染料（龙胆紫）敏感，易产生耐药性变异（耐青霉素 G 菌株和耐甲氧西林菌株）。

2. 致病性与免疫性：①致病物质为凝固酶、葡萄球菌溶素、杀白细胞素、肠毒素、表皮剥脱毒素、毒性休克综合征毒素－1）。②所致疾病。侵袭性疾病：通过多种途径侵入机体，引起以化脓性炎症为主的感染，如毛囊炎、伤口化脓、麦粒肿、气管炎、肺炎、脓胸、中耳炎、脓毒血症等。毒素性疾病：如食物中毒，进食肠毒素污染的食物导致的以呕吐为主的急性胃肠炎；假膜性肠炎，长期使用广谱抗生素后，导致肠道菌群失调，耐药性葡萄球菌大量繁殖产生毒素，引起呕吐、腹泻等肠炎症状；烫伤样皮肤综合征，由表皮剥脱毒素引起；毒性休克综合征，TSST－1引起，高热、低血压、严重时出现休克。③免疫性。人类对葡萄球菌有一定的天然免疫力，感染后能获得一定的免疫力，但不强。

3. 病原生物学检查：标本直接镜检，分离培养，药敏试验，葡萄球菌肠毒素检查。

4. 防治原则：加强卫生宣传教育，注意个人卫生，及时正确处理伤口避免感染。应根据药敏试验结果选用细菌敏感的抗生素。皮肤有化脓性感染者，不宜从事食品制作或饮食服务行业。

三、链球菌

1. 生物学性状：①形态与染色，链状排列，革兰染色阳性球菌，老龄菌或在吞噬细胞内的菌体可呈革兰阴性。无芽胞及鞭毛，有菌毛样物质（M蛋白）。培养早期可形成荚膜，随后消失。②培养特性与生化反应，需氧、兼性厌氧，营养要求高，在含血液、血清培养基上生长良好。液体培养基中呈沉淀生长，血平板中呈灰白色、细小、圆形、光滑的、有不同溶血现象的菌落。不分解菊糖，胆汁溶菌试验阴性，可用于鉴别甲型溶血性链球菌与肺炎链球菌；触酶阴性，可与葡萄球菌鉴别。③抗原构造，核蛋白抗原，即P抗原，无特异性；多糖抗原，即C抗原；蛋白质抗原又称表面抗原。④分类，根据溶血现象分类，甲（α）型链球菌形成草绿色溶血环，条件致病菌，可引起急性细菌性心内膜炎；乙（β）型溶血性链球菌可形成透明而宽大的溶血环，致病力强；丙（γ）型链球菌无溶血环，无致病力。按细胞壁中多糖抗原不同，可分成A～H、K～V 20个血清群。对人致病的菌株，90%属A群。⑤抵抗力，不强，对一般消毒剂敏感，青霉素仍为治疗首选药物，耐药菌株极为少见。

2. 致病性与免疫性：①致病物质，与侵袭力有关的致病物质有膜磷壁酸、M蛋白、链激酶、链道酶、透明质酸酶。链球菌溶素有链球菌溶血素"O"（SLO）和链球菌溶血素"S"（SLS）；致热外毒素又称红疹毒素。②所致疾病，化脓性感染，可引起丹毒、蜂窝组织炎、扁桃体炎、气管炎、肺炎等。其病灶与正常组织界限不清，脓汁稀薄、带血色。毒素性疾病有猩红热和链球菌毒素休克综合征；超敏反应性疾病有风湿热及急性肾小球肾炎。③免疫性。A群链球菌感染后，机体获得对同型链球菌的免疫力，但各型间无交叉免疫力，可反复感染。

3. 病原生物学检查：根据不同疾病采集相应标本，涂片镜检，分离培养与鉴定，血清学检查。抗链球菌溶素"O"试验，简称抗"O"试验，常用于风湿热的辅助诊断。

4. 防治原则：积极治疗患者及带菌者，以控制或减少传染源，同时加强病房空气、医疗器械和敷料的消毒灭菌，防止交叉感染。A 群链球菌的治疗，首选青霉素 G。

四、铜绿假单胞菌

1. 生物学性状：革兰阴性小杆菌，单端有 1~3 根鞭毛，运动活泼，普通培养基中产生绿色水溶性色素，在血琼脂平板上产生透明溶血环。抵抗力强，耐许多抗生素和消毒剂。

2. 致病性与免疫性：铜绿假单胞菌除有内毒素、荚膜和菌毛之外，还能产生多种致病因子，包括结构成分、毒素和酶等。内毒素是该菌的主要致病物质。铜绿假单胞菌是人体正常菌群之一，感染多见于皮肤黏膜受损的部位，或机体免疫力低下患者。感染后产生的抗体有一定的抗感染作用。

3. 病原生物学检查与防治原则：采集标本接种于血平板，培养后根据菌落特征、色素以及生化反应等予以鉴定。必要时用血清学试验确诊。预防可使用铜绿假单胞菌疫苗。治疗选用多黏菌素 B、庆大霉素、头孢类等抗生素。联合用药可减少耐药菌株的产生。

五、破伤风梭菌

1. 生物学性状：①形态与染色，革兰染色阳性（形成芽胞时易变为阴性），菌体细长。有周身鞭毛。芽胞正圆形，比菌体粗，位于菌体顶端，使细菌呈"鼓槌状"，为本菌特征。②培养特性，专性厌氧，营养要求不高。血平板上菌落似羽毛状，有溶血环。在庖肉培养基中培养稍久可消化部分肉渣，微变黑，有腐肉臭味。③抵抗力，芽胞抵抗力强。

2. 致病性与免疫性：①致病条件，经伤口感染，伤口需具备厌氧微环境，深而窄、混有泥土和异物、有组织缺血和坏死、混有需氧菌感染的伤口有利于该菌的生长。②致病物质，破伤风溶血素和破伤风痉挛毒素，以后者为主。③疾病机制，破伤风痉挛毒素对脑干神经和脊髓前角神经细胞有高度亲和力，发挥毒性作用，阻止抑制性神经介质 γ-氨基丁酸的释放，使肌肉活动的兴奋与抑制失调，造成麻痹性痉挛。表现为牙关紧闭、苦笑面容、角弓反张等。④免疫性，体液免疫，主要是抗毒素发挥中和作用。

3. 防治原则：及时清创与扩创，使用双氧水，预防厌氧微环境的形成。平时对战士、建筑工人等接种吸附精制破伤风类毒素；4 个月至 6 岁儿童则注射百白破三联疫苗，接种 3 次，间隔 4~6 周。紧急预防，注射破伤风抗毒素。

六、产气荚膜梭菌

1. 生物学性状：①形态与染色，革兰阳性粗大杆菌，芽胞呈椭圆形，位于菌体次极端，直径小于菌体。无鞭毛，在机体内可形成明显的荚膜。②培养特性与生化反应，专性厌氧，血平板多数菌株有双层溶血环。牛乳培养基中有"汹涌发酵"现象，是本菌鉴别的主要特征。能分解多种糖类，液化明胶，产生硫化氢。

2. 致病性与免疫性：①致病物质为外毒素、侵袭性酶、荚膜、α毒素（卵磷脂酶）、κ毒素（胶原酶）、μ毒素（透明质酸酶）、γ毒素、肠毒素等。②所致疾病有气性坏疽、坏死性肠炎、食物中毒。

3. 病原生物学检查：从深部创口取材涂片染色，镜检有荚膜的革兰阳性大杆菌。也可通过分离培养、动物实验等方法进行检验。

4. 防治原则：伤口及时清创处理，消除局部的厌氧环境。对局部感染应尽早施行扩创手术，切除感染和坏死组织，必要时截肢以防止病变扩散。大剂量使用抗生素以杀灭病原菌和其他细菌。有条件使用气性坏疽抗毒素和高压氧舱疗法，避免医院内交叉感染。

七、无芽胞厌氧菌

无芽胞厌氧菌是一大类寄生于人和动物体内的正常菌群，包括革兰阳性和阴性的球菌和杆菌。为条件致病菌，导致内源性感染。

1. 致病条件：①因手术、拔牙、肠穿孔等原因，使屏障作用受损，致细菌侵入非正常寄居部位；②长期应用抗生素治疗发生菌群失调；③机体免疫力减退，如肿瘤、糖尿病等；④局部组织供血不足、组织坏死或有异物及需氧菌混合感染，形成局部组织厌氧微环境。

2. 主要感染特征：①多为内源性感染，呈慢性过程；②无特定病型，大多是化脓性感染，引起组织坏死或形成局部脓肿，也可引起败血症；③分泌物或脓液黏稠，为血性或黑色，有恶臭，有时有气体产生；④用氨基糖苷类抗生素长期治疗无效；⑤分泌物直接涂片镜检有菌，而在有氧环境中培养无细菌生长。

3. 所致疾病：本菌感染无特定临床表现，可致败血症和全身各器官、组织炎症。

4. 防治原则：无特异性的预防方法。外科清创引流，去除坏死组织和异物，维持局部良好的血液循环。临床治疗时，应对分离菌株进行药敏试验，指导用药。

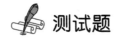 测试题

[名词解释]

1. SPA

2. 血浆凝固酶

3. 汹涌发酵

[选择题]

1. 关于金黄色葡萄球菌，下列哪种说法是错误的

    A. 耐盐性强

    B. 在血平板上形成完全透明的溶血环

    C. 引起局部化脓性感染时病变比较局限

    D. 不易产生耐药性，抵抗力强

    E. 革兰阳性菌

2. 下列哪项不是金黄色葡萄球菌的特点

    A. 血浆凝固酶试验阳性   B. 产生溶血素   C. 分解甘露醇

    D. 产生耐热核酸酶   E. 胆汁溶解试验阳性

3. 用于辅助诊断风湿热的抗"O"试验原理是

    A. 溶血反应   B. 凝集反应   C. 凝集溶解反应

    D. 血凝抑制反应   E. 毒素与抗毒素中和反应

4. 链球菌感染后引起的变态反应性疾病是

    A. 产褥热   B. 风湿热   C. 猩红热

    D. 波状热   E. 以上都不是

5. 可增强链球菌扩散能力的致病物质是

    A. DNA 酶   B. 红疹毒素   C. M 蛋白

    D. 多糖蛋白   E. 透明质酸酶

6. 亚急性心内膜炎是一种

    A. 葡萄球菌引起的感染   B. 衣原体引起的感染

    C. 大肠杆菌引起的感染   D. 甲型溶血性链球菌

    E. 乙型溶血性链球菌

7. 治疗链球菌引起的感染应首选的抗生素是

    A. 链霉素   B. 青霉素   C. 灭滴灵

    D. 红霉素   E. 克林霉素

8. 注射 TAT 的目的是

    A. 对易感人群进行预防接种   B. 对可疑破伤风患者治疗及紧急预防

    C. 杀灭伤口中繁殖体的破伤风杆菌   D. 主要用于儿童的预防接种

    E. 中和与神经细胞结合的毒素

9. 引起气性坏疽的细菌是

    A. 乙型溶血性链球菌   B. 肉毒杆菌   C. 炭疽杆菌

    D. 分枝杆菌   E. 产气荚膜杆菌

10. 破伤风特异性治疗可应用

    A. 抗生素   B. 抗毒素   C. 类毒素

　　D. 细菌素　　　　　　　　　　E. 破伤风菌苗

11. 关于产气荚膜杆菌的致病性，正确的是

　　A. 可引起严重的创伤感染

　　B. 以组织气肿、水肿、坏死为主要病理表现

　　C. 致病因素为毒素和酶

　　D. 可致食物中毒

　　E. 以上均对

12. 破伤风抗毒素治疗破伤风的机制是

　　A. 中和游离的外毒素　　　　　　B. 中和与神经细胞结合的外毒素

　　C. 抑制破伤风杆菌生长　　　　　D. 在补体参与下溶解破坏破伤风杆菌

　　E. 减轻临床症状

[填空题]

1. _____试验阳性是致病性葡萄球菌的重要标志。

2. 按溶血现象链球菌可分为_____、_____、_____三大类。

3. 金黄色葡萄球菌可引起_____及_____两大类感染。

4. 破伤风杆菌的芽胞位于菌体的_____部位，使菌体呈_____状。

5. 破伤风的治疗应给予注射_____中和游离的毒素以及大剂量_____杀伤繁殖体的破伤风杆菌。

6. 破伤风杆菌可产生_____和_____两种毒素。

[问答题]

试述破伤风杆菌的感染条件、致病机制和防治原则。

第六节　动物源性、节肢动物媒介感染病原微生物

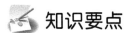 **知识要点**

　　媒介动物的特点有：①生物体本身是致病生物体的携带者（感染者），又可称为病原体的中间宿主。②必须有与人类接触的自然生态条件。动物源性、节肢动物媒介感染病原微生物有流行性乙型脑炎病毒、出血热病毒、鼠疫耶尔森菌、布鲁菌、炭疽芽胞杆菌、立克次体等。

一、流行性乙型脑炎病毒

　　1. 生物学特性：①形态结构，球形，RNA 病毒，有包膜，衣壳为二十面体立体对称。包膜表面有糖蛋白 E 和膜蛋白 M 糖蛋白，糖蛋白 E 即病毒血凝素。抗原性稳定，只有一个血清型。②培养特性，乳鼠易感，脑内接种发病，地鼠、幼猪肾细胞中培养。③抵抗力，弱，对热、乙醚敏感，56℃ 30 分钟灭活。

2. 致病性与免疫性：①传播媒介，三带喙库蚊，同时也是该病毒的储存宿主。②传染源，幼猪，也是乙脑病毒传播环节中最重要的中间宿主。③致病机制，病毒经蚊虫叮咬进入人体血液和淋巴液，先在局部毛细血管内皮细胞和淋巴结内增殖，引起第一次病毒血症，病毒还可在肝、脾单核巨噬细胞内增殖，引起二次病毒血症，穿过血脑屏障进入脑细胞内增殖，引起脑实质和脑膜病变。④感染类型，隐性感染和顿挫感染（流产感染）为主，脑炎发生率仅为 0.1%。⑤免疫性，乙脑病后或隐性感染者均可产生中和抗体，维持数年至终生，对抵抗病毒再次感染有作用。

3. 病原生物学检查与防治原则：①可通过病毒分离或血清学试验进行判定。②隔离患者至体温正常，幼猪进行疫苗接种。灭越冬蚊和早春蚊，消灭蚊虫孳生地。疫苗接种的预防注射提高人群的特异性免疫力。

二、登革病毒

1. 生物学特性：属于黄病毒科，形态结构与乙脑病毒相似，但体积较小，有四个血清型，各型病毒间抗原有交叉，与乙脑病毒也存在抗原交叉。

2. 致病性与免疫性：经白纹伊蚊和埃及伊蚊传播。引起登革出血热和登革休克综合征。临床特征为起病急骤，高热、头痛、肌痛和关节痛、皮疹、淋巴结肿大、出血和休克。机体感染后可产生相应抗体。

三、出血热病毒

1. 汉坦病毒：①生物学特性，汉坦病毒又称肾综合征出血热病毒，是肾综合征出血热（HFRS）的病原体。球形，单股 RNA，分为 L、M、S 三节段，有包膜，包膜上有刺突。对脂溶剂敏感，对酸、热抵抗力弱。易感动物为鼠类。②致病性与免疫性，黑线姬鼠和褐家鼠是我国各疫区 HFRS 病毒的主要宿主动物和传染源。汉坦病毒进入人体后，损伤毛细血管内皮细胞以及相应的免疫复合物沉积在小血管壁和肾小球基底膜等组织，引起的免疫病理（III 型超敏反应）。潜伏期一般为两周左右，起病急，发展快。疾病过程临床上分为 3 期，即前驱期、心肺期和恢复期。产生特异性 IgM 与 IgG 抗体，病后免疫力持久。

2. 新疆出血热病毒：①生物学特性，虫媒 RNA 病毒，呈圆形或椭圆形，外面有一层囊膜，直径为 90nm，属布尼亚病毒科。结构、培养特性和抵抗力与汉坦病毒相似，但抗原性不同，乳鼠可用于病毒分离和传代。对脂溶剂、乙醚、氯仿、去氧胆酸钠等敏感。②致病性与免疫性，传播媒介为亚洲璃眼蜱，病毒也可经卵传递，是新疆出血热的病原体，因其最先从我国新疆塔里木盆地出血热患者的血液和当地捕捉的硬蜱中分离到而得名。潜伏期 7 天左右，临床表现为发热、全身疼痛、出血及中毒症状。病后免疫力牢固。

四、鼠疫耶尔森菌

1. 生物学特性：革兰阴性，两端浓染的钝圆小杆菌。无芽胞，无鞭毛，早期有荚膜。营养要求不高，在慢性病灶、陈旧培养基及含 30g/L 的 NaCl 培养基上呈多形性，如球状、哑铃形、棒状、丝状、酵母菌样"菌影"。对理化因素抵抗力较弱。

2. 致病性与免疫性：致病物质为荚膜、鼠毒素、内毒素等。传染源为鼠、患者。可引起肺鼠疫、腺鼠疫、败血症性鼠疫等疾病。鼠疫是一种自然疫源性疾病，同时也是一种烈性传染病，病死率极高。病后能获牢固免疫力。

3. 病原生物学检查与防治原则：①根据病型采取淋巴结穿刺液、肿胀部位组织液、脓汁、血液和痰等。分离培养接种于血琼脂平板等，涂片染色镜检、免疫荧光染色、生化试验方法等进一步鉴定。②灭鼠灭蚤是切断鼠疫传播环节、消灭鼠疫源的根本措施。对疫区的人群可接种 EV 无毒株活菌疫苗进行预防，对患者要及时治疗，链霉素、庆大霉素、磺胺类等药物均有效。

五、布鲁菌

1. 生物学特性：布鲁斯菌属共有 6 个生物种、19 个生物型。我国流行的主要是羊布鲁菌病，其次为牛布鲁菌病。革兰阴性、两端钝圆的小球杆菌，偶见两极浓染。无芽胞和鞭毛，光滑型有微荚膜。在外环境中抵抗力较强，在土壤、皮毛、病畜和脏器分泌物、肉和乳制品中可生存数周到数月。湿热 60℃ 20 分钟，日光直射 20 分钟便死亡，对常用消毒剂均敏感。

2. 致病性与免疫性：致病物质主要是内毒素、荚膜与侵袭酶。母畜感染可导致流产，人感染会引起波浪热，人类感染主要通过接触病畜及其分泌物或被污染的畜产品，经皮肤黏膜、消化道和呼吸道等多种途径受染。细胞免疫为主，可引起迟发型超敏反应。

3. 病原生物学检查与防治原则：①检查时，急性期取血，慢性期取骨髓。用双相肝浸液培养基分离培养与鉴定。玻片凝集试验和补体结合试验，布鲁斯菌素皮肤试验用来诊断慢性布鲁菌病或是否感染过布鲁菌。②控制和消灭牲畜布鲁菌病，对疫区人畜接种减毒活疫苗。

六、炭疽芽胞杆菌

1. 生物学特性：革兰阳性大杆菌，两端平切，常排列成长链状，形似竹节。无鞭毛，有毒株可形成荚膜。芽胞呈椭圆形，位于菌体中央，不大于菌体。需氧，营养要求不高。普通琼脂培养基上培养 24 小时，形成灰白色粗糙型菌落，边缘不整齐，在低倍镜下观察边缘呈卷发状。在血琼脂平板上不溶血。在肉汤培养基中由于形成长链而呈絮状沉淀生长。芽胞抵抗力强，对一般消毒剂抵抗力强，但对碘及其他广谱抗生素均敏感。

2. 致病性与免疫性：①致病物质为荚膜和炭疽毒素。②所致疾病，炭疽芽胞杆菌主要为食草动物（牛、羊、马等）炭疽病的病原菌，人因接触病畜或受染毛皮而引起皮肤炭疽；食入未煮熟的病畜肉类、奶或被污染食物引起肠炭疽；或吸入含有大量病菌芽胞的尘埃可发生肺炭疽。③感染炭疽后可获得持久性免疫力。

3. 病原生物学检查与防治原则：①直接涂片革兰染色镜检，若发现革兰阳性竹节状排列的粗大杆菌，结合临床特征可做出初步诊断。将标本接种于血平板或碳酸氢钠琼脂平板，培养后观察典型的菌落特点，革兰染色，利用噬菌体裂解试验、串珠试验可对该菌做出鉴定。也可用免疫荧光染色、荚膜肿胀试验做快速诊断。②加强牲畜管理，病畜应严格隔离，或处死焚毁或深埋于 2m 以下。对易感人群用炭疽减毒活疫苗进行特异性预防，可获得半年至一年的免疫力。治疗首选青霉素，四环素、红霉素等也有较好的疗效。

七、立克次体

立克次体是一类体积微小，绝大多数为自身代谢不完善，严格细胞内寄生的原核细胞型微生物。

1. 共同特点：大小介于细菌和病毒之间，呈多形态性，以球杆状为主，革兰阴性。有 DNA 和 RNA 两类核酸。多专性活细胞内寄生，以二分裂方式繁殖。与节肢动物关系密切，大多为人兽共患病的病原体。对多种抗生素敏感。

2. 主要致病的立克次体和所致疾病：普氏立克次体是流行性斑疹伤寒的病原体；莫氏立克次体是地方性斑疹伤寒的病原体；恙虫病立克次体是恙虫病的病原体；贝纳柯克斯体是 Q 热的病原体，亦称 Q 热柯克斯体。

3. 病原生物学检查：外斐反应，部分立克次体与变形杆菌某些菌株菌体"O"抗原有共同的耐热多糖抗原成分，故临床常用变形杆菌菌株 OX19、OX2、OXK 代替立克次体抗原做交叉凝集反应，检测患者血清中的立克次体抗体，辅助诊断相应立克次体病。

4. 预防原则：灭鼠、灭蚤，改善环境卫生，讲究个人卫生，消灭体虱，加强个人防护。可接种特异性鼠肺疫苗来预防地方性斑疹伤寒。立克次体的治疗用氯霉素、四环素，禁用磺胺类药。

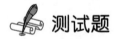 测试题

[选择题]

1. 关于炭疽杆菌，下列哪项是错误的
    A. 革兰阴性大杆菌，可形成芽胞
    B. 有荚膜，其与该菌致病力有关
    C. 是人畜共患病病原体
    D. 炭疽毒素由保护性抗原、致死因子和水肿因子三种成分构成
    E. 临床可致皮肤炭疽、肺炭疽和肠炭疽

2. 关于鼠疫杆菌下列哪项是错误的
    A. 鼠是重要传染源传播媒介

　　B. 陈旧培养物中菌体可呈多态性

　　C. 可通过鼠蚤传染给人

　　D. 临床类型有肺鼠疫、腺鼠疫和败血症鼠疫

　　E. 患者为循环障碍，有"黑死病"之称

3. 布氏杆菌感染时，细菌可反复入血形成

　　A. 菌血症　　　　　　　　B. 败血症　　　　　　　　C. 毒血症

　　D. 脓毒血症　　　　　　　E. 内毒素血症

4. 布氏杆菌的致病物质是

　　A. 芽胞　　　　　　　　　B. 荚膜　　　　　　　　　C. 鞭毛

　　D. 血浆凝固酶　　　　　　E. 链激酶

5. 鼠疫杆菌的传播媒介是

　　A. 鼠蚤　　　　　　　　　B. 鼠虱　　　　　　　　　C. 恙螨

　　D. 蚊　　　　　　　　　　E. 蜱

6. 被狂犬咬伤后，最正确的处理措施是

　　A. 注射狂犬病毒免疫血清 + 抗病毒药物

　　B. 注射大剂量丙种球蛋白 + 抗病毒药物

　　C. 清创 + 抗生素

　　D. 清创 + 接种疫苗 + 注射狂犬病毒免疫血清

　　E. 清创 + 注射狂犬病毒免疫血清

7. 狂犬疫苗的接种对象是

　　A. 儿童　　　　　　　　　B. 犬　　　　　　　　C. 被下落不明的犬咬伤者

　　D. A + B + C　　　　　　 E. B + C

8. 流行性乙型脑炎的病原体是

　　A. 脑膜炎球菌　　　　　　B. 森林脑炎病毒　　　　　C. 乙脑病毒

　　D. 出血热病毒　　　　　　E. 登革热病毒

[填空题]

1. 我国流行的布氏杆菌有_____、_____、_____，其中最常见的是_____。

2. 鼠疫杆菌属于_____菌属，引起的鼠疫是_____性疾病。

3. 炭疽杆菌的致病因素主要有_____、_____，引起的疾病有_____、_____、_____三种类型。

4. 钩端螺旋体病的传染源和储存宿主主要是_____和_____。

5. 乙脑病毒的主要传播媒介是_____。

[问答题]

主要的动物源性细菌有哪些？各引起哪些人畜共患病？

（王翠华）

第四章 人体寄生虫学

第一节 人体寄生虫学总论

知识要点

一、寄生

两种生物生活在一起，其中一方受益，另一方受害，并为前者提供营养和生存条件，受益的一方称为寄生虫，受害的一方称为宿主。

二、宿主的种类

1. 中间宿主：寄生虫幼虫或无性生殖阶段寄生的宿主。
2. 终宿主：寄生虫成虫或有性生殖阶段寄生的宿主。
3. 保虫宿主：有些寄生虫为人畜共患寄生虫，可作为人体寄生虫病传染来源的受染脊椎动物。

三、寄生虫对宿主的损害

寄生虫对宿主的损害主要有夺取营养、机械性损伤、毒性或免疫损伤。

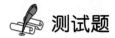测试题

[名词解释]

1. 寄生虫
2. 宿主
3. 终宿生
4. 中间宿主
5. 保虫宿主
6. 转续宿主
7. 带虫免疫
8. 伴随免疫
9. 带虫者
10. 免疫逃避

[选择题]

1. 人体寄生虫包括哪三大类

A. 蠕虫、原虫、节肢动物　　　　B. 线虫、吸虫、绦虫

C. 原虫、线虫、节肢动物　　　　D. 吸虫、绦虫、原虫

E. 以上均不是

2. 第一中间宿主是指寄生虫的

　A. 幼虫或无性生殖阶段寄生的宿主中最重要的一个

　B. 成虫或有性生殖阶段寄生的宿主中最重要的一个

　C. 成虫或有性生殖阶段寄生的宿主中的最前的一个

　D. 幼虫或无性生殖阶段寄生的宿主中最前的一个

　E. 以上均不是

3. 人兽共患寄生虫病是指

　A. 脊椎动物与人之间传播的寄生虫病

　B. 节肢动物与脊椎动物之间传播的寄生虫病

　C. 无脊椎动物与脊椎动物之间传播的寄生虫病

　D. 野生动物与人之间传播的寄生虫病

　E. 家畜与家畜之间传播的寄生虫病

4. 有些寄生虫是人兽共患寄生虫，在流行病学上这些畜、兽是寄生虫的

　A. 终宿主　　　　　B. 中间宿主　　　　　C. 保虫宿主

　D. 转续宿主　　　　E. 传播媒介

5. 寄生虫的感染阶段是指

　A. 寄生虫感染人体的阶段　　　B. 寄生虫感染终宿主的阶段

　C. 寄生虫感染中间宿主的阶段　D. 寄生虫在中间宿主体内的发育阶段

　E. 寄生虫在人体内的发育阶段

6. 转续宿主是指

　A. 寄生虫的幼虫寄生的正常宿主

　B. 除人以外的脊椎动物宿主

　C. 寄生虫的成虫期寄生的非正常宿主

　D. 能保存幼虫生命力和感染力的非正常宿主

　E. 以上均不是

[填空题]

1. 寄生虫不同发育阶段所寄生的宿主包括_____、_____、_____、_____。

2. 寄生虫对宿主的作用是：①_____；②_____；③_____。

3. 寄生虫病的传染源包括：①_____；②_____；③_____。

4. 寄生虫病的流行因素包括_____和_____。

[问答题]

寄生虫感染人体的途径和方式有哪些？并举例说明。

第二节　吸虫纲

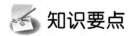 知识要点

一、华支睾吸虫（肝吸虫）

1. 感染途径：经口食入未煮熟的淡水鱼、虾。
2. 第一中间宿主：豆螺；第二中间宿主：淡水鱼、虾。
3. 成虫寄居部位：肝内胆管。
4. 所致疾病：胆结石、肝硬化、肝癌。

二、卫氏并殖吸虫（肺吸虫）

1. 感染途径：经口食入未煮熟的蝲蛄、溪蟹。
2. 第一中间宿主：川卷螺；第二中间宿主：蝲蛄、溪蟹。
3. 成虫寄居部位：肺。
4. 所致疾病：腹部疼痛；皮下移动性结节；头痛、癫痫；肺脓肿、囊肿、纤维化。

三、布氏姜片吸虫（姜片虫）

1. 感染途径：经口食入未煮熟的水生植物，如茭白、红菱、荸荠等。
2. 第一中间宿主：扁卷螺；水生植物：茭白、红菱、荸荠等。
3. 成虫寄居部位：肠道。
4. 所致疾病：腹痛、腹泻、肠梗阻等。

四、日本裂体吸虫（血吸虫）

1. 感染途径：尾蚴钻入皮肤。
2. 中间宿主：钉螺。
3. 成虫寄居部位：门脉－肠系膜静脉系统。
4. 最主要的致病阶段：虫卵，在肝内血管形成虫卵肉芽肿，导致肝纤维化、肝硬化、门脉高压症。

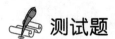 测试题

[选择题]

1. 下列哪项不是吸虫的形态结构特点

　A. 虫体背腹扁平，舌状或叶状　　　　B. 具有吸盘

　　C. 多为雌雄同体　　　　　　　　　　D. 消化系统完整，有肛门

　　E. 具有排泄系统和神经系统

2. 肝吸虫的感染阶段是

　　A. 毛蚴　　　　　　　　B. 胞蚴　　　　　　　　C. 雷蚴

　　D. 尾蚴　　　　　　　　E. 囊蚴

3. 肝吸虫囊蚴主要寄生于鱼的

　　A. 皮　　　　　　　　　B. 鳃　　　　　　　　　C. 鳞

　　D. 肌肉　　　　　　　　E. 鳍

4. 卫氏并殖吸虫的第二中间宿主是

　　A. 淡水鱼和淡水虾　　　B. 溪蟹和蝲蛄　　　　　C. 淡水鱼和淡水蟹

　　D. 淡水虾和蝲蛄　　　　E. 川卷螺和纹绍螺

5. 华支睾吸虫成虫的主要寄生部位是

　　A. 肝胆管　　　　　　　B. 肺脏　　　　　　　　C. 肾脏

　　D. 脑　　　　　　　　　E. 小肠

6. 肝吸虫的主要保虫宿主为

　　A. 淡水螺　　　　　　　B. 淡水鱼、虾　　　　　C. 家禽

　　D. 肉食哺乳类　　　　　E. 兔、鼠

7. 一儿童有粪便排虫史，虫体扁，叶状，大小为（20～75）mm×（8～20）mm，肉红色，可怀疑哪种寄生虫病

　　A. 钩虫病　　　　　　　B. 蛔虫病　　　　　　　C. 姜片虫病

　　D. 带绦虫病　　　　　　E. 蛲虫病

8. 日本血吸虫的主要保虫宿主是

　　A. 猪　　　　　　　　　B. 犬　　　　　　　　　C. 鼠

　　D. 水牛　　　　　　　　E. 兔

9. 吸虫生活史中第一中间宿主可以是

　　A. 淡水螺　　　　　　　B. 其他水生动物　　　　C. 禽类

　　D. 人　　　　　　　　　E. 其他哺乳动物

10. 只需一个中间宿主即可完成生活史的吸虫是

　　A. 肝吸虫　　　　　　　B. 姜片虫　　　　　　　C. 肺吸虫

　　D. 斯氏狸殖吸虫　　　　E. 异形吸虫

11. 肝吸虫能在广大地区存在的主要原因是

　　A. 肝吸虫对宿主要求特异性不高　　　B. 肝吸虫寿命长

　　C. 囊蚴抵抗力强　　　　　　　　　　D. 居民有生吃鱼、虾习惯

　　E. 以上均不是

12. 日本血吸虫在中间宿主钉螺体内发育各期是

　　A. 毛蚴、胞蚴、雷蚴、尾蚴　　　B. 毛蚴、田胞蚴、子胞蚴、尾蚴

C. 毛蚴、胞蚴、雷蚴、尾蚴、囊蚴　　D. 毛蚴、雷蚴、尾蚴

E. 毛蚴、雷蚴、尾蚴、囊蚴

13. 日本血吸虫成虫主要寄生于人体的

　　A. 脾静脉　　　　　　　B. 门脉－肠系膜静脉　　　C. 胃静脉

　　D. 膀胱静脉丛　　　　　E. 四肢静脉

14. 日本血吸虫主要致病阶段是

　　A. 尾蚴　　　　　　　　B. 童虫　　　　　　　　　C. 成虫

　　D. 虫卵　　　　　　　　E. 毛蚴

15. 日本血吸虫感染后至成虫产卵最快约需

　　A. 10 天　　　　　　　　B. 24 天　　　　　　　　C. 30 天

　　D. 3 个月　　　　　　　E. 1 年

16. 异位血吸虫病最常见部位是

　　A. 脑和肺　　　　　　　B. 皮肤　　　　　　　　　C. 脑和脊髓

　　D. 肺、肝　　　　　　　E. 生殖器官

17. 日本血吸虫卵能进入肠腔随粪便排出的原因是

　　A. 肠蠕动加强　　　　　B. 腹压增高　　　　　　　C. 血管内压增加

　　D. 卵内毛蚴分泌物破坏肠壁的作用　　　E. 以上均是

18. 我国日本血吸虫主要分布于

　　A. 长江流域　　　　　　B. 长江流域以北地区　　　C. 长江流域以南地区

　　D. 长江流域及其以南 12 省、市、自治区　　　E. 以上均不是

19. 日本血吸虫的中间宿主是

　　A. 纹绍螺　　　　　　　B. 川卷螺　　　　　　　　C. 钉螺

　　D. 赤豆螺　　　　　　　E. 扁卷螺

20. 以尾蚴为感染阶段的寄生吸虫是

　　A. 肝吸虫　　　　　　　B. 姜片虫　　　　　　　　C. 肺吸虫

　　D. 日本血吸虫　　　　　E. 斯氏狸殖吸虫

[填空题]

1. 生食鱼、虾可能导致感染_____；生食菱角、荸荠可能导致感染_____。

2. 姜片虫主要寄生于人体_____，其主要保虫宿主是_____。

3. 肝吸虫主要寄生于终宿主的_____，粪便检查肝吸虫卵失败时，还可取_____检查虫卵。

4. 防止肺吸虫感染的主要措施之一是不生食含_____的_____和_____。

5. 寄生于人体的血吸虫种类较多，主要有三种，即_____、_____和_____，我国仅有_____。

6. 血吸虫的幼虫发育阶段有_____、_____、_____，生活史中无_____和_____阶段。

7. 日本血吸虫感染阶段是_____，人由于接触而感染_____。

8. 日本血吸虫在人体主要寄生部位是_____，但虫卵可从_____排出。

9. 日本血吸虫主要致病阶段为_____，主要引起_____和_____两个脏器损伤。

10. 肺吸虫患者从_____或_____中检获虫卵可确诊，另外，活检皮下结节可协助诊断。

[问答题]

肝吸虫、肺吸虫、姜片虫生活史有哪些相同点？

第三节　绦虫纲

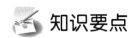知识要点

一、链状带绦虫（猪肉绦虫）

1. 形态：①成虫为乳白色，带状分节，长 2~4m，有节片 700~1000 个；孕节为长形，仅余子宫，子宫分支数每侧为 7~13 支。②虫卵为球形，外具有放射状条纹的棕黄色胚膜，内有六钩蚴。③囊尾蚴，又称囊虫，乳白色半透明囊状物，黄豆粒大小，囊内充满液体，头节卷曲在囊内。

2. 生活史：虫卵→孕节→六钩蚴→囊尾蚴→成虫。①成虫寄生部位：小肠。②终宿主：人；中间宿主：猪，人。③感染阶段：囊尾蚴，虫卵。④感染方式：吃入生或不熟的含活囊尾蚴的猪肉，感染猪带绦虫病；吃入虫卵感染囊虫病。⑤具体方式：异体感染。⑥体外自体感染：肛门—手—口。⑦体内自体感染。

3. 致病：①成虫引起猪带绦虫病（一般无明显症状）。②囊尾蚴寄生引起囊虫病。

二、肥胖带绦虫（牛肉绦虫）

1. 形态：①成虫为乳白色，不透明，长 4~8m，节片 1000~2000 节；孕节，子宫侧支 15~30 支。②虫卵与猪肉绦虫卵不易区分。

2. 生活史：①人是唯一的终末宿主；牛是主要的中间宿主。②中宿主：牛。③终宿主：人（唯一）。④感染阶段：囊尾蚴。⑤感染途径：食入。⑥寄生部位：成虫——小肠。

3. 致病：①患者有腹部不适、饥饿痛、消化不良、腹泻或体重减轻等症状。②肛门瘙痒，孕节自动从肛门逸出所致。③偶然可导致阑尾炎、肠腔阻塞和异位寄生。

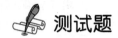 测试题

[名词解释]

猪囊尾蚴

[选择题]

1. 对猪带绦虫的描述，下列哪项是正确的

　A. 头节球形，无顶突、吸盘和小钩　　　　B. 孕节子宫每侧分支 15～30 支

　C. 成节卵巢分 2 叶　　　　　　　　　　　D. 人误食"米猪肉"可患绦虫病

　E. 以上均不是

2. 猪囊尾蚴感染方式下列哪项是错误的

　A. 自体内重复感染　　　　B. 自体外重复感染　　　　C. 异体感染

　D. 以上都不是　　　　　　E. 以上都是

3. 人体猪囊尾蚴病的感染来源中哪一项是错误的

　A. 手不洁　　　　　　　　B. 饮生水　　　　　　　　C. 自体内重复感染

　D. 生食猪肉　　　　　　　E. 蝇类携带

4. 猪带绦虫对人体主要危害是

　A. 小钩及吸盘对肠壁的刺激破坏　　　　　B. 代谢产物的毒素作用

　C. 六钩蚴穿过组织时的破坏作用　　　　　D. 吸取大量营养

　E. 囊尾蚴寄生组织所造成的损害

5. 在治疗前确诊为猪带绦虫病的依据是找到

　A. 头节　　　　　　　　　B. 囊尾蚴　　　　　　　　C. 虫卵

　D. 孕节　　　　　　　　　E. 六钩蚴

6. 猪带绦虫患者，治疗后排出一长虫体，粪检虫卵阴性，治后患者注意卫生，三个
　月后又有节片排出，主要原因是

　A. 外界猪带绦虫卵污染食物

　B. 体内猪带绦虫卵污染食物

　C. 前次治疗不彻底

　D. 可能体内有囊尾蚴存在，发育为成虫

　E. 以上都不是

7. 带绦虫病驱虫后，哪项检查最适于确定疗效

　A. 头节　　　　　　　　　B. 虫卵　　　　　　　　　C. 孕节

　D. 六钩蚴　　　　　　　　E. 囊尾蚴

8. 有关带绦虫病诊断，下列哪项不正确

　A. 粪便中检得孕节可确诊

　B. 猪带绦虫卵和牛带绦虫卵难以鉴别

　C. 可用饱和盐水浮聚法粪检虫卵

D. 肛门拭子法检获虫卵机会较粪检为少

E. 试验驱虫

10. 预防猪带绦虫感染的关键是

    A. 猪圈养　　　　　　　　B. 治疗患者　　　　　　　C. 粪便无害化处理

    D. 严格肉类检查　　　　　E. 不食生的或未熟的猪肉

12. 哪种绦虫卵排出时对人具有感染性

    A. 猪带绦虫　　　　　　　B. 牛带绦虫　　　　　　　C. 曼氏迭宫绦虫

    D. 阔节裂头绦虫　　　　　E. 以上都不是

20. 棘球蚴在人体最常见的寄生部位是

    A. 肝　　　　　　　　　　B. 脑　　　　　　　　　　C. 肺

    D. 肠　　　　　　　　　　E. 骨

23. 诊断包虫病，下列哪项是错误的

    A. 问病史　　　　　　　　B. 病变组织穿刺　　　　　C. X 线检查

    D. B 超检查　　　　　　　E. 免疫学检查

[填空题]

1. 猪带绦虫的成虫寄生于人体的＿＿＿＿＿，其幼虫可寄生在人体的＿＿＿＿＿、＿＿＿＿＿、＿＿＿＿＿等组织内。

2. 猪带绦虫感染人的阶段有＿＿＿＿＿、＿＿＿＿＿和＿＿＿＿＿。

3. 食入猪带绦虫卵可感染＿＿＿＿＿，食入猪囊尾蚴在体内形成＿＿＿＿＿，可感染＿＿＿＿＿。

4. 猪带绦虫终宿主是＿＿＿＿＿，中间宿主是＿＿＿＿＿、＿＿＿＿＿。

5. 猪带绦虫孕节的子宫每侧分支为＿＿＿＿＿支，而牛带绦虫为＿＿＿＿＿支。

6. 猪囊尾蚴与牛囊尾蚴主要区别是＿＿＿＿＿＿＿＿＿＿＿＿＿＿＿＿＿＿＿＿。

[问答题]

1. 猪肉绦虫囊尾蚴是如何感染人的？

2. 简述猪肉绦虫病的防治原则。

第四节　线虫纲

📝 知识要点

一、似蚓蛔线虫（蛔虫）

1. 感染阶段：感染期虫卵。

2. 感染途径：经口食入。

3. 成虫寄居部位：小肠。

4. 所致疾病：最严重的为蛔虫，喜钻喜打结的习性引起的并发症——在小肠中扭结形成肠梗阻、胆道蛔虫症、蛔虫性胰腺炎、蛔虫性阑尾炎。

二、毛首鞭形虫（鞭虫）

1. 感染阶段：感染期虫卵。
2. 感染途径：经口食入。
3. 成虫寄居部位：小肠。
4. 所致疾病：肠套叠、直肠脱垂。

三、蠕形住肠线虫（蛲虫）

1. 感染阶段：感染期虫卵。
2. 感染途径：肛门—手—口为主。
3. 成虫寄居部位：回盲部。
4. 所致疾病：肛门周围皮肤瘙痒，严重影响睡眠。

四、十二指肠钩口线虫和美洲板口线虫（钩虫）

1. 感染阶段：丝状蚴。
2. 感染途径：经皮肤钻入。
3. 成虫寄居部位：小肠。
4. 所致疾病：最严重的为贫血。

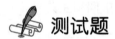 测试题

[名词解释]

1. 土源性蠕虫
2. 生物源性蠕虫
3. 幼虫移行症
4. 微丝蚴的夜现周期性
5. 异位寄生

[选择题]

1. 关于蛔虫的描述错误的是

    A. 成虫是人体肠道寄生线虫中最大的

    B. 口腔有三个排列呈品字形的唇瓣组成

    C. 虫卵卵壳薄，外有蛋白质膜

    D. 生殖器官雌虫为双管型，雄虫为单管型

    E. 成虫具有完整的消化系统

2. 在人体移行时经过肺部的寄生虫幼虫是

A. 蛔虫、鞭虫　　　　　B. 钩虫、鞭虫　　　　　C. 蛔虫、钩虫

D. 鞭虫、蛲虫　　　　　E. 丝虫、蛲虫

3. 蛔虫的主要致病阶段是

A. 虫卵　　　　　　　　B. 感染期虫卵　　　　　C. 第一期幼虫

D. 第四期幼虫　　　　　E. 成虫

4. 蛔虫的主要感染阶段是

A. 新排出虫卵　　　　　B. 感染期虫卵　　　　　C. 第一期幼虫

D. 第四期幼虫　　　　　E. 成虫

5. 蛔虫对人的严重危害在于

A. 成虫排卵量大　　　　B. 成虫夺取营养　　　　C. 成虫引起并发症

D. 幼虫经肺移行　　　　E. 虫体代谢产物或分泌物的刺激

6. 蛔虫病最常见的合并症是

A. 贫血　　　　　　　　B. 阑尾炎　　　　　　　C. 胆道蛔虫

D. 肠梗阻　　　　　　　E. 肠穿孔

7. 对于确诊为蛔虫病患者，应彻底治疗，否则除哪一项外，都有可能发生

A. 胆道蛔虫病　　　　　B. 蛔虫性肠梗阻　　　　C. 蛔虫性阑尾炎

D. 蛔虫性肠穿孔　　　　E. 蛔虫性哮喘

8. 鞭虫与钩虫在生活史中相似之处是

A. 均经口感染　　　　　B. 感染期都是虫卵　　　C. 均经皮肤感染

D. 到达寄生部位之前在宿主体内须经过移行　　　E. 都不需要中间宿主

9. 新鲜粪便污染了食物，人食入后可能感染

A. 蛔虫　　　　　　　　B. 鞭虫　　　　　　　　C. 钩虫

D. 旋毛虫　　　　　　　E. 以上都不可能

10. 寄生在回盲部的线虫是

A. 钩虫　　　　　　　　B. 丝虫　　　　　　　　C. 旋毛虫

D. 鞭虫　　　　　　　　E. 粪类圆线虫

11. 肉眼鉴别钩虫和蛲虫主要依据

A. 虫体大小　　　　　　B. 体形　　　　　　　　C. 雄虫有无交合伞

D. 阴门的位置　　　　　E. 头翼和咽管球的有无

12. 十二指肠钩虫口囊的特征是

A. 背侧有 2 对钩齿　　　B. 腹侧有 2 对钩齿　　　C. 背侧有 1 对板齿

D. 腹侧有 1 对板齿　　　E. 以上都不是

13. 钩虫吸血时血液不凝固的原因是具有以下哪个结构

A. 头腺 1 对　　　　　　B. 咽腺 3 个　　　　　　C. 排泄腺 1 对

D. 以上都是　　　　　　E. 以上都不是

14. 钩蚴侵入宿主皮肤主要靠

A. 虫体活跃的穿刺能力   B. 酶作用

C. 机械作用和酶的作用   D. 主要靠穿刺能力，可有酶作用

E. 主要靠酶作用，可有机械作用

15. 钩虫主要致病阶段为

     A. 虫卵   B. 杆状蚴   C. 丝状蚴

     D. 成虫   E. 以上都不是

16. 钩虫病最主要的症状是

     A. 钩蚴性皮炎   B. 钩蚴性肺炎   C. 贫血

     D. 消化道症状   E. 异嗜症

17. 异嗜症主要见于下列哪些寄生虫病

     A. 蛔虫   B. 鞭虫   C. 钩虫

     D. 蛲虫   E. 粪类圆线虫

18. 钩虫引起患者慢性失血原因包括以下哪些方面

     A. 虫体自身吸血   B. 咬附部位伤口渗血   C. 虫体更换咬附部位

     D. 虫体活动造成组织、血管损伤   E. 以上都是

19. 生活史中侵入人体及发育过程与钩虫相似的线虫是

     A. 吸吮线虫   B. 东方毛圆线虫   C. 鞭虫

     D. 蛔虫   E. 粪类圆线虫

20. 寄生虫卵产出后不离开人体即具有感染性的线虫是

     A. 蛔虫   B. 钩虫   C. 蛲虫

     D. 鞭虫   E. 旋毛虫

21. 肛门拭子法可用于检查的线虫是

     A. 蛔虫   B. 蛲虫   C. 旋毛虫

     D. 猪巨吻棘头虫   E. 鞭虫

22. 蛲虫主要致病机制在于

     A. 摄取宿主营养   B. 成虫附着肠黏膜造成损伤

     C. 虫体代谢产物刺激   D. 成虫特殊的产卵习性

     E. 喜钻孔习性

23. 下列哪些线虫属于生物源性线虫

     A. 蛔虫   B. 鞭虫   C. 蛲虫

     D. 钩虫   E. 旋毛虫

24. 可以引起胆道蛔虫症的诱因有

     A. 麻醉   B. 食入辛辣食物   C. 不适当驱虫治疗

     D. 体温升高   E. 以上都是

25. 需要中间宿主才能完成其生活史的线虫是

     A. 蛲虫   B. 钩虫   C. 蛔虫

D. 丝虫　　　　　　　　　E. 鞭虫

26. 丝虫的感染期是

A. 成虫　　　　　　　　B. 微丝蚴　　　　　　　　C. 杆状蚴

D. 腊肠蚴　　　　　　　E. 感染期幼虫

27. 经媒介昆虫传播的线虫病有

A. 丝虫病　　　　　　　B. 旋毛虫病　　　　　　　C. 蛔虫病

D. 钩虫病　　　　　　　E. 蛲虫病

28. 丝虫病常见晚期体征有

A. 发热，淋巴结炎，淋巴管炎　　　　B. 发热，睾丸炎，精索炎

C. 象皮肿，乳糜尿，鞘膜积液　　　　D. 黄疸，肝大，腹水

E. 发热，丹毒样皮炎

29. 丝虫病的病原学诊断方法是

A. 晚上采外周血查成虫　　　　　　　B. 晚上采外周血查微丝蚴

C. 粪检虫卵　　　　　　　　　　　　D. 肛门拭子法

30. 乳糜尿可由下列哪种寄生虫病引起

A. 班氏丝虫病　　　　　　B. 马来丝虫病　　　　　C. 旋毛虫病

D. 钩虫病　　　　　　　　E. 蛲虫病

31. 班氏丝虫与马来丝虫感染的鉴别诊断，主要依据

A. 临床症状与体征　　　　　　　　　B. 染色厚血涂片法查微丝蚴

C. 免疫学诊断　　　　　　　　　　　D. 淋巴结穿刺查成虫

E. 粪便直接涂片法

32. 我国班氏丝虫病的主要传播媒介是

A. 淡色库蚊和致倦库蚊　　　　　　　B. 中华按蚊

C. 嗜人按蚊和中华按蚊　　　　　　　D. 东乡伊蚊

E. 淡色库蚊和嗜人按蚊

33. 一农民赤足下地除草后即感手、足奇痒，皮肤上起小丘疹、水疱，可怀疑的线虫感染是

A. 钩虫　　　　　　　　B. 旋毛虫　　　　　　　　C. 丝虫

D. 美丽筒线虫　　　　　E. 蛲虫

34. 一儿童突发性右上腹绞痛，有钻顶感，伴恶心、呕吐，有时可自行缓解，患儿可能是

A. 胆道蛔虫症　　　　　B. 蛔虫性阑尾炎　　　　　C. 蛔虫性肠梗阻

D. 蛔虫性胰腺炎　　　　E. 蛔虫性肠穿孔

35. 防治蛲虫病的主要措施是

A. 治疗患者　　　　　　B. 注意饮食卫生　　　　　C. 防止自身反复感染

D. 消灭保虫宿主　　　　E. 注意公共卫生

[填空题]

1. 根据蠕虫的发育方式可将其分为_____和_____两大类。

2. 线虫的发育分为三个阶段：_____、_____、_____。

3. 蛔虫对人体的主要致病阶段是_____，感染阶段是_____。

4. 蛔虫成虫有_____习性，故可导致并发症。

5. 蛔虫病常见并发症是_____和_____。

6. 人体内只有雄蛔虫寄生时的诊断方法是_____。

7. 蛔虫和钩虫的幼虫在人体移行时均经过_____这个脏器。

8. 寄生于人体的钩虫主要有_____和_____两种。

9. 以丝状蚴为感染阶段的线虫有_____和_____。

10. 钩虫的主要致病阶段是_____，对人体的主要危害是引起_____。

11. 蛲虫的感染方式有3种：_____、_____、_____。

12. 蛲虫成虫主要寄生于人体的_____和_____，雌虫在_____于_____产卵。

13. 蛲虫病主要临床症状是_____。

14. 蛲虫病的实验诊断方法常用的有_____和_____两种。

15. 在我国，寄生于人体的丝虫有_____和_____。

16. 班氏丝虫成虫寄生于_____，马来丝虫成虫寄生于_____；两种丝虫产出的幼虫进入_____。

17. 班氏丝虫的主要媒介为_____和_____；马来丝虫的主要传播媒介为_____和_____。

18. 丝虫病常用病原检查方法是_____中查出_____可确诊。

19. 丝虫病的首选治疗药物为_____。

20. 丝虫病的慢性阻塞期病变主要有_____、_____和_____，多见于_____感染。

[问答题]

1. 蛔虫病的防治原则是什么？

2. 蛲虫病具体的感染方式有哪些？如何防治？

第五节　医学原虫

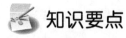 知识要点

一、溶组织内阿米巴（痢疾阿米巴）

1. 寄生部位：肠腔（小滋养体）、组织（大滋养体、致病阶段）。

2. 所致疾病：阿米巴痢疾，肠壁溃疡的特点为烧瓶样，口小底大，肠外阿米巴病最常见的阿米巴肝脓肿。

二、阴道毛滴虫

1. 传播方式：性传播。

2. 所致疾病：①女性可致滴虫性阴道炎，阴道瘙痒，白带黄绿色泡沫状，腥臭味；②男性可致滴虫性尿道炎。

3. 治疗：首选甲硝唑（灭滴灵）。

三、刚地弓形虫

1. 传播途径：粪—口途径、垂直传播、宠物抓伤或咬伤。

2. 所致疾病：①垂直传播——胎儿先天畸形；②其他途径——获得性弓形虫病。

四、疟原虫

1. 形态：①按蚊——有性生殖。②人——无性生殖。制成薄血膜片后，用姬姆萨或瑞氏染液染色，镜检。疟原虫形态特征：寄生在红细胞内，具有蓝色的细胞质和红色细胞核。除环状体时期外，多有棕色疟色素。

2. 生活史：①红外期裂体增殖（肝细胞），子孢子→裂殖体→裂殖子（速发型子孢子，迟发型子孢子）。②红内期。红内期裂体增殖：红外期裂殖子侵入红细胞→环状体→大滋养体→裂殖体；配子体形成。③在人体内寄生部位为肝细胞、红细胞。④终宿主——蚊子；中间宿主——人。⑤感染阶段——子孢子。⑥感染方式——蚊虫叮咬、输血感染、经胎盘感染。

3. 致病：①疟疾发作。典型发作过程——寒战，发热，出汗退热。再燃——由血内残留的疟原虫引起。复发——休眠后的迟发型子孢子发育增殖所致。②贫血。③脾大。

4. 实验诊断：①厚薄血膜法。采血时间：恶性疟——发作时；其他疟疾——发作后数小时至10余小时的效果为佳。②免疫学诊断。③生物分子学技术。

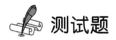 测试题

[名词解释]

1. 疟疾复发

2. 疟疾再燃

[选择题]

1. 溶组织内阿米巴生活史基本环节是

　A. 包囊—滋养体—包囊　　　B. 包囊—小滋养体—大滋养体

　C. 小滋养体—大滋养体—包囊　　D. 滋养体—包囊—滋养体

　E. 小滋养体—大滋养体—小滋养体

2. 痢疾阿米巴的致病阶段是

    A. 未成熟包囊　　　　　　B. 小滋养体　　　　　　C. 大滋养体

    D. 小滋养体和大滋养体　　E. 成熟包囊

3. 溶组织内阿米巴的感染阶段是

    A. 小滋养体　　　　　　　B. 三核包囊　　　　　　C. 两核包囊

    D. 四核包囊　　　　　　　E. 大滋养体

4. 阿米巴痢疾的主要传染源来自

    A. 急性阿米巴痢疾患者　　B. 肠外阿米巴病患者　　C. 保虫宿主

    D. 无症状带虫者　　　　　E. 慢性阿米巴性结肠炎患者

5. 阿米巴痢疾患者的黏液脓血便中可发现

    A. 大滋养体　　　　　　　B. 小滋养体　　　　　　C. 两核包囊

    D. 四核包囊　　　　　　　E. 小滋养体和包囊

6. 下列哪一项不是阿米巴病的病原学诊断方法

    A. 粪便直接涂片法　　　　B. 沉淀法或浮聚法　　　C. 结肠活检

    D. 肝脓肿穿刺液检查　　　E. 血清学试验

7. 阿米巴病的首选药物是

    A. 甲硝咪唑（灭滴灵）　　B. 氯喹　　　　　　　　C. 伯喹

    D. 螺旋霉素　　　　　　　E. 乙胺嘧啶

8. 生活史有世代交替现象的原虫是

    A. 溶组织内阿米巴　　　　B. 阴道毛滴虫　　　　　C. 疟原虫

    D. 杜氏利什曼原虫　　　　E. 蓝氏贾第鞭毛虫

9. 间日疟原虫在红细胞内裂体增殖循环周期的时间是

    A. 24 小时　　　　　　　　B. 48 小时　　　　　　　C. 72 小时

    D. 12 小时　　　　　　　　E. 12~36 小时

10. 引起间日疟复发的原因是

    A. 红细胞内残存疟原虫　　B. 子孢子再次侵入　　　C. 配子体存在

    D. 肝细胞内迟发型子孢子存在　　　　E. 肝细胞内速发型子孢子存在

11. 疟疾再燃是由于

    A. 血内残存的疟原虫重新繁殖起来　　　B. 肝细胞内迟发型子孢子

    C. 人体再次感染子孢子　　　　　　　　D. 血液内配子体重新繁殖起来

12. 不作为疟疾发作致病因素的是

    A. 裂殖子　　　　　　　　B. 变性的血红蛋白　　　C. 疟原虫残余体

    D. 疟色素　　　　　　　　E. 红细胞碎片

13. 各种疟原虫引起疟疾的潜伏期长短不一，其最主要的原因是

    A. 红细胞内期发育时间不同　　　　　　B. 红细胞外期发育时间不同

    C. 患者服抗疟药结果　　　　　　　　　D. 人体免疫力差异

E. 疟原虫的种类与虫株不同

14. 疟疾患者贫血原因是

    A. 红内期疟原虫直接破坏红细胞　　　　B. 脾功能亢进

    C. 骨髓中红细胞生成受障碍　　　　　　D. 免疫病理变化引起

    E. 以上全是

15. 间日疟患者做病原学检查，采血时间宜在

    A. 发作时　　　　　　　　　　　　　　B. 两次发作之间的间隔时间

    C. 发作后数小时至 10 余小时　　　　　D. 发作后 48 小时

    E. 发作后一周

16. 控制疟疾患者临床症状发作的首选药物是

    A. 氯喹　　　　　　　　B. 伯喹　　　　　　　　C. 乙胺嘧啶

    D. 青蒿素　　　　　　　E. 奎宁

17. 下列哪些原虫是经蚊叮咬传播的

    A. 杜氏利什曼原虫　　　B. 弓形虫　　　　　　　C. 蓝氏贾第鞭毛虫

    D. 疟原虫　　　　　　　E. 结肠小袋纤毛虫

18. 阴道毛滴虫的寄生部位限于

    A. 女性或男性泌尿生殖道　B. 女性泌尿生殖道　　C. 女性生殖道

    D. 女性或男性生殖道　　　E. 女性阴道

19. 经接触感染的寄生原虫是

    A. 溶组织内阿米巴　　　B. 杜氏利什曼原虫　　　C. 阴道毛滴虫

    D. 疟原虫　　　　　　　E. 蓝氏贾第鞭毛虫

20. 健康妇女阴道内环境的 pH 值是

    A. 3.8 ~ 4.4　　　　　　B. <3.8　　　　　　　C. 5.5 ~ 6.0

    D. >4.4　　　　　　　　E. >7.0

21. 间日疟原虫主要侵犯人体的

    A. 中性粒细胞　　　　　B. 白细胞　　　　　　　C. 红细胞

    D. 肝细胞　　　　　　　E. 巨噬细胞

22. 恶性疟原虫患者初次发作时，周围血涂片中一般可以查见

    A. 环状体　　　　　　　B. 晚期滋养体　　　　　C. 裂殖体

    D. 雌性配子体　　　　　E. 雄性配子体

23. 人体弓形虫病的主要传染源是

    A. 病畜　　　　　　　　B. 患者　　　　　　　　C. 隐性感染者

    D. 患者、病畜排泄物　　E. 以上都不是

24. 生活史中只有滋养体期的寄生原虫是

    A. 阴道毛滴虫　　　　　B. 弓形虫　　　　　　　C. 痢疾阿米巴

    D. 杜氏利什曼原虫　　　E. 蓝氏贾第鞭毛虫

25. 疟疾初发后红细胞内疟原虫已被消灭，但经过一段时间后，又出现疟疾发作，称为

    A. 疟疾潜隐期   B. 疟疾发作   C. 疟疾复发

    D. 疟疾再燃   E. 以上都不是

[填空题]

1. 原虫由＿＿＿＿、＿＿＿＿、＿＿＿＿三部分组成。

2. 溶组织内阿米巴又称＿＿＿＿，主要寄生于＿＿＿＿，大滋养体可随血流到达＿＿＿＿、＿＿＿＿、＿＿＿＿等处形成脓肿。

3. 溶组织内阿米巴的感染型是＿＿＿＿，基本生活型是＿＿＿＿，致病型是＿＿＿＿，能找到＿＿＿＿者为现症患者，而只查到＿＿＿＿者为带虫者。

4. 溶组织内阿米巴主要致病作用是其分泌的＿＿＿＿和其＿＿＿＿而引起的。

5. 溶组织内阿米巴引起肠壁的病理变化是＿＿＿＿。

6. 阴道毛滴虫主要寄生于＿＿＿＿或＿＿＿＿的＿＿＿＿。生活史中只有＿＿＿＿一个阶段，通过＿＿＿＿传播。

7. 寄生在人体的疟原虫有＿＿＿＿、＿＿＿＿、＿＿＿＿及＿＿＿＿，在我国＿＿＿＿流行最广的是＿＿＿＿。

8. 在人体红细胞内能发现疟原虫的形态有＿＿＿＿、＿＿＿＿、＿＿＿＿、＿＿＿＿和＿＿＿＿共5种变化。

9. 间日疟发作的典型过程是＿＿＿＿、＿＿＿＿和＿＿＿＿。

10. 间日疟感染阶段是＿＿＿＿，经＿＿＿＿传播，在人体内发育有＿＿＿＿和＿＿＿＿两个时期。

11. 疟原虫病原学检查方法是＿＿＿＿。

12. 弓形虫主要寄生于人体的＿＿＿＿，其主要致病阶段是＿＿＿＿，引起慢性感染的主要形式是＿＿＿＿。

[问答题]

1. 简述溶组织内阿米巴的临床表现类型。

2. 试述疟原虫的全部发育过程。

3. 阴道毛滴虫的防治原则是什么？

第六节　医学节肢动物

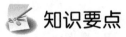 **知识要点**

一、变态

节肢动物从卵发育至成虫，要经历外部形态、内部结构、生理功能和生活习性等的一系列变化，这一过程的总和称为变态。

二、危害

1. 直接危害：骚扰、吸血、蜇刺、毒害、超敏反应、寄生。

2. 间接危害：①机械性传播。医学节肢动物对病原体仅起着携带、输送的作用，病原体在节肢动物体内或体表不发育或不繁殖，其形态和数量均无明显变化。②生物性传播。病原体在传播过程中，其在节肢动物体内进行生长、发育与繁殖，达到一定数量或发育为感染阶段后才能传播给人。

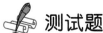 测试题

[选择题]

1. 医学节肢动物对人体最重要的危害是

　　A. 寄生　　　　　　　　B. 毒害　　　　　　　　C. 引起过敏反应

　　D. 传播疾病　　　　　　E. 骚扰

2. 病原体在昆虫体内仅发育不繁殖的是

　　A. 丝虫　　　　　　　　B. 疟原虫　　　　　　　C. 杜氏利什曼原虫

　　D. 鼠疫杆菌　　　　　　E. 以上都不是

3. 下列虫媒病中哪一种不是人、兽共患疾病

　　A. 流行性出血热　　　　B. 恙虫病　　　　　　　C. 蜱媒回归热

　　D. 新疆出血热　　　　　E. 虱媒回归热

4. 蚤传播鼠疫杆菌的主要机制是

　　A. 前胃阻塞血液倒流　　B. 口腔阻塞血液倒流　　C. 肠道阻塞血液倒流

　　D. 随粪便污染伤口　　　E. 随唾液注入

5. 传播流行性乙型脑炎的主要蚊媒是

　　A. 中华按蚊　　　　　　B. 三带喙库蚊　　　　　C. 淡色库蚊

　　D. 白纹伊蚊　　　　　　E. 致倦库蚊

6. 下列哪一类是能直接寄生人体并致病的医学节肢动物

　　A. 虱　　　　　　　　　B. 臭虫　　　　　　　　C. 蚊

　　D. 疥螨　　　　　　　　E. 蠓

7. 作为病原体引起人体疾病的螨有

　　A. 皮脂蠕形螨　　　　　B. 毛囊蠕形螨　　　　　C. 人疥螨

　　D. 屋尘螨　　　　　　　E. 以上都可以

8. 下列哪一种疾病不是由蜱传播的

　　A. 乙型脑炎　　　　　　B. 森林脑炎　　　　　　C. 回归热

　　D. 莱姆病　　　　　　　E. 新疆出血热

[填空题]

1. 节肢动物门中与医学有关的主要为_____纲、_____纲。

2. 医学节肢动物的危害概括为＿＿＿＿＿＿＿＿＿＿和＿＿＿＿＿＿＿＿＿＿＿。

3. 医学节肢动物的直接危害有＿＿＿＿＿、＿＿＿＿＿、＿＿＿＿＿等。

4. 三属蚊虫分别为＿＿＿＿＿、＿＿＿＿＿、＿＿＿＿＿属。

5. 昆虫纲成虫的口器为＿＿＿＿＿、＿＿＿＿＿、＿＿＿＿＿三种类型。

6. 我国的蚊媒疾病有＿＿＿＿＿、＿＿＿＿＿、＿＿＿＿＿、＿＿＿＿等。

7. 流行性乙型脑炎的病原体是＿＿＿＿＿，主要传播媒介是＿＿＿＿＿。

8. 蚤传播＿＿＿＿＿和＿＿＿＿＿疾病。

9. 人疥螨寄生在人体的＿＿＿＿＿，可使人感染＿＿＿＿＿，经＿＿＿＿传播。

10. 硬蜱传播的病毒病，在我国有＿＿＿＿＿、＿＿＿＿＿。

[问答题]

1. 医学节肢动物对人类有哪些危害？

2. 疥螨引起的疥疮如何诊治？

（韩晓云　周亚妮）

模拟试卷

试卷 （一）

1. 外周免疫器官不包括
   A. 胸腺
   B. 淋巴结
   C. 脾脏
   D. 黏膜相关淋巴组织
   E. 扁桃体

2. 人 B 细胞分化成熟的部位是在
   A. 胸腺
   B. 脾脏
   C. 骨髓
   D. 血液
   E. 淋巴结

3. 木瓜蛋白酶水解 IgG 所获片段中，能与抗原特异结合的是
   A. Fab 段
   B. Fc 段
   C. F（ab'）$_2$ 段
   D. pFc' 段
   E. F（c)$_2$ 段

4. 参与新生儿溶血症的 Ig 是
   A. IgG
   B. IgA
   C. IgM
   D. IgD
   E. IgE

5. 能与肥大细胞结合的 Ig 是
   A. IgG
   B. sIgA
   C. IgM
   D. IgE
   E. IgD

6. 以下关于 IgG 生物学特性的错误叙述是
   A. 能通过胎盘
   B. 血清和细胞外液中含量最高的 Ig
   C. 是参与 I 型超敏反应的主要 Ig
   D. 能发挥调理作用
   E. 体内发挥免疫效应的主要抗体

7. 胎儿晚期能自身合成的免疫球蛋白是
   A. IgG
   B. IgA
   C. IgM
   D. IgD
   E. IgE

8. 补体经典激活途径中形成的 C3 转化酶是
   A. C4b2b
   B. C3bBb
   C. C4b2b3b
   D. C3bnBb
   E. C5bnBb

9. 下列补体裂解片段中具有调理作用的是
   A. C3a
   B. C3b
   C. C5a
   D. C5b
   E. C4a

10. 同时参与经典、旁路及 MBL 三条激活途径的补体成分是

A. C1   B. C2   C. C3

D. B 因子   E. P 因子

11. 细胞因子（CK）的生物学作用特点不包括

    A. 多效性   B. 为特异性作用   C. 协同性

    D. 重叠性   E. 具有拮抗性

12. 宿主的天然抵抗力

    A. 经遗传而获得

    B. 感染病原微生物而获得

    C. 接种菌苗或疫苗而获得

    D. 母体的抗体（IgG）通过胎盘给婴儿而获得

    E. 经后天获得

13. 免疫球蛋白的基本结构是由

    A. 两条多肽链组成

    B. 二硫键相连的一条重链和一条轻链组成

    C. 二硫键相连的两条重链和两条轻链组成

    D. 二硫键相连的两条重链组成

    E. 二硫键相连的两条重链和一条轻链组成

14. B 细胞能识别特异性抗原，因其表面有

    A. Fc 受体   B. C3 受体   C. IPS 受体

    D. BCR   E. C5 受体

15. 下列哪一类细胞产生 IgE

    A. T 淋巴细胞   B. B 淋巴细胞   C. 巨噬细胞

    D. 肥大细胞   E. NK 细胞

16. 初次注入大量抗毒素的马血清所引起血清病的发病机制属于

    A. Ⅰ型变态反应   B. Ⅱ型变态反应   C. Ⅲ型变态反应

    D. Ⅳ型变态反应   E. Ⅳ型变态反应

17. 可用于人工被动免疫的生物制剂是

    A. 白喉类毒素   B. 破伤风抗毒素   C. 卡介苗

    D. 脊髓灰质炎   E. 狂犬病疫苗

18. 必须与蛋白质载体结合才具有免疫原性的物质是

    A. 完全抗原   B. 变应原   C. 半抗原

    D. 耐受原   E. 免疫原

19. 不能直接杀伤靶细胞的免疫细胞是

    A. NK 细胞   B. 巨噬细胞   C. CTL 细胞

    D. B 细胞   E. Tc 细胞

20. 专职性抗原提呈细胞不包括

A. B 细胞　　　　　　　　B. 巨噬细胞　　　　　　　C. 树突状细胞

D. 中性粒细胞　　　　　　E. 内皮细胞

21. 特异性细胞免疫的效应细胞是

A. Th1 和 Th2 细胞　　　　　　　　B. Th1 和 Th0 细胞

C. Th1 和 CTL（Tc）细胞　　　　　D. Th2 和 CTL 细胞

E. Th0 和 Th2 细胞

22. 对靶细胞具有特异性杀伤作用的细胞是

A. NK 细胞　　　　　　　B. Mφ 细胞　　　　　　　C. Tc 细胞

D. LAK 细胞　　　　　　　E. Th2 细胞

23. 胸腺发育不良，哪种细胞产生不足

A. B 细胞　　　　　　　　B. T 细胞　　　　　　　　C. NK 细胞

D. 单核细胞　　　　　　　E. 巨噬细胞

24. 抗体初次应答的特点是

A. 产生的抗体以 IgG 为主　B. 抗体产生量多　　　　C. 抗体亲和力较高

D. 抗体生成的潜伏期较长　E. 抗体效价高

25. 表面具有高亲和性 IgE Fc 受体的细胞是

A. NK 细胞　　　　　　　B. 肥大细胞　　　　　　　C. 巨噬细胞

D. 内皮细胞　　　　　　　E. DC 细胞

26. 人或动物体内代表个体特异性的能引起强烈而迅速排斥反应的抗原系统称为

A. 组织相容性抗原　　　　B. 移植抗原　　　　　　　C. 白细胞抗原

D. 主要组织相容性抗原　　E. 主要组织相容性复合体

27. 与 Ⅱ 型超敏反应发生无关的成分是

A. IgG 或 IgM 类抗体　　　B. CD4$^+$Th1 细胞　　　　C. 吞噬细胞

D. NK 细胞　　　　　　　E. 补体

28. 能介导特异性免疫应答的细胞都具有

A. 抗原受体　　　　　　　B. CD2　　　　　　　　　C. 补体受体

D. Fc 受体　　　　　　　　E. CD3

29. 下列哪种物质不是抗体

A. 抗毒素血清　　　　　　B. 胎盘球蛋白　　　　　　C. 破伤风抗毒素

D. 植物血凝素　　　　　　E. 狂犬病抗毒素

30. 固有免疫（或非特异性免疫）的组成细胞不包括

A. 肥大细胞　　　　　　　B. 树突状细胞　　　　　　C. NK 细胞

D. Tc 细胞　　　　　　　　E. 嗜碱性粒细胞

31. 属于黏膜相关淋巴组织的是

A. 骨髓　　　　　　　　　B. 胸腺　　　　　　　　　C. 淋巴结

D. 脾脏　　　　　　　　　E. 阑尾

32. 参与适应性（或特异性）免疫应答的细胞有
    A. T 细胞、B 细胞、NK 细胞
    B. 吞噬细胞、T 细胞、NK 细胞
    C. T 细胞、B 细胞、APC
    D. APC、NK 细胞、B 细胞
    E. APC、NK 细胞、吞噬细胞

33. 原核生物不包括
    A. 细菌
    B. 衣原体
    C. 支原体
    D. 病毒
    E. 螺旋体

34. 属于真核细胞型微生物的是
    A. 钩端螺旋体
    B. 肺炎支原体
    C. 肺炎衣原体
    D. 白假丝酵母菌
    E. 链球菌

35. 哪种疾病的病原体属于非细胞型微生物
    A. 疯牛病
    B. 梅毒
    C. 斑疹伤寒
    D. 沙眼
    E. 葡萄球菌

36. 下列哪种不是细菌的基本形态
    A. 球形
    B. 棒状
    C. 螺旋形
    D. 梨形
    E. 弧形

37. 玻璃器皿、瓷器干烤 2 小时灭菌的最佳温度是
    A. 100℃～150℃
    B. 160℃～170℃
    C. 170℃～250℃
    D. 250℃～300℃
    E. 300℃～400℃

38. 关于细菌培养基的叙述，错误的是
    A. 由多种营养物质配制而成供细菌生长的基质
    B. 配制后需灭菌方可使用
    C. pH 值最终均需要调至 7.2～7.6
    D. 半固体培养基可用于细菌动力试验
    E. 固体培养基可用于分纯细菌

39. 关于细菌色素叙述，错误的是
    A. 所有细菌均能产生色素
    B. 根据性质不同，色素可分水溶性色素和脂溶性色素
    C. 只使菌落着色，而培养基不着色的是脂溶性色素
    D. 能弥散到培养基或周围组织的是水溶性色素
    E. 不同细菌产生不同颜色的色素，据此可鉴别细菌

40. 细菌 L 型
    A. 是细胞膜缺陷的细菌
    B. 分离培养需用低渗、低琼脂、含血清的培养基
    C. 不能返祖恢复为原细菌
    D. 生长繁殖较原细菌缓慢

E. 大多为革兰染色阳性

41. 有关细菌鞭毛的叙述，哪一项是错误的

    A. 与细菌的运动能力有关   B. 革兰阳性菌和阴性菌均可有鞭毛

    C. 必须用电子显微镜才能观察到   D. 有助于细菌的鉴定

    E. 将细菌接种在半固体培养中有助于鉴别细菌有无鞭毛

42. 证明细菌有无鞭毛的方法不包括

    A. 半固体培养基穿刺培养   B. 悬滴标本光镜观察细菌运动

    C. 鞭毛染色法染色后光镜观察   D. 革兰染色镜检

    E. 电镜观察

43. 有关菌毛的叙述，哪一项是正确的

    A. 多见于革兰阳性菌   B. 用光学显微镜不能直接观察到

    C. 性菌毛与细菌的致病性有关   D. 是细菌的运动器官

    E. 普通菌毛与细菌的接合有关

44. 性菌毛的功能是

    A. 抗吞噬作用   B. 与细菌的运动有关   C. 传递遗传物质

    D. 黏附作用   E. 与分裂繁殖有关

45. 有关芽胞的叙述，正确的是

    A. 一个芽胞可以繁殖多个芽胞   B. 通常在细菌处于良好环境下形成

    C. 对热没抵抗力   D. 是代谢相对静止的休眠体

    E. 所有的细菌均能产生芽胞

46. 下列哪种试验用于鉴定细菌对氨基酸的分解能力

    A. 糖发酵试验   B. V–P 试验

    C. 甲基红试验   D. 枸橼酸盐利用试验

    E. 吲哚试验

47. 观察细菌动力最常用的培养基是

    A. 液体培养基   B. 半固体培养基

    C. 血琼脂平板培养基   D. 巧克力色琼脂平板培养基

    E. 厌氧培养基

48. 金黄色葡萄球菌和大肠埃希菌经结晶紫初染、碘液媒染、95% 乙醇脱色后，菌体分别呈

    A. 紫色和紫色   B. 紫色和无色   C. 紫色和红色

    D. 无色和红色   E. 无色和紫色

49. 革兰染色法是最常用的一种染色法，其实际意义不包括

    A. 鉴别细菌   B. 初步诊断细菌感染性疾病

    C. 指导临床选用抗菌药物   D. 观察细菌的特殊结构

    E. 了解细菌致病性

50. 细菌大小的测量单位是
    A. 厘米（cm）　　　　　B. 毫米（mm）　　　　　C. 微米（μm）
    D. 纳米（nm）　　　　　E. 皮米（pm）

51. 有关细菌生长繁殖的条件的叙述，错误的是
    A. 充足的营养物质
    B. 大多数病原菌的最适 pH 为 7.2～7.6
    C. 均需要氧气
    D. 病原菌的最适生长温度通常为 37℃
    E. 有些细菌初代分离培养需补充 5%～10% CO_2 气体

52. 研究抗菌药物的杀菌效果，最好选用哪个生长时期的细菌
    A. 迟缓期　　　　　　　B. 对数生长期　　　　　C. 稳定期
    D. 衰亡期　　　　　　　E. 对数生长期和稳定期

53. 有关细菌群体生长周期的叙述，正确的是
    A. 细菌在迟缓期代谢较快
    B. 细菌的形态和染色性在对数期比较典型
    C. 细菌外毒素多在对数生长期产生
    D. 研究抗菌药物的杀菌效果最好选用衰退期细菌
    E. 研究抗菌药物的杀菌效果最好选用稳定期细菌

54. 检查细菌对糖和蛋白质分解产物的主要意义在于
    A. 了解细菌生长繁殖的能力　　　B. 了解细菌的致病性强弱
    C. 帮助鉴别细菌的种类　　　　　D. 确定细菌抵抗力的强弱
    E. 了解细菌对营养的需要

55. 哪一项不属于细菌生化反应
    A. 吲哚试验　　　　　　B. 硫化氢试验　　　　　C. 糖发酵试验
    D. 动力试验　　　　　　E. V－P 试验

56. 消毒是指
    A. 杀死物体上包括细菌芽胞在内的所有微生物
    B. 杀死物体上不包括细菌芽胞在内的所有微生物
    C. 杀死物体上的病原微生物
    D. 抑制体外细菌生长繁殖
    E. 防止细菌进入人体或其他物品

57. 高压蒸汽灭菌法灭菌所需温度和维持时间分别为
    A. 100℃，15～20 分钟　　B. 121.3℃，15～20 分钟　　C. 100℃，10 分钟
    D. 121.3℃，10 分钟　　　E. 160℃，2 小时

58. 有关高压蒸汽灭菌法的叙述，哪一项是不正确的
    A. 灭菌效果最可靠

B. 适用于对耐高温和耐湿物品的灭菌

C. 可杀灭包括细菌芽胞在内的所有微生物

D. 可用于所有物体的灭菌

E. 通常灭菌温度为 121.3℃

59. 可经巴氏消毒法杀灭的是

A. 金黄色葡萄球菌   B. 结核分枝杆菌   C. 炭疽芽胞杆菌

D. 产气荚膜梭菌   E. 肉毒梭菌

60. 紫外线常用于物体表面和空气的消毒，其杀菌机制主要是

A. 破坏酶系统   B. 损伤细胞膜   C. 干扰 DNA 复制

D. 干扰蛋白质合成   E. 干扰肽聚糖合成

61. 消毒体温计常用的消毒液是

A. 过氧乙酸   B. 碘伏   C. 乙醇

D. 碘酒   E. 苯扎溴铵

62. 用于饮水、游泳池水消毒的最常用消毒剂是

A. 高锰酸钾   B. 生石灰   C. 氯

D. 漂白粉   E. 臭氧

63. 下列哪种消毒剂一般不用于皮肤消毒

A. 2% 来苏尔   B. 50% ～70% 异丙醇   C. 0.1% 硫柳汞

D. 10% 甲醛   E. 2% 红汞

64. 常用于生理盐水和手术器械等耐热物品灭菌的方法是

A. 间隙灭菌法   B. 电离辐射法   C. 高压蒸汽灭菌法

D. 滤过除菌法   E. 巴氏消毒法

65. 正常菌群转化为机会性致病菌的条件不包括

A. 宿主免疫功能下降   B. 菌群失调   C. 细菌毒力增强

D. 定位转移   E. 宿主患慢性消耗性疾病

66. 机会性致病菌感染

A. 仅发生于免疫力低下的患者   B. 均为外源性感染

C. 均为医院感染   D. 是二重感染的主要致病菌

E. 近年感染率明显下降

67. 导致菌群失调的主要原因是

A. 正常菌群的定位转移

B. 细菌从无（弱）毒株突变成为有（强）毒菌株

C. 使用免疫抑制剂

D. 长期使用广谱抗生素

E. 微生态制剂的大量使用

68. 对人致病的病毒以下列哪种形态最多见

A. 杆状   B. 丝状   C. 蝌蚪状

D. 砖块状   E. 球状

69. 细菌致病性强弱主要取决于细菌的

     A. 分解代谢产物   B. 特殊结构   C. 侵袭力和毒素

     D. 基本结构   E. 侵入机体的部位

70. 致病菌侵入机体能否致病，通常与哪一项无关

     A. 细菌的毒力   B. 细菌的侵入部位   C. 细菌的侵入数量

     D. 细菌耐药性   E. 宿主的免疫力强弱

71. 与细菌致病性无关的是

     A. 毒素   B. 鞭毛   C. 荚膜

     D. 芽胞   E. 黏附素

72. 与细菌侵袭力有关的是

     A. 中介体   B. 荚膜   C. 芽胞

     D. 性菌毛   E. 异染颗粒

73. 霍乱弧菌的最主要致病物质是

     A. 菌毛   B. 内毒素   C. 鞭毛

     D. 霍乱肠毒素   E. 外毒素

74. 注射破伤风抗毒素的目的是

     A. 抑制伤口中破伤风梭菌生长

     B. 阻止破伤风梭菌产生外毒素

     C. 中和与神经组织结合的外毒素

     D. 对可疑或确诊的破伤风患者进行紧急预防或治疗

     E. 对易感人群进行预防接种

75. 对未经破伤风类毒素免疫过的伤员，为预防破伤风的发生，最好应立即注射

     A. 破伤风类毒素   B. 破伤风抗毒素

     C. 抗破伤风免疫球蛋白   D. 破伤风抗毒素和类毒素

     E. 抗生素

76. 结核分枝杆菌的哪种变异可用于制备疫苗

     A. 形态   B. 结构   C. 毒力

     D. 耐药性   E. 菌落

77. 有关病毒生物学性状的叙述，不正确的是

     A. 测量大小的单位为纳米（nm）   B. 含有 DNA 和 RNA 两类核酸

     C. 以复制方式增殖   D. 必须寄生于活细胞内

     E. 属于非细胞型微生物

78. 病毒灭活是指在理化因素作用下使病毒失去

     A. 血凝特性   B. 抗原性   C. 感染性

D. 细胞融合特性　　　　E. 诱生 IFN 的特性

79. 决定病毒致病性和复制特性的物质基础是

　　A. 衣壳　　　　　　　B. 核心　　　　　　　C. 包膜

　　D. 刺突　　　　　　　E. 壳粒

80. 核衣壳的化学组成主要是

　　A. 核酸　　　　　　　B. 蛋白质　　　　　　C. 核酸和蛋白质

　　D. 脂蛋白和糖蛋白　　E. 核酸、蛋白质、脂类和糖类

81. 有关理化因素对病毒的影响的叙述，哪一项是错误的

　　A. 大多数病毒耐冷不耐热　　　　B. 甲醛能灭活病毒

　　C. 紫外线能灭活病毒　　　　　　D. 脂溶剂能破坏所有病毒

　　E. 病毒对抗生素不敏感

82. 病毒的繁殖方式是

　　A. 复制　　　　　　　B. 二分裂法　　　　　C. 孢子生成

　　D. 形成芽胞　　　　　E. 有丝分裂

83. 不能引起垂直传播的病毒是

　　A. 乙型肝炎病毒　　　B. 乙型脑炎病毒　　　C. 巨细胞病毒

　　D. 艾滋病病毒　　　　E. 风疹病毒

84. 甲型肝炎病毒的传播途径是

　　A. 输血传播　　　　　B. 粪—口途径传播　　C. 母婴传播

　　D. 密切接触传播　　　E. 性接触传播

85. 机会致病寄生虫是指

　　A. 偶然致病的体外寄生虫

　　B. 偶然机会引起疾病的寄生虫

　　C. 在宿主免疫功能低下时致病的寄生虫

　　D. 暂时性寄生人体的寄生虫

　　E. 长期性寄生人体的寄生虫

86. 人兽共患寄生虫病中的动物宿主，在人体寄生虫病的流行病学上，它是寄生虫的

　　A. 中间宿主　　　　　B. 转续宿主　　　　　C. 保虫宿主

　　D. 终宿主　　　　　　E. 媒介宿主

87. 猪带绦虫病确诊的依据是

　　A. 粪便中查到带绦虫卵　　　　　B. 粪便中发现链状带绦虫孕节

　　C. 皮下触到囊虫结节　　　　　　D. 血清中检出

　　E. 粪便中查到绦虫抗体

88. 寄生虫病的流行环节是

　　A. 传染源、中间宿主、传播媒介　　B. 传染源、传播途径、易感人群

C. 自然因素、生物因素、社会因素　　D. 温度、湿度、地质

E. 自然因素、温度、湿度

89. 线虫幼虫在发育过程中最显著的特征是
    A. 都经自由生活阶段　　　　　　　B. 都有蜕皮过程
    C. 幼虫只在宿主体内蜕皮　　　　　D. 幼虫均需经宿主肺部移行
    E. 均需要保虫宿主

90. 在人体，寄生虫能长期生存，但无临床症状，此人称为
    A. 急性病患者　　　　　B. 慢性病患者　　　　　C. 带虫者
    D. 亚急性期患者　　　　E. 健康者

91. 人患蛔虫病是由于误食入
    A. 受精蛔虫卵　　　　　B. 未受精蛔虫卵　　　　C. 感染期蛔虫卵
    D. 蜕蛋白膜的蛔虫卵　　E. 新鲜蛔虫卵

92. 蛔虫对人体危害最为严重的是
    A. 成虫夺取营养，造成营养不良
    B. 幼虫经心脏移行造成肺部损害
    C. 由于成虫的扭结、钻孔而造成的多种并发症
    D. 成虫在肠腔内移行，造成肠黏膜损伤、炎症
    E. 成虫代谢产物造成宿主的中毒反应

93. 鞭虫成虫主要寄生部位是
    A. 十二指肠　　　　　B. 升结肠　　　　　C. 盲肠
    D. 阑尾　　　　　　　E. 直肠

94. 钩虫幼虫侵入人体最常见的部位是
    A. 头面部　　　　　　B. 足掌部　　　　　C. 手掌部
    D. 手指、足趾间　　　E. 腰背部

95. 钩虫排离人体阶段和感染阶段分别是
    A. 虫卵和杆状蚴　　　B. 虫卵和丝状蚴　　　C. 杆状蚴和丝状蚴
    D. 含蚴卵和微丝蚴　　E. 微丝蚴和丝状蚴

96. 钩虫成虫引起临床症状，下列错误的是
    A. 贫血　　　　　　　B. 异嗜症　　　　　C. 皮炎
    D. 腹痛　　　　　　　E. 腹泻

97. 引起儿童发生柏油便症状的线虫是
    A. 蛔虫　　　　　　　B. 蛲虫　　　　　　C. 十二指肠钩虫
    D. 旋毛虫　　　　　　E. 猪带绦虫

98. 人体吸虫成虫的形态构造共同点是
    A. 有口腹吸盘　　　　B. 雌雄同体　　　　C. 有口和肛门
    D. 有睾丸一对　　　　E. 体表均有明显体棘

99. 卫氏并殖吸虫感染人体的方式下列错误的是
    A. 食用含囊蚴生水　　　　B. 生食或未烤熟石蟹　　　　C. 吃未煮熟的蝲蛄
    D. 吃未熟淡水鱼　　　　　E. 烤吃含童虫的未熟野猪肉

100. 卫氏并殖吸虫的感染阶段是
    A. 虫卵　　　　　　　　　B. 尾蚴　　　　　　　　　　C. 囊蚴
    D. 胞蚴　　　　　　　　　E. 胞囊

试卷（二）

1. 完全抗原必须具备的基本特性是
    A. 既有免疫原性，又有抗原性　　　　B. 分子量大、化学结构复杂
    C. 有免疫原性，无抗原性　　　　　　D. 与蛋白质载体结合后，可获得抗原性
    E. 敏感性及特异性

2. 胸腺依赖性抗原是指
    A. 在胸腺中产生的抗原
    B. 能直接激活 B 细胞产生体液免疫应答的抗原
    C. 只能引起细胞免疫应答的抗原
    D. 只有在 T 细胞辅助下，才能激活 B 细胞产生体液免疫应答的抗原
    E. 在骨髓中产生的抗原

3. 异嗜性抗原又称为
    A. 异种抗原　　　　　　　B. 共同抗原　　　　　　　　C. 交叉抗原
    D. 同种异型抗原　　　　　E. 自身抗原

4. 机体初次受微生物感染时，血中最先增高的免疫球蛋白是
    A. IgA　　　　　　　　　B. IgG　　　　　　　　　　C. IgM
    D. IgE　　　　　　　　　E. IgD

5. 新生儿通过自然被动免疫从母体获得的 Ig 是
    A. IgM　　　　　　　　　B. IgG　　　　　　　　　　C. IgD
    D. IgE　　　　　　　　　E. IgA

6. 免疫球蛋白的 Fab 片段能够
    A. 激活补体　　　　　　　B. 结合抗原　　　　　　　　C. 结合细胞
    D. 通过胎盘　　　　　　　E. 刺激免疫细胞

7. 补体替代途径的激活物是
    A. 免疫复合物　　　　　　B. 细菌脂多糖　　　　　　　C. 甘露糖
    D. MBL　　　　　　　　　E. 抗原

8. 正常人血清中含量最高的补体成分是
    A. C1　　　　　　　　　　B. C4　　　　　　　　　　　C. C3

D. C5 　　　　　　　　　　　E. C7

9. 既有过敏毒素作用又有趋化作用的补体活性片段是

    A. C2a　　　　　　　　　B. C3b　　　　　　　　　C. C5b67

    D. C5a　　　　　　　　　E. C4b

10. 容易引起免疫耐受性的抗原注射途径为

    A. 静脉 > 皮下 > 肌内 > 腹腔　　　　　　B. 静脉 > 腹腔 > 肌内 > 皮下

    C. 腹腔 > 静脉 > 皮下 > 肌内　　　　　　D. 皮下 > 肌内 > 腹腔 > 静脉

    E. 腹腔 > 皮下 > 肌内 > 静脉

11. 对人而言，HLA 分子属于

    A. 异种抗原　　　　　　B. 同种异型抗原　　　　　C. 改变的自身抗原

    D. 隐蔽抗原　　　　　　E. 超抗原

12. 不同物种间共有的抗原称为

    A. TD 抗原　　　　　　B. TI 抗原　　　　　　C. 异嗜性抗原

    D. 异种抗原　　　　　　E. 超抗原

13. 初乳中含量最多的免疫球蛋白是

    A. IgG　　　　　　　　B. sIgA　　　　　　　　C. IgM

    D. IgE　　　　　　　　E. IgD

14. 胸腺非依赖抗原（TI – Ag）诱导 B 细胞产生抗体的特点是

    A. 需 Th 细胞辅助　　　　　　　　B. 能诱导记忆 B 细胞形成

    C. 一般仅产生 IgM 类抗体　　　　　D. 主要产生 IgG 类抗体

    E. 会产生再次应答

15. 机体在哪个时期对抗原刺激最易产生免疫耐受

    A. 成年期　　　　　　　B. 老年期　　　　　　　C. 新生期

    D. 胚胎期　　　　　　　E. 幼儿期

16. 固有免疫（或非特异性免疫）的特点不包括

    A. 多经遗传获得　　　　　　　　　B. 作用发挥快

    C. 作用无严格针对性　　　　　　　D. 有免疫记忆性

    E. 先天就有的

17. 皮肤和黏膜上皮细胞及其附属成分的防御功能体现在

    A. 物理屏障作用　　　　　B. 化学屏障作用　　　　　C. 微生物屏障作用

    D. 以上均是　　　　　　　E. 以上均不是

18. 参与固有免疫的效应分子不包括

    A. 急性期蛋白　　　　　　B. 溶菌酶　　　　　　　C. 抗毒素

    D. 防御素　　　　　　　　E. 乙型溶素

19. 免疫是指

    A. 机体清除和杀伤自身突变细胞的功能

B. 机体识别和排除抗原性异物的功能

C. 机体清除自身衰老、死亡的组织细胞的功能

D. 机体抗感染的功能

E. 机体抗肿瘤的能力

20. 单核 – 巨噬细胞的生物学功能不包括

    A. 吞噬杀伤病原体的作用   B. 提呈抗原作用

    C. 抗肿瘤作用   D. 特异性识别抗原作用

    E. 分泌多种生物活性物质

21. 免疫缺陷病最常见的临床特点是

    A. 恶性肿瘤发生率高   B. 自身免疫病发生率高

    C. 各种感染发生率高   D. 超敏反应发生率高

    E. 白血病

22. 脱敏治疗适合于

    A. 青霉素皮试阳性者   B. 抗毒素皮试阳性的患者

    C. 结核菌素皮试阳性者   D. 以上均可

    E. 以上均不可

23. 属于 Ⅱ 型超敏反应的疾病是

    A. 支气管哮喘   B. 血清病   C. 甲状腺功能亢进

    D. 过敏性休克   E. 系统性红斑狼疮

24. 下列哪种疾病的发病机制主要属于 Ⅲ 型超敏反应

    A. 类风湿关节炎   B. 过敏性皮炎

    C. 自身免疫性溶血性贫血   D. 新生儿溶血症

    E. 过敏性休克

25. AIDS 属于哪种免疫缺陷病

    A. 原发性 T 细胞缺陷病   B. 原发性 B 细胞缺陷病

    C. 原发性免疫缺陷病   D. 获得性免疫缺陷病

    E. 原发性联合免疫缺陷病

26. 免疫缺陷病按病因可分为

    A. T 细胞缺陷和 B 细胞缺陷

    B. 吞噬细胞缺陷

    C. 补体缺陷

    D. 原发性免疫缺陷病和获得性免疫缺陷病

    E. 吞噬细胞缺陷和补体缺陷

27. 免疫应答发生的部位是

    A. 骨髓   B. 胸腺   C. 腔上囊

    D. 淋巴结   E. 肝脏

28. HLA 不相匹配骨髓移植用于治疗免疫缺陷病时，易发生
    A. 移植物抗宿主反应　　　B. 宿主抗移植物反应　　　C. 自身免疫病
    D. 肿瘤　　　　　　　　　E. Ⅰ型超敏反应

29. T 细胞的生物学作用不包括
    A. 介导 ADCC 作用　　　　B. 特异性杀伤靶细胞
    C. 辅助 B 细胞产生抗体　　D. 活化巨噬细胞
    E. 释放细胞因子

30. 用于人工主动免疫的生物制剂是
    A. 抗毒素　　　　　　　　B. 丙种球蛋白　　　　　　C. 类毒素
    D. 抗 Rh 球蛋白　　　　　E. 胎盘球蛋白

31. 细菌繁殖一代所需的时间一般为
    A. 2～3 分钟　　　　　　 B. 20～30 分钟　　　　　　C. 2～3 小时
    D. 20～30 小时　　　　　 E. 20～30 天

32. 关于热原质的描述不正确的是
    A. 由许多革兰阴性菌，少数革兰阳性菌合成
    B. 革兰阴性菌的热原质为脂多糖
    C. 高压蒸汽法可以破坏热原质
    D. 可引起人和动物体的发热反应
    E. 加热 180℃ 4 小时可使热原质失去作用

33. 关于紫外线，下述说法错误的是
    A. 穿透能力强　　　　　　　　　B. 能干扰 DNA 复制及转录
    C. 常用于空气消毒　　　　　　　D. 对眼和皮肤有刺激作用
    E. 常用于物体表面消毒

34. 紫外线杀菌的原理主要是
    A. 抑制蛋白质的合成
    B. 使相邻的胸腺嘧啶形成共价结合，从而影响 DNA 复制
    C. 损伤细胞壁
    D. 破坏酶系统
    E. 破坏细胞膜

35. 下列何项抗原的清除依赖于细胞免疫
    A. 外毒素　　　　　　　　　　　B. 胞外寄生菌
    C. 病毒、胞内寄生菌、肿瘤细胞　D. 内毒素
    E. 多数致病菌

36. 免疫应答过程不包括
    A. B 细胞在骨髓内的分化成熟　　B. B 细胞对抗原的特异性识别
    C. 巨噬细胞对抗原的处理和呈递　D. T、B 细胞的活化

E. T、B 细胞的增殖、分化

37. 补体经典途径激活顺序是

A. C123456789
B. C124536789
C. C145236789

D. C142356789
E. C124563789

38. 抗体参与的超敏反应包括

A. Ⅰ型超敏反应
B. Ⅰ、Ⅱ型超敏反应

C. Ⅰ、Ⅱ、Ⅲ型超敏反应
D. Ⅳ型超敏反应

E. Ⅰ、Ⅱ、Ⅲ、Ⅳ超敏反应

39. Ⅰ型超敏反应所不具有的特点是

A. 有明显的个体差异和遗传倾向
B. 可有早期相和晚期相反应

C. 特异性 IgE 参与
D. 免疫病理作用以细胞破坏为主

E. 发生快，消退也快

40. 在Ⅰ型超敏反应中发挥重要作用的抗体类型是

A. IgG
B. IgA
C. IgM

D. IgE
E. IgD

41. 能释放组胺、白三烯的细胞是

A. 肥大细胞、嗜碱性粒细胞
B. T 淋巴细胞

C. 巨噬细胞、嗜碱性粒细胞
D. 树突状细胞

E. B 淋巴细胞

42. 新生儿溶血症可能发生于

A. Rh^+ 母亲首次妊娠，胎儿血型为 Rh^+

B. Rh^+ 母亲再次妊娠，胎儿血型为 Rh^+

C. Rh^- 母亲再次妊娠，胎儿血型为 Rh^+

D. Rh^- 母亲再次妊娠，胎儿血型为 Rh^-

E. Rh^- 母亲首次妊娠，胎儿血型为 Rh^+

43. 下列何种叙述与新生儿 ABO 溶血反应不符

A. 母亲为 O 型血，新生儿血型为 A、B 或 AB 型

B. 溶血反应比 Rh 血型不符者轻

C. 首胎即可发生

D. 进入胎儿体内的抗体为 IgM

E. 目前尚无有效治疗方法

44. 参与Ⅳ型超敏反应的细胞是

A. B 细胞
B. T 细胞
C. NK 细胞

D. 嗜碱性粒细胞
E. 肥大细胞

45. 主动免疫的最大优点

A. 维持时间久
B. 制剂好保存
C. 注射剂量小

    D. 副作用小   E. 作用出现快

46. 接种乙肝疫苗属于
    A. 抗感染免疫   B. 过继免疫   C. 被动免疫
    D. 主动免疫   E. 非特异性免疫

47. 一小孩被犬咬伤，应立即
    A. 使用干扰素   B. 被动免疫   C. 使用抗生素
    D. 被动免疫和主动免疫   E. 主动免疫

48. Ⅲ型超敏反应重要病理学特征是
    A. 红细胞浸润   B. 巨噬细胞浸润   C. 淋巴细胞浸润
    D. 嗜酸性粒细胞浸润   E. 中性粒细胞浸润

49. 下列关于干扰素的描述正确的是
    A. 直接杀伤病毒   B. 由宿主细胞产生   C. 作用具有特性
    D. 对抗一种病毒活性   E. 抑制病毒吸附于易感细胞

50. 干扰素抗病毒的作用机制是
    A. 干扰病毒的吸附   B. 干扰病毒的穿入
    C. 直接干扰病毒 mRNA 的转录   D. 诱导抗病毒蛋白质的产生
    E. 干扰病毒的释放

51. 金黄色葡萄球菌在引起化脓性感染时，哪种致病物质具有阻碍吞噬细胞的吞噬功能
    A. 肠毒素   B. 凝固酶   C. 溶血素
    D. 表皮剥脱毒素   E. 毒性休克综合征毒素

52. 鉴定葡萄球菌致病性的重要依据是
    A. 形态及染色性   B. 色素的产生
    C. 对抗生素的耐药性   D. 血浆凝固酶的有无
    E. 菌落的大小及形态

53. 下列哪种细菌是医院内感染最常见的病原菌
    A. 金黄色葡萄球菌   B. 铜绿假单胞菌   C. 麻风分枝杆菌
    D. 大肠埃希菌   E. 脆弱拟杆菌

54. 链球菌分类的主要依据是
    A. 能否产生血浆凝固酶   B. 产生色素的颜色不同
    C. 鞭毛抗原不同   D. 在血浆培养基中溶血现象的不同
    E. 传播途径不同

55. 治疗链球菌引起的感染应首选的抗生素是
    A. 链霉素   B. 青霉素   C. 灭滴灵
    D. 红霉素   E. 克林霉素

56. 引起猩红热的是

A. A 群溶血型链球菌   B. B 群溶血型链球菌   C. D 群溶血型链球菌

D. 甲型溶血型链球菌   E. 变异链球菌

57. 肺炎链球菌的主要致病因素是

A. C 反应蛋白   B. 荚膜   C. 自溶酶

D. 内毒素   E. 肠毒素

58. 新生儿脓漏眼的病原菌是

A. 脑膜炎奈瑟菌   B. 粪链球菌   C. 化脓性链球菌

D. 淋病奈瑟菌   E. 草绿色链球菌

59. 下列细菌中，属于奈瑟菌属的是

A. 脑膜炎奈瑟菌   B. 链球菌   C. 军团菌

D. 耶氏菌   E. 葡萄球菌

60. 对青霉素产生耐药性的最常见细菌是

A. 肺炎链球菌   B. 乙型溶血性链球菌   C. 脑膜炎奈瑟菌

D. 金黄色葡萄球菌   E. 淋病奈瑟菌

61. 预防乙脑的关键是

A. 隔离患者   B. 易感人群普遍接种疫苗   C. 幼猪接种疫苗

D. 防蚊灭蚊   E. 使用抗病毒制剂

62. 化脓性炎症，其脓汁黏稠、病灶局限，是由于病原菌产生哪种物质

A. 透明质酸酶   B. 血浆凝固酶   C. 耐热核酸酶

D. 链道酶   E. 链激酶

63. 风湿热的辅助诊断方法是

A. 胆汁溶菌试验   B. OT 试验   C. 外斐反应

D. 抗 "O" 试验   E. 肥达反应

64. 病原菌与其传播途径组合错误的是

A. 淋球菌——性传播   B. 伤寒杆菌——消化道传播

C. 引起猩红热的乙型链球菌——血行传播   D. 脑膜炎球菌——呼吸道传播

E. 肺炎球菌——呼吸道传播

65. 患肠热症第一周进行细菌分离培养应取的标本是

A. 血液   B. 粪便   C. 尿液

D. 胆汁   E. 呕吐物

66. 下列无芽胞的细菌中，抵抗力最强的细菌是

A. 链球菌   B. 霍乱弧菌   C. 志贺痢疾菌

D. 金黄色葡萄球菌   E. 大肠埃希菌

67. 人类鼠疫的传播媒介是

A. 人虱   B. 鼠蚤   C. 螨

D. 蜱   E. 蚊

68. 伤寒病的恢复主要依赖的免疫机制是
   A. 体液免疫   B. 细胞免疫   C. 补体杀伤作用
   D. 中性粒细胞的吞噬作用   E. 非特异性免疫

69. 孕妇感染后病死率高的病毒是
   A. HAV   B. HBV   C. HCV
   D. HEV   E. HPV

70. 肥达试验可协助诊断的疾病是
   A. 风湿热   B. 猩红热   C. 肠热症
   D. 感染性心内膜炎   E. 立克次体病

71. 感染后粪便呈米泔水样的细菌是
   A. 大肠埃希菌   B. 志贺菌   C. 变形杆菌
   D. 霍乱弧菌   E. 副溶血性弧菌

72. 与海产品密切相关的食物中毒病原菌是
   A. 葡萄球菌   B. 产气荚膜梭菌   C. 副溶血性弧菌
   D. 沙门菌   E. 肉毒梭菌

73. 下列除哪项外，都能引起人与动物共患病
   A. 布鲁菌   B. 炭疽芽胞杆菌   C. 淋球菌
   D. 鼠疫杆菌   E. 立克次体

74. 婴幼儿急性胃肠炎的主要病原体是
   A. 腺病毒   B. 人类轮状病毒   C. 埃可病毒
   D. 葡萄球菌   E. 霍乱弧菌

75. 脊髓灰质炎病毒侵入人体主要通过
   A. 呼吸道传播   B. 血液传播   C. 皮肤感染
   D. 神经传播   E. 消化道传播

76. 气性坏疽的典型症状之一是组织气肿，其主要原因是由于
   A. 细菌形成汹涌发酵现象   B. 细菌分解多种糖类
   C. 细菌产生多种外毒素   D. 细菌产生多种侵袭性酶类
   E. 以上都不是

77. 可引起气性坏疽的厌氧菌是
   A. 艰难梭菌   B. 破伤风梭菌   C. 产气荚膜梭菌
   D. 脆弱类杆菌   E. 肉毒梭菌

78. 已知的生物毒素中毒性最强的是
   A. 霍乱肠毒素   B. 白喉外毒素   C. 破伤风痉挛毒素
   D. 肉毒毒素   E. 猩红热毒素

79. 能引起食物中毒的厌氧菌是
   A. 艰难梭菌   B. 破伤风梭菌   C. 肉毒梭菌

D. 脆弱类杆菌　　　　　　　　　E. 双歧杆菌

80. 肉毒梭菌引起的食物中毒是以
    A. 循环系统症状为主　　　　　　B. 泌尿系统症状为主
    C. 神经系统症状为主　　　　　　D. 呼吸系统症状为主
    E. 消化系统症状为主

81. 一位 18 岁女学生就诊时主诉：近一个多月来咳嗽，痰中时有血丝。消瘦并常感疲乏无力，午后潮湿，心悸，盗汗，食欲不振。对该患者的痰标本应选用的染色法是
    A. 革兰染色法　　　　B. 墨汁染色法　　　　C. 鞭毛染色法
    D. 抗酸染色法　　　　E. 镀银染色法

82. HDV 的增殖必须有下列哪种病毒存在
    A. HAV　　　　　　　B. HBV　　　　　　　C. HCV
    D. HEV　　　　　　　E. EBV

83. 结核菌素试验的应用价值不包括
    A. 用于选择卡介苗接种对象
    B. 用于接种卡介苗免疫效果的测定
    C. 检测机体体液免疫状况
    D. 测定肿瘤患者的非特异性细胞免疫功能
    E. 在未接种过卡介苗的人群中调查结核病的流行情况

84. 青春期儿童患流行性腮腺炎时常见的并发症是
    A. 脑膜炎　　　　　　B. 肺炎　　　　　　　C. 肝炎
    D. 睾丸炎或卵巢炎　　E. 肾炎

85. 25 岁女性，妊娠 15 周，近日出现全身粟粒大小红色丘疹，伴耳后淋巴结肿大，印象诊断是风疹。该病最严重的危害是
    A. 激活潜伏感染　　　B. 诱发肿瘤形成　　　C. 造成免疫低下
    D. 导致胎儿畸形　　　E. 形成慢性感染

86. 小儿麻痹症的病原体是
    A. 脊髓灰质炎病毒　　B. 乙型脑炎病毒　　　C. 单纯疱疹病毒
    D. 麻疹病毒　　　　　E. EB 病毒

87. 可导致慢性肝炎或肝硬化的病毒为
    A. HAV、HBV 和 HCV　　　　　　B. HBV、HCV 和 HDV
    C. HCV、HDV 和 HEV　　　　　　D. HDV、HEV 和 HAV
    E. HEV、HAV 和 HBV

88. 下列哪种途径不是乙型肝炎病毒的重要传播途径
    A. 输血传播　　　　　B. 医源性传播　　　　C. 垂直传播
    D. 粪—口传播　　　　E. 接触传播

89. HIV 的传播方式不包括

    A. 性接触传播   B. 输血传播   C. 垂直传播

    D. 食品、餐具传播   E. 使用血制品

90. 转续宿主是指

    A. 幼虫与成虫寄生的宿主   B. 寄生虫无性生殖期寄生的宿主

    C. 蠕虫成虫寄生的动物宿主   D. 蠕虫幼虫寄生的非正常宿主

    E. 寄生虫有性时期寄生的宿主

91. 蛔虫感染阶段是

    A. 内含一个卵细胞的虫卵   B. 新鲜粪便中的虫卵

    C. 内含一条幼虫的虫卵   D. 内含脱了一次皮的幼虫的虫卵

    E. 内含多个细胞的虫卵

92. 钩虫主要寄生于人体

    A. 肝胆管   B. 小肠上段   C. 小肠下段

    D. 结肠   E. 血管内

93. 鞭虫和蛲虫成虫都可以寄生于

    A. 小肠   B. 盲肠   C. 肝脏

    D. 胆道   E. 胃

94. 下述哪种寄生虫是雌雄同体

    A. 钩虫   B. 蛔虫   C. 华支睾吸虫

    D. 丝虫   E. 日本裂体吸虫

95. 人感染日本血吸虫可以起

    A. 伴随免疫   B. 带虫免疫   C. 终生免疫

    D. 不产生免疫   E. 消除性免疫

96. 可寄生于脑组织并引起相应症状的寄生虫有

    A. 日本血吸虫 + 蛔虫   B. 丝虫 + 痢疾阿米巴

    C. 卫氏并殖吸虫 + 猪囊尾蚴   D. 钩虫 + 猪带绦虫

    E. 华支睾吸虫 + 姜片虫

97. 链状带绦虫对人体危害严重的阶段是

    A. 成虫   B. 完整虫卵   C. 囊尾蚴

    D. 不完整的虫卵   E. 六钩蚴

98. 最常见的肠外阿米巴病是

    A. 肺囊肿   B. 脑囊肿   C. 脾囊肿

    D. 肝囊肿   E. 肛旁囊肿

99. 阴道毛滴虫可寄生的部位限于

    A. 女性引道后穹隆   B. 女性阴道和尿道

    C. 女性生殖道、泌尿道、消化道   D. 女性泌尿生殖道和男性泌尿生殖道

E. 女性生殖道和男性泌尿生殖道

100. 最常引起肾病综合征的是

    A. 间日疟   B. 恶性疟   C. 三日疟

    D. 卵形疟   E. 间日疟 + 恶性疟

（韩晓云）

参考答案

第一章 医学免疫学

第一节 免疫学概论

【名词解释】

1. 免疫：机体对"自己"或"非己"的识别，并排除"非己"以保持体内环境稳定的一种生理反应。

2. 免疫防御：机体防御外来病原生物的抗感染免疫，但异常情况下免疫反应过分强烈可引起超敏反应，或免疫功能过低则表现为易受感染或免疫缺陷病。

3. 免疫监视：体内细胞在增殖过程中，总有极少数由于种种原因而发生突变，这种突变的或异常的有害细胞可能成为肿瘤，机体的免疫功能可识别并清除这些有害细胞。

【选择题】

1. A 2. B 3. A 4. D 5. D 6. A

【填空题】

1. 免疫防御 免疫稳定 免疫监视

2. 琴纳

【问答题】

	正常表现	异常表现
免疫防御	清除病原微生物 抗感染	过低——严重感染 过度——超敏反应
免疫稳定	清除衰老死亡细胞 维护内环境稳定	自身免疫性疾病
免疫监视	清除突变细胞及被病毒寄生细胞 抗肿瘤、抗病毒感染	肿瘤发生 病毒持续性感染

第二节 抗 原

【名词解释】

1. 抗原决定簇（表位）：存在于抗原分子中决定抗原特异性的特殊化学基团。

2. TD－Ag：胸腺依赖性抗原，刺激 B 细胞产生抗体过程中需 T 细胞的协助，既有 T 细胞决定簇又有 B 细胞决定簇，绝大多数蛋白质抗原属于此。

3. 异嗜性抗原（Forssman 抗原）：在与不同种系生物间的共同抗原。

4. TI - Ag：胸腺非依赖性抗原，刺激 B 细胞产生抗体时不需要 T 细胞的协助，而且产生的抗体主要是 IgM，不引起细胞免疫应答，也无免疫记忆。

5. 交叉反应：抗体与具有相同或相似表位的抗原之间出现的反应。

6. 超抗原：一类可直接结合抗原受体，激活大量（2% ~ 20%）T 细胞或 B 细胞克隆，并诱导强烈免疫应答的物质，主要包括细菌和病毒的成分及其产物等。

7. 抗原：能刺激机体免疫系统启动特异性免疫应答，并能与相应的免疫应答产物在体内或体外发生特异性结合的物质。

8. 半抗原：能与相应的抗体结合而具有免疫反应性，但不能诱导免疫应答，即无免疫原性。

【选择题】

1. D　2. D　3. E　4. D　5. D　6. B　7. A　8. E　9. D　10. A　11. D　12. E　13. D　14. B　15. A　16. E

【填空题】

1. 免疫原性　抗原性　抗原性　免疫原性

2. 胸腺依赖性抗原（TD - Ag）　胸腺非依赖性抗原（TI - Ag）

3. 异物性

4. ABO 血型　Rh 血型　HLA

5. 异嗜性抗原或 Forssman 抗原

【问答题】

1. TD - Ag 与 TI - Ag 的主要特性比较：

	TD - Ag	TI - Ag
组成	B 和 T 细胞表位	重复 B 细胞表位
T 细胞辅助	必需	无需
免疫应答	体液和细胞免疫	体液免疫
抗体类型	多种	IgM
免疫记忆	有	无

2. 超抗原与常规抗原的区别在于：①常规抗原仅能激活极少数具有抗原特异性受体的 T 细胞或 B 细胞克隆；超抗原只需极低浓度即可激活多个克隆的 T 细胞或 B 细胞。②常规抗原与 TCR 超变区的抗原结合槽结合。超抗原的一端能与 TCRVβ 的外侧结合，另一端与 MHC Ⅱ类分子结合。③T 细胞识别常规抗原是特异性的；识别超抗原是非特异性的。④T 细胞识别常规抗原受 MHC 限制；识别超抗原不受 MHC 限制。

第三节　免疫球蛋白与抗体

【名词解释】

1. 免疫球蛋白：具有抗体活性或化学结构与抗体相似的球蛋白。

2. 抗体：B 淋巴细胞接受抗原刺激后增殖分化为浆细胞所产生的糖蛋白，主要存在于血清等体液中，通过与相应抗原特异性结合，发挥体液免疫功能。

3. 单克隆抗体：由一个 B 细胞杂交瘤克隆产生的、只针对于单一抗原表位的高度特异性抗体。

4. ADCC 作用：抗体依赖的细胞介导的细胞毒作用，指具有杀伤活性的细胞如 NK、Mφ，通过其表面表达的 FcγR 识别包被于靶抗原上抗体的 Fc，直接杀伤靶细胞。

【选择题】

1. C 2. A 3. E 4. D 5. C 6. C 7. A 8. C 9. B 10. D 11. D 12. B 13. E 14. A 15. B 16. A 17. E 18. B 19. D 20. C 21. B 22. C 23. D 24. E 25. B 26. A 27. C 28. E 29. B 30. E

【填空题】

1. IgG IgE

2. IgM sIgA

3. Fab Fc

4. 单克隆抗体 基因工程抗体

5. IgM

6. IgM IgE

7. IgG IgE

8. CH VH50 VL VH

【问答题】

1. Ig 的生物学功能：①特异性结合抗原。抗体的 CDR（HVR）能与抗原表位特异性结合。Ig 与抗原结合，可产生中和效应，并激发体液免疫应答，还可进行抗原抗体检测。②激活补体。IgG1、IgG2、IgG3、IgM 可通过经典途径激活补体，凝聚的 IgA、IgG4 和 IgE 可通过替代途径激活补体。③通过与细胞 Fc 受体结合发挥生物效应。调理作用：IgG 的 Fc 段与吞噬细胞表面的 FcγR 结合，促进吞噬细胞吞噬作用。ADCC 作用：抗体依赖的细胞介导的细胞毒作用，IgG 与靶抗原结合后，其 Fc 段可与 NK、Mφ 的 FcγR 结合，直接杀伤靶细胞。IgE 介导 Ⅰ 型超敏反应。④通过胎盘与黏膜。IgG 能借助 Fc 段选择性与胎盘微血管内皮细胞结合，主动穿过胎盘。sIgA 可经黏膜上皮细胞进入消化道及呼吸道发挥局部免疫作用。

2. ①初次受病原体感染时，机体体液免疫应答最早合成并分泌的免疫球蛋白是 IgM。②IgM 的半衰期为 5 天，很短。由于 IgM 受抗原刺激产生早，消失快，所以血清检出病原体特异性 IgM 类抗体，可用于感染的早期诊断。

3. 由一个 B 细胞杂交瘤克隆产生的、只针对于单一抗原表位的高度特异性抗体称为单克隆抗体。特点：①结构均一，一种 mAb 分子的重链、轻链及独特型结构完全相同，特异性强，避免（或减少）血清学的交叉反应。②纯度高，效价高。

③可经杂交瘤传代大量制备，制备成本低。

第四节　补体系统

【名词解释】

1. 补体系统：补体系统包括30余种组分，是广泛存在于血清、组织液和细胞膜表面，是一个具有精密调控机制的蛋白质反应系统。

2. 补体活化的经典途径：由IgM和IgG1、2、3与抗原形成的复合物结合C1q启动激活的途径，依次活化C1q、C1r、C1s、C4、C2、C3，形成C3与C5转化酶，这一途径最先被人们所认识，故称为经典途径。

3. 补体活化的MBL途径：MBL与细菌的甘露糖残基结合，然后与丝氨酸蛋白酶结合，形成MBL相关的丝氨酸蛋白酶（MASP1，MASP2）。MASP2具有与活化的C1s同样的生物学活性；MASP1能直接裂解C3生成C3b，形成旁路途径C3转化酶。这种补体激活途径被称为MBL途径。

4. 补体活化的旁路途经：由病原微生物等提供接触表面，不经C1、C4、C2激活过程，而直接由C3、B因子、D因子参与的激活过程，称为补体活化的旁路途径。

【选择题】

1. D　2. C　3. B　4. C　5. B　6. C　7. E　8. A　9. A　10. D　11. D　12. E
13. D　14. E　15. D　16. D　17. B　18. A　19. C　20. C　21. A　22. C　23. E

【填空题】

1. 经典途径　MBL途径　旁路途经

2. 固有成分　补体调节蛋白　补体受体

3. C3b　C4b　iC3b

4. C3a　C4a　C5a

5. C4b2a　C4b2a3b

6. C3bBb　C3bBb3b

7. 抗原抗体复合物（或免疫复合物IC）

8. C1　C3

9. MBL途径　旁路途经

【问答题】

1. 补体系统的组成：①补体的固有成分。包括经典激活途径的C1q、C1r、C1s、C4、C2；MBL激活途径的MBL（甘露聚糖结合凝集素）、丝氨酸蛋白酶；旁路激活途径的B因子、D因子；三条途径的共同末端通路的C3、C5、C6、C7、C8和C9。②以可溶性或膜结合形式存在的补体调节蛋白。包括备解素、C1抑制物、I因子、C4结合蛋白、H因子、S蛋白、Sp40/40、促衰变因子、膜辅助因子蛋白、同种限制因子、膜反应溶解抑制因子等。③介导补体活性片段或调节蛋白生物学效应的受体。包括CR1～CR5、C3aR、C2aR、C4aR等。

2. 三条补体激活途径的主要差异：

	经典途径	MBL 途径	替代途径
激活物	IgG1～3 或 IgM 与抗原形成的免疫复合物	MBL 与病原体结合	细菌内毒素、酵母多糖、凝聚的 IgA、IgG4
参与补体成分和激活顺序	C1、C4、C2、C3、C5～C9	C4、C2、C3、C5～C9	C3、B 因子、D 因子、P 因子、C5～C9
所需离子	Ca^{2+}、Mg^{2+}	Ca^{2+}、Mg^{2+}	Mg^{2+}
C3 转化酶	C4b2b	C4b2bC	C3bBb
C5 转化酶	C4b2b3b	C4b2b3b	C3bnBb
作用	参与特异性体液免疫 在感染晚期发挥作用	参与非特异性免疫 在感染早期发挥作用	参与非特异性免疫 在感染早期发挥作用

3. 补体的生物学功能：①溶菌、溶解病毒和细胞的细胞毒作用。②调理作用。③免疫黏附。④炎症介质作用。

第五节　免疫系统

【名词解释】

1. 细胞因子（CK）：是由免疫原、丝裂原或其他因子刺激细胞分泌的具有生物活性的小分子蛋白物质，具有调节免疫应答、刺激造血、杀伤靶细胞和促进损伤组织的修复等生物学活性。

2. 主要组织相容性复合体（MHC）：系位于脊柱动物某一染色体上一组编码主要组织相容性抗原的紧密连锁的基因群，其主要功能是通过编码产物提呈抗原启动免疫应答、免疫调节和控制同种移植排斥反应等。

3. 抗原提呈细胞（APC）：能摄取、加工、处理抗原并将抗原信息提呈给 T 淋巴细胞的这一类细胞称抗原提呈细胞（APC），在机体的免疫识别、免疫应答和免疫调节中起重要作用。

【选择题】

1. C　2. B　3. D　4. A　5. C　6. E　7. B　8. D　9. A　10. B　11. B　12. D　13. A　14. E　15. A　16. A　17. E　18. D　19. D　20. E　21. C　22. A　23. B　24. E　25. B　26. E　27. B　28. A　29. A　30. D　31. A　32. A　33. B

【填空题】

1. 脾脏　黏膜相关免疫组织

2. 骨髓　胸腺

3. 骨髓　胸腺

4. 白细胞介素　干扰素　肿瘤坏死因子　集落刺激因子　生长因子　趋化性细胞因子

5. 白细胞　成纤维细胞　病毒感染的组织细胞　活化 T 细胞　NK 细胞

6. 调节固有免疫应答　适应性免疫应答　刺激造血　诱导细胞凋亡　直接杀伤靶细胞　促进损伤组织的修复

7. 旁分泌　自分泌　内分泌

8. TNF－α　LT－α

9. IL－1　IL－6　TNF　趋化性细胞因子

10. 树突状细胞　单核/巨噬细胞　B淋巴细胞

【问答题】

1. ①多为小分子多肽。②高效性：微量（pM）就可对靶细胞产生显著的生物学作用。③须与相应受体结合才能发挥作用。④可以旁分泌、自分泌或内分泌的方式发挥作用。⑤多效性、重叠性、拮抗效应和协同效应。⑥网络性：相互促进或制约。⑦以非特异方式发挥作用，即细胞因子对靶细胞作用无抗原特异性，也不受MHC限制。

2. 按照结构与功能，细胞因子可被分为六类：白细胞介素、干扰素、肿瘤坏死因子、集落刺激因子、生长因子和趋化性细胞因子。细胞因子的生物学活性：调节固有免疫应答、适应性免疫应答、刺激造血、诱导细胞凋亡、直接杀伤靶细胞、促进损伤组织的修复。

3. ①HLA与器官移植：器官移植的成败主要取决于供、受者HLA等位基因的匹配程度，故移植前，需对供、受体间进行HLA分型和交叉配型。②HLA分子的异常表达与临床疾病：如恶变细胞Ⅰ类分子的表达往往减弱甚至缺如，不能有效激活CD8$^+$CTL，逃脱免疫监视；本不表达HLAⅡ类分子的组织细胞，可被诱导表达Ⅱ类分子，从而启动自身免疫应答，导致自身免疫病。③HLA与疾病的关联：很多人类疾病有遗传倾向，可能与HLA关联，常用相对风险率（RR）表示关联程度，阳性关联表示某个体易患某一疾病，阴性关联表示对该疾病有抵抗力。④HLA与法医学：用于亲子鉴定和确定死亡者身份。

第六节　免疫应答

【名词解释】

1. B细胞在初次接受TD抗原的刺激所产生的应答过程称为初次应答。初次应答产生的抗体浓度通常较低，并主要是IgM类抗体，亲和力较低。

2. 当B细胞第二次接受相同的TD抗原刺激后所产生的应答过程为再次应答，又称回忆应答。与初次应答相比，产生再次应答所需的抗原剂量小，抗体浓度高，持续时间长，主要为IgG类抗体，且亲和力高。

【选择题】

1. D　2. D　3. B　4. C　5. D　6. B　7. D　8. C　9. D　10. B　11. E　12. E　13. D　14. D　15. A　16. C　17. A　18. A　19. D　20. B

【填空题】

1. TCR　抗原肽－MHC分子复合物

2. 穿孔素 颗粒酶

3. CD4$^+$Th1 细胞 CD8$^+$CTL 细胞

4. B 细胞 BCR

5. T 细胞依赖性抗原 T 细胞非依赖性抗原

6. 较短 IgM IgG

【问答题】

1. 特异性细胞免疫的效应 T 细胞主要有两类：CD4$^+$Th1 细胞和 CD8$^+$CTL 细胞。CD4$^+$Th1 细胞活化后，可通过释放包括 IL－2、IL－3、IFN－γ、GM－CSF 等多种细胞因子，活化巨噬细胞，在宿主抗胞内病原体感染中起重要作用；此外产生以单核细胞及淋巴细胞浸润为主的免疫损伤效应。CD8$^+$CTL 细胞则主要通过穿孔素/颗粒酶途径及 Fas/Fas 途径杀伤靶细胞。

2. 体液免疫应答过程中，B 细胞对抗原刺激的应答可分为两种不同的情况，即在初次接受抗原刺激时，机体发生初次应答；再次接受相同抗原刺激，机体产生再次应答或称回忆应答。初次应答与再次应答的特点如下：

	初次应答	再次应答
潜伏期	较长，1~2 周	较短，1~2 天
主要抗体	以 IgM 为主	以 IgG 为主
抗体亲和力	低	高
抗体浓度	低	高
抗体存留时间	短	长

第七节 超敏反应

【名词解释】

超敏反应是指机体对某些 Ag 抗原初次应答后，再次接触相同 Ag 刺激时发生的一种以机体生理功能紊乱或组织细胞损伤为主的特异性免疫应答，又称为变态反应或过敏性反应。

【选择题】

1. C 2. B 3. D 4. A 5. B 6. E 7. D 8. C 9. B 10. E 11. D 12. A 13. D 14. B 15. E 16. E 17. E 18. C 19. D 20. D 21. E 22. D 23. A 24. D 25. C 26. A 27. B 28. D 29. C 30. E

【填空题】

1. 生理功能紊乱 组织损伤

2. 特异性 IgE 局部或全身

3. IgG IgM

4. 变应原 半抗原

5. 细胞毒型 细胞溶解型

6. Ab

7. T 淋巴细胞　淋巴细胞

8. Ⅲ　Ⅰ

9. 抗毒素　脱敏疗法

【问答题】

1. （1）特点：①反应发生快、消退也快；②主要由 IgE 类抗体介导；③主要表现为生理功能紊乱，无明显的组织损伤；④有明显的个体差异和遗传背景；⑤没有补体参与。

（2）防治原则：①变应原检测。可通过皮试查明变应原，避免与之接触。②脱敏治疗。适合于抗毒素皮试阳性的白喉、破伤风患者和已查明而又难以避免接触的变应原。③药物防治。抑制生物活性介质合成和释放的药物，如肾上腺素、生物活性介质拮抗药、改善效应器官反应性的药物。

2. Ⅱ型超敏反应的特点：①Ag 在细胞膜表面。②参与 Ab 为 IgM、IgG，Ag 与 Ab 在细胞表面结合。③需要补体、巨噬细胞、NK 细胞参与。④结果造成靶细胞融解破坏。

3. Ⅲ型超敏反应的特点：①Ag、Ab 均在血循环中，形成 IC 沉积于毛细血管基底膜；②参与 Ab 以 IgG 为主，也有 IgM、IgA；③需要补体参与；④以中性粒细胞浸润为主的炎症；⑤血小板、肥大细胞和嗜碱性粒细胞参与反应。

4. Ⅳ型超敏反应的特点：①细胞免疫为基础的超敏反应；②迟发型；③个体差异小；④引起单核 - 巨噬细胞浸润为主的炎症；⑤无补体、抗体参与。

5. 青霉素具有抗原表位，本身无免疫原性，但其降解产物青霉噻唑醛酸或青霉烯酸，与体内组织蛋白共价结合形成青霉噻唑醛酸蛋白或青霉烯酸蛋白后，可刺激机体产生特异性 IgE 抗体，IgE 的 Fc 段与肥大细胞或嗜碱性粒细胞表面的 FcεR Ⅰ结合，使肥大细胞和嗜碱性粒细胞致敏。当再次接触与青霉噻唑醛酸或青霉烯酸共价结合的蛋白时，即可通过结合靶细胞表面特异性 IgE 分子致使膜表面的 FcεR Ⅰ交联，而触发过敏反应，重者可发生过敏性休克甚至死亡。

第八节　免疫学应用

【名词解释】

1. 人工主动免疫是用疫苗接种机体，使之产生特异性免疫，从而预防感染的措施。

2. 人工被动免疫是给人体注射含特异性抗体或细胞因子的制剂，以治疗或紧急预防感染的措施。

3. 血清蛋白质、细胞裂解液或组织浸出液等可溶性抗原与相应抗体结合后出现沉淀物的现象称为沉淀反应。

4. 细菌、红细胞等颗粒性抗原与相应抗体结合后出现凝集团块的现象，称为凝集反应。

5. 酶联免疫吸附试验。其基本方法是将已知的抗原或抗体吸附在在固相载体的表面，加入含未知抗原或抗体的标本和酶标的抗原或抗体，使抗原抗体反应在固相表面进行，通过洗涤的方法去除液相中的游离成分。然后，通过酶催化底物显色来定性或定量地检测待测的抗原或抗体。

【选择题】

1. B　2. C　3. B　4. C　5. D　6. C　7. B　8. D　9. B　10. C　11. D　12. A　13. D　14. B　15. A　16. C　17. D　18. A

【填空题】

1. 自然免疫　人工免疫

2. 灭活疫苗/死疫苗　减毒活疫苗　类毒素

3. 特异性抗体　细胞因子

4. 直接凝集反应　间接凝集反应

5. 双抗体夹心法　间接法

【问答题】

1.（1）常用的人工主动免疫制剂有：①常规疫苗，包括灭活疫苗、减毒活疫苗、类毒素；②新型疫苗，包括亚单位疫苗、结合疫苗、合成肽疫苗以及基因工程疫苗等。

（2）常用的人工被动免疫制剂有抗毒素、人免疫球蛋白制剂、细胞因子与单克隆抗体等。

2.（1）相同点：都是经典的抗原抗体反应，均需在电解质的参与下，在一定pH，一定温度下才能形成可见反应。

（2）不同点：①参与抗原的物理性质不同：沉淀反应为可溶性抗原，凝集反应为颗粒性抗原。②可见反应产物不同：沉淀反应为出现沉淀物，凝集反应为出现凝集块。

（韩晓云　张　甲）

第二章　病原微生物总论

第一节　病原生物绪论、细菌的生物学性状

【名词解释】

1. 荚膜：某些细菌能分泌黏液状物质包围于细胞壁外，形成一层和菌体界限分明、不易着色的透明圈。主要由多糖组成，少数细菌为多肽。其主要的功能是抗吞噬作用，并具有抗原性。

2. 鞭毛：是从细菌细胞膜伸出于菌体外的细长弯曲的蛋白丝状物，是细菌的运动器官，见于革兰阴性菌、弧菌和螺菌。

3. 菌毛：是存在于细菌表面，有蛋白质组成的纤细，短而直的毛状结构，只有用电子显微镜才能观察，多见于革兰阴性菌。

4. 芽胞：某些细菌在一定条件下，在菌体内形成一个圆形或卵圆形的小体。见于革兰阳性菌，如需氧芽胞菌和厌氧芽胞杆菌。是细菌在不利环境下的休眠体，对外界环境抵抗力强。

5. 细菌L型：有些细菌在某些体内外环境及抗生素等作用下，可部分或全部失去细胞壁，此现象首先由Lister研究发现，故称细菌L型。在适宜条件下，多数细菌L型可回复成原细菌型。

6. 热原质：即菌体中的脂多糖，由革兰阴性菌产生的。注入人体或动物体内能引起发热反应。

7. 菌落：单个细菌经一定时间培养后形成的一个肉眼可见的细菌集团。

8. 菌苔：多个菌落融合成片。

9. 转化：受体菌摄取供体菌游离的DNA片段，从而获得新的遗传性状的方式。

10. 转导：以温和噬菌体为载体，将供体菌的遗传物质转移到受体菌中去，使受体菌获得新的遗传性状的方式叫转导。

11. 溶原性转换：温和噬菌体的DNA整合到宿主菌的染色体DNA后，使细菌的基因型发生改变从而获得新的遗传性状。

12. 接合：细菌通过性菌毛将遗传物质（主要为质粒）从供体菌转移给受体菌，使受体获得新的遗传性状。

【选择题】

1. E　2. C　3. C　4. E　5. E　6. A.　7. A　8. C　9. C　10. A　11. C　12. A
13. C　14. E　15. C　16. D　17. D　18. A　19. B　20. B　21. E　22. A　23. B
24. A　25. C　26. C　27. A　28. B　29. D　30. E　31. A　32. C　33. B　34. C
35. A　36. E　37. E　38. D　39. B　40. B　41. D　42. B　43. E　44. B　45. D
46. C

【填空题】

1. 细菌学　病毒学和其他微生物三大部分

2. 细菌　支原体　立克次体　衣原体　螺旋体　放线菌共六类微生物

3. 活细胞　非细胞型微生物

4. 微米/μm

5. 球菌　杆菌和螺形菌

6. 染色体和质粒　质粒

7. 普通菌毛和性菌毛　细菌黏附　传递遗传物质

8. 革兰阳性菌　革兰阴性菌

9. 荚膜　鞭毛　菌毛和芽胞

10. 脂质　核心多糖和特异多糖

11. 聚糖骨架　四肽侧链

12. 聚糖骨架　四肽侧链和五肽交联桥

13. 二分裂　20~30分钟　18~20小时

14. 动力

15. 粗糙型菌落　黏液型菌落

16. 大肠杆菌　肠道致病菌

17. 营养物质　温度

18. 7.2~7.6　37℃

19. 迟缓期　对数期　稳定期和衰亡期　对数期

20. 基础培养基　增菌培养基　选择培养基　鉴别培养基　厌氧培养基

【问答题】

1. 革兰阳性菌与革兰阴性菌细胞壁结构的特征和区别如下表所示。

细胞壁结构	革兰阳性菌	革兰阴性菌
肽聚糖组成	由聚糖、侧链、交联桥构成坚韧三维立体结构	由聚糖、侧链构成疏松二维平面网络结构
肽聚糖厚度	20~80nm	10~15nm
肽聚糖层数	可达50层	仅1~2层
肽聚糖含量	占胞壁干重50%~80%	仅占胞壁干重5%~20%
磷壁酸	有	无
外膜	无	有

2. 细菌特殊结构的生物学意义有如下几个方面。①荚膜：是细菌的毒力因素，对干燥和其他因素有抵抗力，同时对溶菌酶、补体等杀菌素有抗性，其表面抗原可用于鉴别细菌。②鞭毛：与致病性有关，如霍乱弧菌鞭毛是其主要致病因素；其功能主要是运动，具有抗原性，可依此2点对细菌进行鉴别（鞭毛数目、位置和动力）。③菌毛：普通菌毛有致病作用，主要是与黏膜细胞黏附，如淋球菌；性菌毛在细菌间传递遗传物质，如R质粒。④芽胞：使细菌对外界不良环境具有抵抗力；临床上依芽胞的有无作为灭菌、杀菌是否彻底的指标；根据芽胞大小、位置和数目鉴别细菌。

3. 细菌群体生长繁殖可分为4个时期。①迟缓期：细菌被接种于培养基后，对新的环境有一个短暂的适应过程。因细菌繁殖极少，故生长曲线平缓稳定，一般为1~4小时。此期细菌菌体增大，代谢活跃，为细菌进一步分裂增殖而合成充足的酶、能量及中间代谢产物。②对数期（指数期）：此期细菌大量繁殖，活菌数以恒定的几何级数极快增长，持续几小时至几天不等，此期细菌形态、染色和生物活性都很典型，对外界环境因素的作用十分敏感，因此，研究细菌的生物学性状以此期细菌为最好。③稳定期：该期细菌总数处于稳定状态，细菌群体活力变化较大。此期细菌死亡数与增殖数渐趋平衡。细菌形态、染色和生物活性可出现改变，并产生很多代谢产物如外毒素、内毒素、抗生素等。细菌芽胞一般在该期形成。④衰亡期：随着稳定期发展，细菌繁殖越来越缓慢，死亡细菌数明显增多，与培养时间成正比。此期细菌生理代谢活动趋于停滞，细菌形态呈现肿胀或畸形衰亡，甚至自溶。

4. 细菌生长繁殖的条件有如下几个方面。①充足的营养：水、碳源、氮源、无机盐和生长因子。②适宜的酸碱度。③合适的温度：37℃。④必要的气体环境：氧气（依据是否需要氧）。

第二节　病毒的基本性状

【名词解释】

1. 病毒：是体积微小（以 nm 为测量单位），借助于电子显微镜才能观察到，结构更为简单（蛋白质衣壳包绕一团核酸），具有超级寄生性即只在所感染的活细胞内复制的一类非细胞型微生物。

2. 缺陷病毒：由于缺乏某些基因，不能复制成具有感染性的完整病毒颗粒，此种病毒称为缺陷病毒。

3. 顿挫感染：当病毒进入宿主细胞后，因细胞缺乏病毒所需的酶和能量，可以表达病毒的某些成分，但不能复制出完整的病毒体或具有感染性的病毒。

4. 干扰现象：两种病毒同时感染一种宿主细胞时，常发生一种病毒抑制另一种病毒的现象。

5. 灭活：凡能破坏病毒成分和结构的理化因素均可使病毒失去感染性，称为灭活。

【选择题】

1. D　2. E　3. E　4. C　5. A　6. D　7. D　8. B　9. C　10. E　11. B　12. B
13. E　14. D　15. E　16. B

【填空题】

1. 结构简单　必须在活细胞内复制

2. 砖状　弹状

3. 核心　衣壳　核衣壳

4. 二十面体对称型　螺旋对称型和复合对称型

5. 类脂质　多糖　蛋白质

6. 个体微小　结构简单　易感活细胞　复制　抗生素　干扰素

7. 吸附　穿入　脱壳　生物合成　装配和释放

8. 冷　热　感染性　灭活

【问答题】

1. 病毒的主要特点：①体积微小，以 nm 计，用电镜才能看到，可通过细菌滤器。②无细胞结构，仅有核酸和蛋白组成，且只含有一类核酸（DNA 或者 RNA）。③严格的专性活细胞寄生。④以复制方式进行增殖。⑤对一般抗生素不敏感，对干扰素敏感。⑥具有感染性。

2.（1）基本结构——核衣壳。①核心：核酸。②衣壳：包绕在核酸外面的蛋白质外壳。衣壳具有抗原性，是病毒的主要抗原成分，可保护病毒核酸免受环境中核酸酶或其他影响因素的破坏，并能介导病毒进入宿主细胞。有以下类型：螺旋对称型，20 面体对称型，复合对称型。

（2）特殊结构——包膜：蛋白质、多糖、脂类，是某些病毒在成熟过程中穿过宿主细胞，以出芽方式向宿主细胞外释放时获得的，含有宿主细胞膜或核膜成分。有包膜的病毒体称为包膜病毒，无包膜的称为裸露病毒。包膜的主要作用：维持病毒体结构的完整性。

第三节　真菌的生物学性状

【名词解释】

1. 真菌：是一种无根、茎、叶的分化，不含叶绿素的真核细胞型微生物。少数为单细胞，大多数为多细胞。

2. 孢子：是真菌的繁殖器官，一条菌丝上可长出多个孢子。在环境条件适宜时，孢子又可发育形成菌丝，并发育为菌丝体。

【选择题】

1. E　2. C　3. C　4. E　5. D

【填空题】

1. 有性孢子　无性孢子

2. 沙保弱培养基

3. 有性繁殖　无性繁殖

4. 芽生　菌丝断裂　裂殖　隔殖　芽生

5. 菌丝　孢子

【问答题】

细菌、病毒及真菌的区别如下表所示。

	病毒	细菌	真菌
通过细菌滤器	+	-	-
结构	非细胞	原核细胞	真核细胞
有无细胞壁	无	有	有
核酸类型	DNA 或 RNA	DNA 和 RNA	DNA 和 RNA
人工培养基上	-	+	+
增殖方式	复制	无性二分裂	有性或无性
抗生素敏感性	-	+	+
干扰素敏感性	+	-	-

第四节　病原生物的感染与免疫

【名词解释】

1. 感染：细菌侵入机体后进行生长繁殖，释放毒性代谢产物，引起不同程度的病理过程。

2. 菌群失调：由于某种原因（如滥用抗生素），正常菌群中各种微生物的种类和数量可发生较大的变化。

3. 败血症：病原菌侵入血流，并在其中大量生长繁殖产生毒性代谢产物，引起全身严重的中毒症状，如鼠疫和炭疽菌，引起不规则发热，皮肤和黏膜有出血点，肝、脾大等。

4. 脓毒血症：化脓性细菌侵入血流，在其中大量繁殖，并可通过血流到达机体其他器官或组织，产生新的化脓灶。如金黄色葡萄球菌的脓毒血症，可导致多发性肝脓肿、皮下脓肿、肾脓肿等。

5. 条件致病菌：有些细菌可在人体皮肤或与外界相通的腔道内寄生、增殖，通常不致病，但当条件改变时或因宿主免疫功能下降就可能致病。

6. 医院感染：是指患者在入院时既不存在，也不处于潜伏期，而在医院内发生的感染，包括在医院获得而于出院后发病的感染。

7. 水平传播：病毒在人群间不同个体之间的传播方式。

8. 垂直传播：病毒通过胎盘或产道直接由亲代传给子代的传播方式。

9. 包涵体：有些病毒感染细胞后，在细胞核或细胞质内出现大小不等的圆形或不规则的团块结构，嗜酸或嗜碱性染色的斑块结构，称为包涵体。

10. 潜伏感染：经急性或隐性感染后，病毒基因存在于一定组织或细胞内，但并不能产生有感染性的病毒。在某些条件下病毒被激活而出现急性发作。

【选择题】

1. C　2. D　3. D　4. B　5. E　6. E　7. D　8. A　9. B　10. C　11. B　12. D　13. C　14. B　15. D　16. C　17. C　18. E　19. D　20. A　21. E　22. D　23. C　24. A　25. D

【填空题】

1. 数量　途径
2. 毒素　侵袭力
3. 菌体表面结构　侵袭性酶
4. 革兰阴性菌　脂多糖
5. 核心多糖　特异性多糖
6. 外毒素　抗毒素
7. 蛋白质　类毒素
8. 血脑屏障　血胎屏障

9. 发热反应　白细胞反应　内毒素性休克 DIC

10. 肉毒毒素

11. 荚膜

12. 细菌的毒力　侵入的数量　侵入的部位

13. 血浆凝固酶　透明质酸酶　链激酶

14. 交叉感染　内源性医院感染　医源性感染

【问答题】

1. 肠道正常菌群的生理学作用包括：①生物拮抗作用。②营养作用。③免疫作用。④排毒作用。⑤抗肿瘤、抗衰老作用。

2. （1）细菌致病性与其毒力、侵入机体的途径及数量密切相关。

（2）细菌的侵袭力是指致病菌突破机体的防御功能，在体内定居、繁殖和扩散的能力。构成侵袭力的物质基础是菌体表面结构和侵袭性酶。①菌体表面结构：菌毛、膜磷壁酸以及荚膜和微荚膜。其中，菌毛和某些革兰阳性菌的膜磷壁酸为具有黏附作用的细菌结构；细菌的荚膜和微荚膜有抗吞噬细胞吞噬和抗体液中杀菌物质（补体、溶菌酶等）的作用。②侵袭性酶：是指某些细菌在代谢过程中产生的某些胞外酶，它们可协助细菌抗吞噬或有利于细菌在体内扩散等。如血浆凝固酶、透明质酸酶等。

3. 内毒素与外毒素的主要区别：

区别	内毒素	外毒素
来源	革兰阴性菌	革兰阳性菌
存在部位	细菌细胞壁成分，菌体裂解后释放出	从活菌分泌出或菌体溶解后散出
化学成分	脂多糖	蛋白质
稳定性	稳定	不稳定
毒性作用	较弱，无选择性，引起发热、微循环障碍、内毒素休克、弥散性血管内凝血等	强，具有选择性，引起特殊临床症状

第五节　消毒灭菌与生物安全

【名词解释】

1. 消毒：杀灭物体上病原微生物但不一定杀死细菌芽胞的方法，如注射使用的乙醇。

2. 灭菌：杀灭物体所有上病原微生物（包括病原体、非病原体、繁殖体和芽胞）的方法，如高压蒸汽灭菌法。要求比消毒高。

3. 防腐：防止、抑制体外细菌生长繁殖的方法，细菌一般不死亡。如食品中的化学添加剂。

4. 无菌：指物体中或物体表面不存在活菌的状态。

5. 无菌操作：指防止微生物进入人体或其他物品的操作方法。医疗中的手术、介入治疗等。

【选择题】

1. C　2. D　3. D　4. E　5. A　6. E　7. A　8. C　9. E　10. E　11. C　12. C　13. B　14. A　15. E　16. D

【填空题】

1. 烧灼法　干烤法　焚烧法

2. 牛奶　酒类

3. 煮沸法　巴氏消毒法　高压蒸汽灭菌法

4. 干扰细菌 DNA 合成　变异　死亡

5. 紫外线消毒

6. 浓度和作用时间　微生物的种类与数量　环境中有机物对消毒剂的影响　消毒剂之间的拮抗

【问答题】

1. 消毒剂（按杀灭微生物能力分）的分类：①高效消毒剂，可杀灭包括细菌芽胞在内的所有微生物。如：次氯酸钠、戊二醛、甲醛、过氧化氢、环氧乙烷、过氧乙酸等。②中效消毒剂，不能杀灭细菌芽胞，但能杀灭包括结核分枝杆菌在内的细菌繁殖体、真菌和大多病毒。如：碘伏、乙醇等。③低效消毒剂，可杀灭多数繁殖体和包膜病毒，对真菌也有一定的作用。如：新洁尔灭、高锰酸钾等。

2. 影响化学消毒剂作用效果的因素主要有：①消毒剂的浓度和作用时间。消毒剂浓度越大，作用的时间越长，杀菌效果就越好。但应注意例外，乙醇在70% ~ 75%时杀菌的效果最强。②温度和酸碱度。通常温度升高，消毒剂的杀菌作用也增强。消毒剂的杀菌作用也与酸碱度有关。③细菌的种类和数量。不同种类的细菌对消毒剂的敏感性不同，细菌的数量越大，所需的消毒剂浓度就越高，作用时间就越长。④环境中的有机物和其他拮抗物的影响。

3. 湿热灭菌的种类包括：①煮沸法，煮沸 10 分钟可达到消毒的目的，若需杀死芽胞，应延长时间至 1 ~ 3 小时。可用于外科器械、注射器、胶管等的消毒。②高压蒸汽灭菌法，是灭菌效果最好、目前应用最广泛的灭菌方法。通常压力为 $1.05kg/cm^2$，温度为121.3℃，持续 15 ~ 30 分钟。可杀死包括细菌芽胞在内的所有微生物。该方法适用于耐高温和潮湿物品的灭菌，如生理盐水、普通培养基、手术器械等。③巴氏消毒法，加热61.1℃ ~ 68.8℃ 30 分钟或71.7℃ 15 ~ 30 秒，可杀死物品中的病原菌和杂菌，而不破坏物品的质量。如牛奶和酒类的消毒。

第六节　病原生物感染的检查方法与防治原则

【选择题】

1. A　2. C　3. A　4. B　5. A　6. B　7. E

【填空题】

1. 标本的采集时间　采取方法

2. 控制传染源　切断传播途径　保护易感人群

3. 出疹前 3 天　出疹后 5 天

4. 血液　粪便或尿液　骨髓

5. 动物接种　鸡胚接种　细胞培养

【问答题】

实验室进行细菌学检查时对标本采集和送检的要求：①采集标本时要注意无菌操作，尽量避免标本被杂菌污染。②根据疾病特点，适时采集适当部位的标本。采取局部标本处，不应使用消毒剂。③采集标本原则上应在使用抗菌药物之前，对已使用过抗菌药物患者的标本，应注明药物种类。④标本必须新鲜，采取后尽快送检。除某些细菌（如脑膜炎球菌）在送检中要注意保温外，大多数标本可冷藏保存送检。⑤在检材容器上贴上标签，并在化验单上填好检验目的、标本种类和临床诊断等内容，以供检测时参考。

（王翠华）

第三章　病原微生物各论

第一节　呼吸道感染病原微生物

【名词解释】

1. 抗原漂移：指甲型流感病毒的抗原性仅发生亚型内部较小的量变，即 HA 和 NA 仅发生小变异，而形成新的变种。

2. 抗原转变：指甲型流感病毒每隔十数年发生抗原性大的变异（或质变），而产生新的亚型。抗原转变可分为大组变异（HA 和 NA 均变异）和亚型变异（仅 HA 变异，而 NA 未变或小变异）。

3. 卡介苗（BCG）：是将有毒力的牛型结核分枝杆菌在含胆汁、甘油和马铃薯的培养基中，经过 230 次移种，历时 13 年培养而获得的减毒活疫苗。预防接种后，可使人获得对结核分枝杆菌的免疫力。

4. 结核菌素试验：属于迟发型超敏反应，用结核菌素试剂做皮肤试验，感染过结核分枝杆菌或接种过卡介苗者，一般都出现阳性反应。

【选择题】

1. B　2. E　3. E　4. B　5. C　6. A　7. D　8. D　9. C　10. D　11. B　12. A　13. C　14. B　15. E　16. C　17. E　18. D　19. D　20. E

【填空题】

1. 流感病毒核糖核蛋白 M 抗原　甲　乙　丙

2. HA　NA

3. 单股负链 RNA　分 7~8 个节段且容易发生基因重组

4. RNA　核蛋白　RNA 聚合酶

5. 核心　内膜和外膜 HA（血凝素）　NA（神经氨酸酶）

6. HA　NA

7. 麻疹迟发性脑炎　亚急性硬化性全脑炎（SSPE）

8. 鼻病毒

9. 巧克力平板培养基

10. 荚膜　大叶性肺炎

11. 牛型结核分枝杆菌　人型结核分枝杆菌

12. 抗酸　红

13. 酸或碱　某些染料　湿热　紫外线　乙醇

14. 磷脂　蜡质　索状因子　硫酸脑苷脂

15. 呼吸道　消化道　皮肤　肺结核　抗感染免疫　细胞免疫

16. 新生儿　结核菌素试验阴性的儿童

【问答题】

1. 主要的原因是甲型流感病毒的 HA，NA 容易发生抗原转变，构成 HA，NA 的大部分或全部氨基酸均可发生改变，出现抗原性完全不同的新亚型。变异由量变积累为质变。当新的流感病毒亚型出现时，人群普遍对其缺乏免疫力，因而容易引起大流行，甚至世界大流行。

2.（1）原理：结核菌素试验属于迟发型超敏反应，用结核菌素试剂做皮肤试验，感染过结核分枝杆菌或接种过卡介苗者，一般都出现阳性反应。

（2）结果分析：阳性反应为注射局部红肿硬结等于或大于 5mm，表明机体已感染结合分枝杆菌或卡介苗接种成功，对结核分枝杆菌有迟发型超敏反应和一定的特异性免疫力。强阳性反应为注射局部红肿硬结等于或大于 15mm，表明可能有活动性结核感染，应进一步查病灶。阴性反应为注射局部红肿硬结小于 5mm，表明受试者可能未感染过结合分枝杆菌。但应考虑以下几种情况：受试者处于原发感染早期，T 淋巴细胞尚未致敏；患严重结核病或其他传染病的患者及使用免疫抑制剂者均可暂时出现阴性反应。

（3）实际应用：选择卡介苗接种对象和测定卡介苗接种后的免疫效果，结核菌素试验阴性者应接种或补种卡介苗；在未接种卡介苗的人群中做结核分枝杆菌感染的流行病学调查，了解人群自然感染率；作为婴幼儿（尚未接种过卡介苗）结核病的辅助诊断；测定肿瘤患者的细胞免疫功能。

<h3 style="text-align:center">第二节　消化道感染病原微生物</h3>

【名词解释】

肥达反应：系由已知的伤寒沙门菌"O"、"H"抗原和甲、乙、丙副伤寒菌的"H"抗原与不同稀释度的患者血清做定量凝集试验。根据抗体滴度高低和早期与恢复期抗体增长情况以辅助诊断伤寒和副伤寒。

【选择题】

1. A　2. B　3. C　4. C　5. C　6. B　7. D　8. C　9. A　10. B　11. D　12. A　13. B　14. E　15. D　16. E

【填空题】

1. 脊髓前角运动神经细胞　弛缓性麻痹

2. 三价减毒活疫苗　2 月龄

3. 粪—口　暴发

4. 甲型肝炎病毒　戊型肝炎病毒

5. 痢疾杆菌　痢疾志贺痢疾杆菌　福氏痢疾杆菌　鲍氏痢疾杆菌　宋氏痢疾杆菌　福氏痢疾杆菌

6. 古典生物型 EL　Tor 型

7. 次极端　网球拍

8. 肉毒毒素

【问答题】

肥达反应是指用已知伤寒杆菌菌体抗原、"H" 抗原及甲、乙副伤寒杆菌 "H" 抗原测定可疑患者血清中特异性抗体含量的定量凝集试验。意义：辅助诊断伤寒和副伤寒。

第三节　血源感染病原微生物

【名词解释】

1. HBsAg：乙肝表面抗原。存在于 Dane 颗粒表面和小球形颗粒及管型颗粒中。可大量存在于感染血清中，是 HBV 感染的主要标志。

2. HBcAg：乙肝病毒核心抗原。为乙肝病毒衣壳成分，不易在血循环中检出，但抗原性强，可刺激机体产生抗 - HBc 抗体，抗体在血清中维持时间较长，低滴度抗体是过去感染的标志，高滴度时提示病毒有活动性复制。

3. HBeAg：e 抗原。游离于血清中，与病毒体及 DNA 多聚酶的消长一致，故可作为病毒有复制及血清具有感染性的一个指标。

【选择题】

1. D　2. B　3. E　4. C　5. D　6. D　7. B　8. D

【填空题】

1. 管状颗粒　Dane 颗粒

2. 血液传播　母—婴传播　性接触传播

【问答题】

HBV 血清学抗原抗体标志物在疾病诊断中的意义如下：

HBsAg	HBsAb	HBeAg	HBeAb	HBcAb	结果分析
+	−	+	−	+	急性或慢性乙型肝炎（传染性强，"大三阳"）
+	−	+	−	−	急性或慢性乙型肝炎，或无症状携带者
+	−	−	+	+	急性感染趋向恢复（"小三阳"）
−	+	−	+	+	既往感染恢复期
−	+	−	+	−	既往感染恢复期
−	−	−	−	+	既往感染
−	+	−	−	−	既往感染或接种过疫苗

第四节　皮肤、性接触感染病原微生物

【名词解释】

gp120：是存在于 HIV 病毒包膜上的特异性糖蛋白，构成包膜表面刺突，是病毒体与宿主细胞表面的 CD4 分子结合的部位，介导病毒与宿主细胞融合作用。

【选择题】

1. E　2. A　3. D　4. D　5. E　6. E　7. E　8. A　9. B　10. A　11. C　12. D　13. E　14. A　15. E　16. E　17. C　18. B　19. D　20. D

【填空题】

1. HIV－1　HIV－2

2. gp120　细胞膜上的 CD4 受体

3. gp120　CD4

4. HPV

5. 性接触　淋病

6. 梅毒　性接触　垂直

【问答题】

（1）结构：圆形，直径约 100nm，为球形有包膜病毒。包膜上有糖蛋白刺突，具有 gp41 和 gp120 表面蛋白。衣壳 20 面体对称，核心为两条相同的正链 RNA、核衣壳蛋白 P7、逆转录酶组成。

（2）传播途径：HIV 的传染源为无症状病毒携带者和 AIDS 患者。主要通过性、血源和垂直传播。

（3）预防：预防 AIDS 目前尚无有效疫苗。预防的主要措施是：①加强宣传教育，普及预防知识，杜绝恶习如吸毒、性乱等。②对献血员和器官捐献者等应进行 HIV 抗体的检测，确保血制品的安全性。③建立对 HIV 的监测，了解流行动态。④积极进行疫苗研制。

第五节　创伤感染病原微生物

【名词解释】

1. SPA：葡萄球菌表面蛋白 A，是葡萄球菌细胞壁的一种表面蛋白，能与人及某些哺乳类动物的 IgG 分子 Fc 段发生非特异性结合，与吞噬细胞的 Fc 受体争夺 Fc 段，从而降低了抗体的调理吞噬作用，起到了协助细菌抗吞噬的作用。

2. 血浆凝固酶：由葡萄球菌产生的一种酶，可使液态的纤维蛋白变成固态的纤维蛋白。

3. 汹涌发酵：产气荚膜梭菌在牛乳培养基中生长时发酵乳糖产酸，使酪蛋白凝固，同时产生大量气体将凝固的酪蛋白冲碎，并将封闭的凡士林冲至试管口的现象。

【选择题】

1. D　2. E　3. E　4. B　5. A　6. D　7. B　8. B　9. E　10. B　11. E　12. A

【填空题】

1. 血浆凝固酶

2. 甲型溶血性链球菌　乙型溶血性链球菌　丙型链球菌

3. 毒素性疾病　化脓性炎症

4. 顶端　鼓槌

5. 破伤风抗毒素　青霉素

6. 溶血毒素　破伤风痉挛毒素

【问答题】

（1）感染条件：破伤风梭菌是一种非侵袭性细菌，芽胞广泛分布于自然界中，一般不引起疾病。当机体存在窄而深的伤口，或伴有需氧菌及兼性厌氧菌的同时感染，或坏死组织多、泥土或异物污染伤口而形成局部缺血、缺氧，造成局部厌氧环境，有利于破伤风梭菌的繁殖。

（2）致病机制：破伤风梭菌感染易感伤口后，芽胞发芽成繁殖体，在局部繁殖并释放破伤风痉挛毒素及破伤风溶血素。前者作用于脊髓前角运动细胞，封闭了抑制性神经介质，导致全身肌肉强直性收缩出现角弓反张（破伤风特有的症状）。

（3）防治原则：由于破伤风痉挛毒素能迅速与神经组织发生不可逆性结合，故一旦发病治疗困难，所以预防尤为重要。如遇到可疑伤口应做到清创、扩创，同时使用大剂量青霉素抑制细菌繁殖。用破伤风抗毒素对患者进行紧急预防，对已发病的人要进行特异性治疗。易感人群如儿童、军人和易受外伤人群应接种破伤风类毒素，儿童应采用百白破三联疫苗进行接种预防。

第六节　动物源性、节肢动物媒介感染病原微生物

【填空题】

1. 牛布氏菌　猪布氏菌　羊布氏菌　羊布氏菌

2. 耶尔森　自然疫源

3. 荚膜　炭疽毒素　皮肤炭疽　肠炭疽　肺炭疽

4. 鼠和家畜

【选择题】

1. A　2. A　3. A　4. B　5. A　6. E　7. E　8. C

【问答题】

主要的动物源性细菌：①布氏杆菌，引起布氏杆菌，也称波浪热。②鼠疫杆菌，引起鼠疫。③炭疽杆菌，引起炭疽病。

（王翠华）

第四章　人体寄生虫学

第一节　人体寄生虫学总论

【名词解释】

1. 两种生物生活在一起，其中一方失去独立生活的能力，依附于另一生物的体内或体表获取营养，并对对方造成损害，受益的一方称为寄生虫。

2. 被寄生并受到损害的一方称为宿主。

3. 寄生虫成虫或有性生殖阶段所寄生的宿主称为终宿主。

4. 寄生虫幼虫或无性生殖阶段所寄生的宿主称为中间宿主。

5. 寄生虫成虫既可寄生于人体，也可寄生于某些脊椎动物，在一定条件下可传播给人。在流行病学上，称这些动物为保虫宿主。

6. 某些寄生虫的幼虫侵入非正常宿主，不能发育为成虫，长期保持幼虫状态，当此幼虫期有机会再进入正常终宿主体内后，才可继续发育为成虫，这种非正常宿主称为转续宿主。

7. 宿主体内的寄生虫未被完全清除，维持在一个低水平，但宿主对同种再感染具有一定的抵抗力，一旦用药物清除体内残余寄生虫后，宿主已获得的免疫力便逐渐消失，这种免疫称为带虫免疫。

8. 宿主体内活的成虫可使宿主产生获得性免疫力，对体内原有的成虫不发生影响，可以存活下去，但对再感染时侵入的童虫有一定的抵抗力，这种免疫称为伴随免疫。

9. 当宿主和寄生虫的关系形成一种平衡状态的时候，宿主体内有寄生虫存在但却没有明显的临床症状和体征，称为带虫者。

10. 寄生虫与宿主长期相互适应过程中，有些寄生虫能逃避宿主的免疫效应，这种现象称为免疫逃避。

【选择题】

1. A　2. D　3. A　4. C　5. A　6. D

【填空题】

1. 终宿主　中间宿主　保虫宿主　转续宿主

2. 夺取营养　机械性作用　化学性作用

3. 患者　带虫者　保虫宿主

4. 自然因素　社会因素

【问答题】

寄生虫感染人体的途径和方式：①经口感染：是最常见的感染方式，如蛔虫、蛲虫等。②经皮肤感染：如钩虫、血吸虫等。③经媒介昆虫感染：如丝虫、疟原虫通过蚊叮咬感染人体。④经接触感染：如阴道毛滴虫、疥螨等。⑤经胎盘感染：如弓形虫、钩虫的幼虫等。

第二节　吸虫纲

【选择题】

1. D　2. E　3. D　4. B　5. A　6. D　7. C　8. D　9. A　10. B　11. A　12. B　13. B　14. D　15. B　16. A　17. E　18. D　19. C　20. D

【填空题】

1. 华支睾吸虫　布氏姜片吸虫

2. 小肠　猪

3. 肝胆管　十二指肠液引流胆汁

4. 囊蚴　溪蟹　蝲蛄

5. 日本血吸虫　曼氏血吸虫　埃及血吸虫　日本血吸虫

6. 毛蚴　胞蚴　尾蚴　雷蚴　囊蚴

7. 尾蚴　含尾蚴的疫水

8. 肠系膜静脉　粪便

9. 虫卵　肝　肠

10. 痰液　粪便

【问答题】

肝吸虫、肺吸虫、姜片虫生活史的相同点：①生活史中幼虫发育阶段有毛蚴、胞蚴、雷蚴、尾蚴、囊蚴阶段；②感染阶段为囊蚴；③感染方式为经口感染；④第一中间宿主为螺类；⑤均属生物源性蠕虫；⑥幼虫发育离不开水；⑦人均为终宿主。

第三节　绦虫纲

【名词解释】

猪带绦虫在中间宿主体内的幼虫，称为猪囊尾蚴。

【选择题】

1. D　2. D　3. D　4. E　5. D　6. C　7. A　8. D　9. E　10. A　11. A　12. B

【填空题】

1. 小肠　猪囊尾蚴　皮下肌肉　脑　眼

2. 卵　孕节　囊尾蚴

3. 囊尾蚴病　成虫　绦虫病

4. 人　猪　人

5. 7～13　5～30

6. 头节上有无小钩

【问答题】

1. 猪肉绦虫囊尾蚴感染人的途径：①自体内重复感染；②自体外重复感染；③异体感染。

2. 猪肉绦虫病的防治原则：①严格肉类检查；②加强粪便管理；③注意饮食卫生，不食生的或未煮熟的猪肉；④猪圈养；⑤治疗患者，常用药物有槟榔、南瓜子合剂、吡喹酮等。

第四节　线虫纲

【名词解释】

1. 生活史中不需要中间宿主的蠕虫，称为土源性蠕虫。

2. 生活史中需要中间宿主的蠕虫，称为生物源性蠕虫。

3. 幼虫移行症是指一些寄生蠕虫幼虫侵入非正常宿主后，不能发育为成虫，这些幼虫在体内长期移行造成局部或全身性的病变。

4. 微丝蚴在外周血液中夜多昼少的现象，称为微丝蚴的夜现周期性。

5. 异位寄生是指某些寄生虫在常见寄生部位以外的组织或器官内寄生，可引起异位的损害，出现不同的症状和体征。

【选择题】

1. C　2. C　3. E　4. B　5. C　6. C　7. E　8. E　9. E　10. D　11. C　12. B　13. A　14. D　15. D　16. C　17. C　18. E　19. E　20. C　21. B　22. D　23. E　24. E　25. D　26. E　27. A　28. C　29. B　30. A　31. B　32. A　33. A　34. A　35. C

【填空题】

1. 土源性蠕虫　生物源性蠕虫

2. 卵　幼虫　成虫

3. 成虫　感染期虫卵

4. 钻孔

5. 胆道蛔虫症　肠梗阻

6. 试验驱虫

7. 肺

8. 十二指肠钩虫　美洲钩虫

9. 钩虫　丝虫

10. 成虫　贫血

11. 肛门—手—口感染　间接接触感染　吸入感染

12. 盲肠　结肠　晚间　肛门周围

13. 肛门周围瘙痒及炎症

14. 透明胶纸法　棉签拭子法

15. 班氏丝虫　马来丝虫

16. 人体浅部淋巴系统和深部淋巴系统　人体浅部淋巴系统　血液系统

17. 淡色库蚊　致倦库蚊　嗜人按蚊　中华按蚊

18. 外周血　微丝蚴

19. 海群生

20. 象皮肿　乳糜尿　鞘膜积液　班氏丝虫

【问答题】

1. 蛔虫病的防治原则：①粪便无害化处理，防止粪便污染环境；②注意个人卫生和饮食卫生；③治疗患者和带虫者，常用药物甲苯咪唑。

2. 蛲虫病的感染方式：①肛门—手—口感染（自身重复感染）；②间接接触感染；③吸入感染。防治原则：①注意公共、家庭、个人卫生；②防止自身重复感染；③治疗患者。

第五节　医学原虫

【名词解释】

1. 间日疟初发停止后，血内疟原虫已被消除，而肝细胞内迟发型子孢子开始发育，侵入红细胞引起临床症状发作，称为疟疾复发。

2. 疟疾发作停止后，血内少量残存疟原虫当免疫力下降时进入红细胞发育，引起临床症状的发作，称为疟疾再燃。

【选择题】

1. A　2. C　3. D　4. D　5. A　6. E　7. A　8. C　9. B　10. D　11. A　12. D　13. E　14. E　15. C　16. A　17. D　18. A　19. C　20. A　21. C　22. A　23. A　24. A　25. C

【填空题】

1. 细胞膜　细胞质　细胞核

2. 痢疾阿米巴　盲肠和结肠　肝　肺　脑

3. 四核包囊　小滋养体　大滋养体　大滋养体　包囊

4. 大滋养体　包囊

5. 形成口小底大的烧瓶样溃疡

6. 男性　女性　泌尿生殖道　滋养体　接触

参考答案

7. 间日疟　恶性疟　三日疟　卵形疟　恶性疟

8. 环状体　裂殖体　滋养体　雌配子体　雄配子体

9. 寒战期　发热期　出汗退热期

10. 子孢子　蚊　肝细胞期　红细胞内期

11. 外周血涂片

12. 有核细胞内　速殖子　包囊内的缓殖子

【问答题】

1. 溶组织内阿米巴的临床表现类型：①肠阿米巴病，包括阿米巴痢疾、肠炎、阿米巴肿、阿米巴性阑尾炎等；②肠外阿米巴病，包括阿米巴肝、肺、脑脓肿及皮肤阿米巴病等。

2. 疟原虫的全部发育过程：①在蚊体内发育，由配子生殖和孢子生殖两个阶段，从雌雄配子形成子孢子；②在人体内发育，有红细胞外期和红细胞内期。

3. 阴道毛滴虫的防治原则：①治疗患者，常用药物为灭滴灵，已婚妇女夫妇双方同时治疗；②注意个人卫生与经期卫生。

第六节　医学节肢动物

【选择题】

1. D　2. A　3. E　4. A　5. B　6. D　7. E　8. A

【填空题】

1. 昆虫　蛛形

2. 直接危害　间接危害

3. 吸血　骚扰　毒害

4. 按蚊　伊蚊　库蚊

5. 咀嚼式　舐吸式　刺吸式

6. 疟疾　丝虫病　登革热　流行性乙型脑炎

7. 乙型脑炎病毒　三带喙库蚊

8. 鼠疫　鼠型斑疹伤寒

9. 表皮角质层内　疥疮　接触

10. 森林脑炎　新疆出血热

【问答题】

1. 医学节肢动物对人类有直接危害和间接危害两种。直接危害：①骚扰；②吸血；③螫刺；④毒害；⑤过敏；⑥毒害。间接危害：传病。

2. 疥疮的诊断：①有接触史；②相应的临床症状体征；③消毒针尖挑破隧道尽端，取出疥螨镜检。治疗：常用药物有10%硫黄软膏，10%苯甲酸苄酯搽剂等。

（韩晓云　周亚妮）

· 249 ·

模拟试卷

试卷（一）

1. A 2. C 3. A 4. A 5. D 6. C 7. C 8. A 9. B 10. C 11. B
12. A 13. C 14. D 15. B 16. C 17. B 18. C 19. D 20. D 21. C 22. C
23. B 24. D 25. B 26. D 27. B 28. A 29. D 30. D 31. E 32. C 33. D
34. D 35. A 36. D 37. B 38. C 39. A 40. D 41. C 42. D 43. B 44. C
45. D 46. E 47. B 48. C 49. D 50. C 51. C 52. B 53. B 54. C 55. D
56. C 57. B 58. D 59. B 60. C 61. C 62. C 63. D 64. C 65. C 66. D
67. D 68. E 69. C 70. D 71. D 72. B 73. D 74. D 75. D 76. C 77. B
78. C 79. B 80. C 81. D 82. A 83. B 84. B 85. C 86. C 87. B 88. B
89. B 90. C 91. C 92. C 93. C 94. D 95. B 96. C 97. C 98. A 99. D
100. C

试卷（二）

1. A 2. D 3. B 4. C 5. B 6. B 7. B 8. C 9. D 10. B 11. B
12. C 13. B 14. C 15. D 16. D 17. D 18. C 19. B 20. D 21. C 22. B
23. C 24. A 25. D 26. D 27. D 28. A 29. A 30. C 31. B 32. C 33. A
34. B 35. C 36. A 37. D 38. C 39. D 40. D 41. A 42. C 43. D 44. B
45. A 46. D 47. D 48. E 49. B 50. D 51. B 52. B 53. A 54. D 55. B
56. A 57. B 58. D 59. A 60. D 61. D 62. B 63. D 64. C 65. A 66. D
67. B 68. B 69. D 70. C 71. D 72. C 73. C 74. B 75. E 76. B 77. C
78. D 79. C 80. C 81. D 82. B 83. C 84. D 85. D 86. A 87. B 88. D
89. D 90. D 91. D 92. C 93. B 94. C 95. A 96. C 97. C 98. D 99. D
100. C

（韩晓云）

参考文献

［1］ 张育华. 病原生物学与免疫学实验分册［M］. 北京：人民卫生出版社，2008.

［2］ 王钉钉. 病原生物学与免疫学基础实验指导［M］. 上海：第二军医大学出版社，2007.

［3］ 李晓红. 病原生物与免疫学实验指导［M］. 西安：第四军医大学出版社，2010.

［4］ 肖纯凌. 病原生物学与免疫学实验指导［M］. 北京：人民卫生出版社，2009.

［5］ 罗江灵. 病原生物与免疫学实验与学习指导［M］. 2 版. 西安：第四军医大学出版社，2012.

附　　录

附录一　染色液配制及染色法

一、吕氏碱性美兰染色液配制及染色法

1. 染液配制：①美兰乙醇饱和溶液（95%乙醇100ml，美兰2g）30ml。②10%氢氧化钾溶液0.1ml。③蒸馏水100ml。

将各液混合摇匀，以滤纸过滤后备用。

2. 染色方法：于已固定好的涂片标本上，滴加染液1~2滴，染色1~3分钟水洗，待干或吸水纸吸干后镜检。注：菌体呈蓝色。

二、革兰染色液配制

1. 第一液：结晶紫染液。①结晶紫乙醇饱和液（95%乙醇100ml，结晶紫4~8g）20ml。②1%草酸铵溶液80ml。

上述二液分别配制后，按上量比例混合，滤纸过滤后备用。

2. 第二液：卢戈碘液。①碘1g。②碘化钾2g。③蒸馏水300ml。

将碘与碘化钾先行混合，加蒸馏水少许，充分振摇，待完全溶解后，再加蒸馏水至300ml。

3. 第三液：95%乙醇液。

4. 第四液：沙黄水溶液。①原液：2.5%沙黄水溶液。②应用液：原液10ml加蒸馏水90ml即成。

三、抗酸染色液配制

1. 染色液：5%石炭酸复红溶液。①碱性复红乙醇饱和液（95%乙醇100ml，碱性复红5~10g）10ml。②5%石炭酸溶液90ml。

二液混合即可。

2. 脱色剂：3%盐酸乙醇溶液。①浓盐酸3ml。②95%乙醇97ml。

3. 复染液：吕氏碱性美兰溶液（配制方法同前）。

四、奈瑟染液配制及染色法

1. 染液配制：具体如下。

（1）第一液：①美兰0.01g。②95%乙醇5ml。③冰醋酸5ml。④蒸馏水100ml。

将美兰研碎溶于乙醇内，将冰醋酸加于蒸馏水内，再将冰醋酸液加于美兰液中

混合，24 小时后用滤纸过滤备用。

（2）第二液：①结晶紫 1g。②95% 乙醇 10ml。③蒸馏水 300ml。

以上三种成分混合溶解后过滤备用，染色前将第一液二份与第二液一份混合，用此混合液染色。

（3）第三液：①黄吡精 2g。②蒸馏水 300ml。

将黄吡精溶于蒸馏水中，趁热过滤备用。

2. 染色方法：于已固定的涂片标本上滴加第一、二液的混合液，染 1~2 分钟，水洗；再用第三液染半分钟，倾去染液，吸干镜检。

注：白喉杆菌菌体染成黄褐色，异染颗粒则呈蓝黑色。

五、阿尔培脱染色液配制及染色法

1. 染液配制：具体如下。

（1）第一液：①甲苯胺蓝 0.15g。②孔雀绿 0.2g。③95% 乙醇 2ml。④冰醋酸 1ml。⑤蒸馏水 100ml。

将甲苯胺蓝和孔雀绿置于研钵中，加乙醇研磨使溶解，再加入蒸馏水和冰醋酸，混合后贮入瓶中，置室温过液，以滤纸过滤后备用。

（2）第二液：①碘 2g。②碘化钾 3g。③蒸馏水 300ml。

先将碘和碘化钾溶入少量水内，充分振摇，待完全溶解后再加水至 300ml。

2. 染色方法：于已固定的涂片标本上，滴加第一液染 3~5 分钟，水洗，再加第二液染 1 分钟水洗，干后镜检。

注：白喉杆菌体呈绿色，异颗粒染成蓝黑色。

六、冯他那镀银染色液配制及染色法

染液配制具体如下。

（1）固定液：①冰醋酸 1ml。②福尔马林 2ml。③蒸馏水 100ml。

（2）媒染液：①鞣酸 5g。②石炭酸 1g。③蒸馏水 100ml。

（3）硝酸银液：①硝酸银 5g。②蒸馏水 100ml。

临用前取此种硝酸银液 20ml，逐滴慢慢滴入 10% 氨水，初生成褐色沉淀，再继续滴加氨水至沉淀溶解微现乳白色为适度。若加氨水过多，则液体转清，可加入硝酸银液，至溶液仍现微白色为度。

（刘　鹏）

附录二　常用细菌培养基的制备

一、肉汤培养基

1. 成分：①蛋白胨 10g。②牛肉膏 5g。③氯化钠 5g。④水 1000ml。

2. 制法：将以上各物称好，加水煮沸溶解，用 1mol/L NaOH 校正 pH 至 7.6，过滤分瓶，121℃高压灭菌，20 分钟备用。

3. 用途：①增菌用。②做一般培养基的基础。

二、普通琼脂培养基

1. 成分：①肉汤 100ml。②琼脂 20～30g。

2. 制法：将上物加热溶解，补足水，调 pH 至 7.6，过滤分装 121℃，高压灭菌 15 分钟。

3. 用途：分离细菌、纯培养、保存菌种。

三、血液琼脂培养基

1. 成分：①普通琼脂培养基 100ml。②脱纤维血液 5～10ml。

2. 制法：取营养琼脂（pH 7.6），加热使其溶解待冷至 45℃～50℃，以灭菌操作。于每 100ml 普通琼脂培养基加灭菌脱纤维羊血或兔血 5～10ml，轻轻摇匀，立即倾注于平板或分装试管，制成斜面备用。

3. 用途：①培养营养要求较高的病原菌。②观察溶血现象。③分离细菌标本用。

四、血液琼脂培养基

1. 成分：①普通琼脂培养基 100ml。②脱纤维血液 5～10ml。

2. 制法：取营养琼脂（pH 7.6），加热使其溶解待 90℃，以灭菌操作于每 100ml 普通琼脂培养基加灭菌脱纤维羊血或兔血 5～10ml，轻轻摇匀，立即倾注于平板或分装试管，制成斜面备用。

3. 用途：分离培养淋病奈瑟菌、脑膜炎奈瑟菌。

五、伊红美兰培养基

1. 成分：①蛋白胨 10g。②乳糖 10g。③氯化钠 5g。④琼脂 25（22）g。⑤水 1000ml。⑥2% 伊红溶液 20ml。⑦0.5% 美兰溶液 20ml。

2. 制法：将蛋白胨、氯化钠琼脂称好，加水 1000ml 使溶解，校正 pH7.4 过滤，补足失水，加入 2% 伊红溶液 20ml，0.5% 美兰溶液 20ml（115℃ 高压 20 分钟），冷却至 50℃ 左右倾注平板，凝固后存冰箱备用（高压以后方可再加乳糖）。

3. 用途：用作分离沙门菌属、志贺菌属，也做菌群调查。

六、改良罗氏培养基

1. 成分：①磷酸二氢钾 2.4g。②硫酸镁 0.24g。③枸橼酸钠 0.6g。④天门冬素 3.6g。⑤纯甘油（丙三醇）12ml。⑥水 600ml。⑦马铃薯粉 30g。⑧鸡蛋 1000ml（约 3kg）。⑨2% 孔雀绿水溶液 20ml。

2. 制法：①除鸡蛋外（还有孔雀绿），可将其他物品称好，放入大三角瓶包扎好，高压灭菌。②鸡蛋用 75% 乙醇泡 30 分钟，灭菌法打蛋，倒入盛有玻璃珠的灭菌三角烧瓶内充分将鸡蛋摇散。③将各成分按比例配好，分装，每管约 5ml。④间歇灭菌，第一次 90℃ 1 小时，第二次 80℃ 半小时，第三次 80℃ 半小时（或放 85℃ 烤箱内连续二次）。

3. 质控标准：①灭菌试验合格。②接种结核杆菌要求两星期生长良好。

4. 用途：做结核分枝杆菌培养用。

七、亚碲酸钾血琼脂平板

1. 成分：①琼脂基础 100ml。②10% 葡萄糖 2ml。③1% 亚碲酸钾 4.5ml。④绵羊血 10ml。

2. 制法：将琼脂基础溶解好，加入羊血；马上加热使成咖啡色后，稍冷再加入 10% 葡萄糖 2ml 与 1% 亚碲酸 4.5ml 混合后倒入无菌平板，凝固后存冰箱备用。

3. 质控标准：接种白喉杆菌生长良好，其他革兰阴性菌均抑制生长。

4. 用途：供培养及鉴别白喉杆菌用。

八、蛋白胨水培养基

1. 成分：①蛋白胨 1g。②氯化钠 0.5g。③水加至 100ml。④pH 调至 7.8。

2. 制法：把以上各物称好溶于水，调节 pH7.6 分装消毒备用。

3. 质控标准：放置 37℃ 无菌生长，接种大肠杆菌 24 小时生长良好。

4. 用途：可做靛基质基础液。

九、沙保弱培养基

1. 成分：①蛋白胨 1g。②水 100ml。③琼脂 1.5g（琼脂粉 1g）。④葡萄糖或麦芽糖 4g。

2. 制法：将上述物质称好，放入水中煮沸溶解（不必调 pH 即有 5 左右），分装中号试管（约 4ml）包扎，高压 115℃ 20 分钟；趁热倒好，凝固备用。

3. 质控标准：无菌试验合格；接种霉菌比在其他培养基上生长良好，其他菌生长不好。

4. 用途：做分离培养霉菌用。

5. 注意：接种临床新鲜标本可先加 1～2 滴 70% 乙醇，干后再接种于含 12.5% 氯霉素沙氏斜面培养基上；也可用蜂蜜 8g 代替葡萄糖或麦芽糖。

十、肉渣培养基（疱肉培养基）

1. 成分：牛肉渣肉汤。

2. 制法：将牛肉渣装入试管，高约 3mm，加入肉汤（pH7.6）约 5ml，比肉渣高一倍，液面上加入已溶解的凡士林，高约 0.5cm，121℃ 高压灭菌 20～30 分钟后，保存于冰箱内备用。

3. 用途：用于厌氧菌培养。

4. 注意：如无肉渣也可用牛、羊血等代替，将血块先放入水内煮沸，取出成小块，血块在加热后摇匀成碎颗粒状。

十一、糖发酵管培养基

1. 成分：①蛋白胨 5g。②糖 5g。③1.6% 溴甲酚紫乙醇溶液 1ml。④水 1000ml。

2. 制法：将上述称好溶解，分装试管，调 pH 7.4，高压灭菌 115℃ 灭菌 20 分钟，或者葡萄糖加热煮沸后再倒试管。

3. 用途：①做鉴别肠道杆菌用；②细菌糖发酵试验。

十二、双糖铁培养基

1. 成分：具体如下。

（1）下层：①蛋白胨 1g。②氯化钠 0.5g。③葡萄糖 0.2g。④琼脂 0.3～0.5g。⑤水 100ml。将上述物质混匀调 pH7.6 后加 1.2% 酚红 0.4ml。

（2）上层：①蛋白胨 1g。②氯化钠 0.5g。③乳糖 1g。④硫代硫酸钠 0.03g。⑤硫酸亚铁 0.02g。⑥琼脂 1g。⑦水 100ml。

2. 制法：将下层配好，分装中号试管（1ml），塞好包扎，15 磅高压灭菌半小时，使凝固后备用；制上层时，先将蛋白胨水制好，加入硫酸亚铁、硫代硫酸钠，加热溶解 pH8.1，再加入酚红分瓶（每瓶 300ml，称取琼脂包扎灭菌，趁热加入乳糖，隔水煮沸 30 分钟或 112℃ 消毒 15 分钟）；取已制的下层管，每管用无菌法倒入上层液约 1.5ml，边斜放置使成斜面，凝固后备用。

3. 质控标准：无菌试验合格，接种大肠杆菌下层产酸产气，上层产酸。

4. 用途：①观察细菌糖发酵试验；②硫化氢实验；③动力试验。

十三、醋酸铅培养基

1. 成分：①pH7.4 的牛肉膏蛋白胨琼脂 100ml。②硫代硫酸钠 0.25g。③10%

醋酸铅水溶液 1ml。

2. 制法：将牛肉膏蛋白胨琼脂 100ml 加热溶解，待冷却至 60℃ 时加入硫代硫酸钠 0.25g，调至 pH7.2，分装于三角瓶中，115℃ 灭菌 15 分钟。取出后待冷却至 55℃ ~60℃，加入 10% 醋酸铅水溶液（无菌的）1ml，混匀后倒入灭菌试管或平板中。

3. 用途：细菌动力试验。

十四、脱脂乳培养基

1. 成分：牛奶、蒸馏水。

2. 制法：将适量的牛奶加热煮沸 20~30 分钟，过夜冷却，脂肪即可上浮。除去上层乳脂即得脱脂乳。将脱脂乳盛在试管及三角瓶中，封口后置于灭菌锅中在 108℃ 条件下蒸汽灭菌 10~15 分钟，即得脱脂乳培养基。

3. 用途：观察细菌对牛乳的发酵能力。

（刘　鹏）

附录三 试剂及溶液配制

一、1.6%溴甲酚紫乙醇溶液

1. 成分：①溴甲酚紫 1.6g。②95%乙醇 100ml。

2. 制法：去溴甲酚紫 1.6g 溶于乙醇中。可供糖发酵试验培养基的指示剂。变色范围 pH 值 5.2~6.8（黄~紫）。

二、靛基质试剂

1. 成分：①对二甲基氨基苯甲醛 4g。②95%乙醇 380ml。③浓盐酸 80ml。

2. 制法：将对二甲基氨基苯甲醛加入 95% 的乙醇中，使其充分溶解。将浓盐酸缓慢加入。该试剂宜少量配制。

三、pH8.6 的 0.05mol/L 巴比妥缓冲液

1. 成分：①巴比妥 1.84g。②巴比妥钠 10.3g。③蒸馏水 1000ml。

2. 制法：将巴比妥 1.84g，巴比妥钠 10.3g，加蒸馏水至 1000ml。

四、PBS – Tween 缓冲液

1. 成分：①NaCl 29.22g。②$Na_2HPO_4 \cdot 12H_2O$ 1.15g。③Tween – 20 0.5ml。④蒸馏水 1000ml。

2. 制法：NaCl 29.22g，$Na_2HPO_4 \cdot 12H_2O$ 1.15g，Tween – 20 0.5ml，加蒸馏水至 1000ml。调节 pH 至 7.2，至 4℃保存。

五、pH7.2~7.4 的 0.1mol/L PBS

1. 成分：①$Na_2HPO_4 \cdot 12H_2O$ 6g。②$NaH_2PO_4 \cdot 2H_2O$ 0.4g。③NaCl 9g。④蒸馏水 1000ml。

2. 制法：$Na_2HPO_4 \cdot 12H_2O$ 6g，$NaH_2PO_4 \cdot 2H_2O$ 0.4g，NaCl 9g，加蒸馏水至 1000ml。调节 pH 至 7.2，至 4℃保存。

六、无 Ca^{2+}、Mg^{2+} Hank's 液

1. 成分：①NaCl 8g。②KCl 0.4g。③$Na_2HPO_4 \cdot 12H_2O$ 0.152g。④KH_2PO_4 0.06g。⑤$NaHCO_3$ 0.175g。⑥葡萄糖 1g。

2. 制法：加蒸馏水 1000ml。溶解后 115℃灭菌 10 分钟，置室温或 4℃保存备用。

七、姬姆萨（Giemsa）染液

1. 成分：①姬姆萨染料 0.8g。②甘油 50ml。③甲醇 50ml。

2. 制法：将 0.8g 染料加到 50ml 甘油中，混匀，置 60℃ 2 小时，不时搅拌。取出晾至与室温相同时加入甲醇 50ml，用力搅拌，过夜。用滤纸过滤，滤液即为原液。应用时用 PBS（1/15mol/L，pH 6.4～6.8）或蒸馏水稀释 10 倍。

八、瑞氏（Wright）染液

1. 成分：①瑞氏染料 1.8g。②纯甲醇 600ml。

2. 制法：将 1.8g 染料置于乳钵中，加入少量纯甲醇研磨，将溶解的染液移至洁净的棕色玻璃瓶中。分批加入甲醇研磨，直到染料全部溶解。配制的染液置室温 1 周后即可使用。新鲜配制的染液偏碱，放置后可显酸性。染液储存越久，染色越好。要密封保存，以免吸收水分影响染色效果。也可加入 30ml 中性甘油，染色效果更好。

（刘　鹏）

附录四　实验报告

病原生物与免疫学实验报告

学校　＿＿＿＿＿＿＿＿＿＿

班级　＿＿＿＿＿＿＿＿＿＿

姓名　＿＿＿＿＿＿＿＿＿＿

学号　＿＿＿＿＿＿＿＿＿＿

实验报告

日期：_____　　　成绩：_____

实验一　细菌的形态结构观察

1. 请绘出葡萄球菌、链球菌、大肠埃希菌、炭疽杆菌、霍乱弧菌的镜下特点（请涂色）。

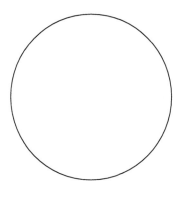

菌名_____　　放大倍数_____

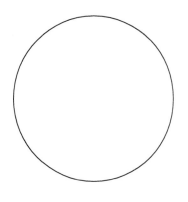

菌名_____　　放大倍数_____

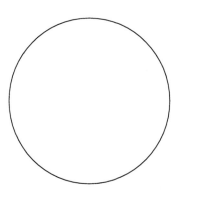

菌名_____　　放大倍数_____

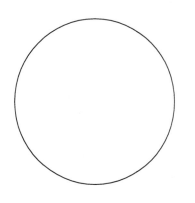

菌名_____　　放大倍数_____

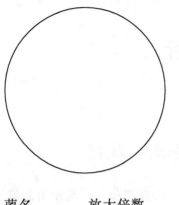

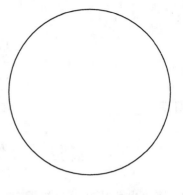

菌名_____　放大倍数_____　　　　菌名_____　放大倍数_____

2. 请绘出肺炎链球菌的荚膜、破伤风梭菌的芽胞、伤寒杆菌的鞭毛。

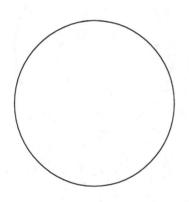

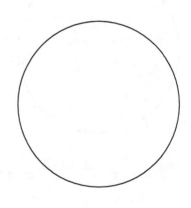

荚膜（_____菌）　　　　　　　　芽胞（_____菌）

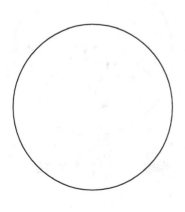

周鞭毛（_____菌）

实验报告

日期：＿＿＿＿＿＿＿　　　　成绩：＿＿＿＿＿＿＿

实验二　革兰染色法

请写出革兰染色法的原理、操作、注意事项、你的实验结果以及临床意义。

1. 原理：

2. 实验用品：

3. 实验方法：

4. 注意事项：

5. 实验结果：

6. 临床意义：

实验报告

日期：_____　　　　成绩：_____

实验三　细菌的生长现象及代谢产物检查

请写出糖发酵实验、靛基质实验以及硫化氢实验的原理、结果判定以及临床意义。

一、糖发酵实验

1. 原理：

2. 结果判定：

3. 临床意义：

二、靛基质实验

1. 原理：

2. 结果判定：

3. 临床意义：

三、硫化氢实验

1. 原理：

2. 结果判定：

3. 临床意义：

实验报告

日期：＿＿＿＿＿＿＿　　　　成绩：＿＿＿＿＿＿＿

实验四　消毒灭菌实验

请写出高压蒸汽灭菌器的用途、使用步骤以及注意事项。

1. 用途：

2. 使用步骤：

3. 注意事项：

实验报告

日期：_____　　　　成绩：_____

实验五　免疫学应用

1. 请写出类风湿因子检测的原理、操作方法、结果判定、注意事项以及临床意义。

原理：

实验用品：

操作方法：

结果判定：

注意事项：

临床意义：

2. 请写出早孕检测的实验方法、结果判定、注意事项以及临床意义。

实验用品：

实验方法：

结果判定：

临床意义：

实验报告

日期：_____　　　　成绩：_____

实验六　病原性球菌

1. 请写出血浆凝固酶实验的原理、实验方法、结果判定以及临床意义。

原理：

实验用品：

实验方法：

结果判定：

临床意义：

2. 请写出抗"O"实验的原理、实验方法、结果判定以及临床意义。

原理：

实验用品：

实验方法：

结果判定：

临床意义：

实验报告

日期：_____　　　　成绩：_____

实验七　分枝杆菌

请写出抗酸染色法的原理、操作、注意事项、你的实验结果以及临床意义。

1. 原理：

2. 实验用品：

3. 实验方法：

4. 注意事项：

5. 实验结果：

6. 临床意义：

实验报告

日期：＿＿＿＿＿＿＿　　　　成绩：＿＿＿＿＿＿＿

实验八　病毒及其他微生物

请写出乙肝二对半检测的实验方法、结果判定、注意事项以及临床意义（以检测 HbsAg 为例）。

1. 实验用品：

2. 实验方法：

3. 结果判定：

4. 注意事项：

5. 临床意义：

实验报告

日期：_____   成绩：_____

实验九　医学蠕虫

请绘出蛔虫受精卵、未受精卵、蛲虫卵、钩虫卵、鞭虫卵、肺吸虫卵、姜片虫卵、肝吸虫卵、血吸虫卵以及带绦虫卵镜下形态。

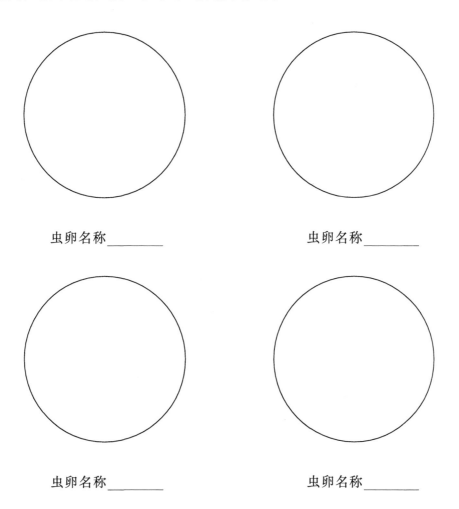

虫卵名称_____

虫卵名称_____

虫卵名称_____

虫卵名称_____

虫卵名称_____

虫卵名称_____

虫卵名称_____

虫卵名称_____

虫卵名称_____

虫卵名称_____

实验报告

日期：_____　　　　　成绩：_____

实验十　医学原虫

1. 请绘出疟原虫早期滋养体、晚期滋养体、未成熟裂殖体、成熟裂殖体、雌配子体以及雄配子体镜下形态。

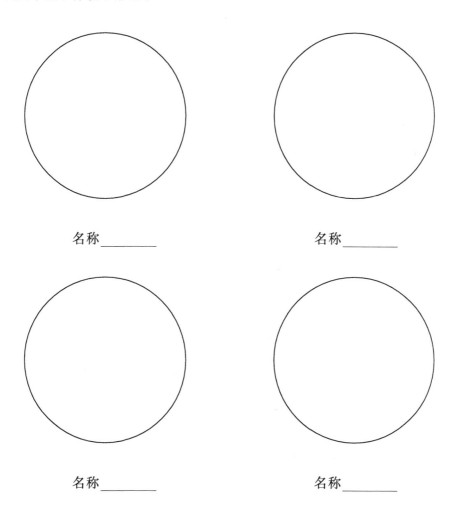

名称_____　　　　　　　　　　　名称_____

名称_____　　　　　　　　　　　名称_____

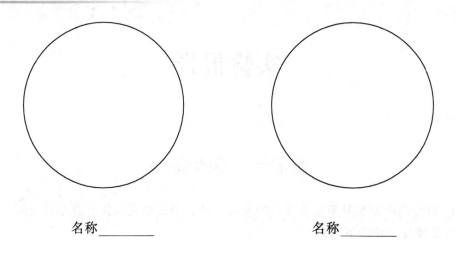

名称_____   名称_____

2. 请绘出阴道毛滴虫滋养体镜下形态（标出其结构）。

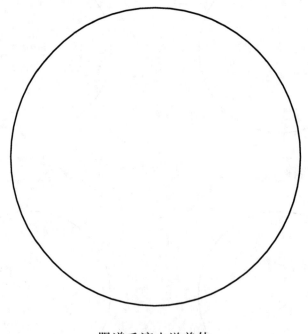

阴道毛滴虫滋养体

（刘　鹏）